普通高等医学院校护理学类专业第二轮教材

精神科护理学

（第2版）

（供护理学类专业用）

主　　编　章新琼　郭先菊
副 主 编　时忠丽　杨支兰
编　　者　（以姓氏笔画为序）
王　路（安徽医科大学）
王艺瑾（贵州中医药大学）
印　琼（湖南医药学院）
司淑萍（山东省戴庄医院）
刘　蕾（安徽省精神卫生中心）
杨支兰（山西中医药大学）
时忠丽（济宁医学院）
宋江艳（安徽医科大学）
张　荣（承德医学院）
郝兴华（长治医学院）
郭先菊（长治医学院）
章新琼（安徽医科大学）
编写秘书　王　路

中国健康传媒集团
中国医药科技出版社

内容提要

本教材是“普通高等医学院校护理学类专业第二轮教材”之一。本教材共16章，主要包括精神科护理基础理论、基础知识、基本技能、常见精神障碍的临床特点与护理、精神科护理相关伦理与法律等。每章设有“学习目标”“案例引导”“知识链接”“本章小结”“目标检测”等模块。本教材为“书网融合教材”，即纸质教材有机融合数字化教材，配套有教学课件、微课以及题库等数字资源，使教学资源更多样化、立体化。本教材紧跟前沿，使用最新《国际疾病分类第十一次修订本（ICD－11）中文版》的疾病名称，具有注重人的整体护理观，突出教材与实践结合的特点。

本教材供全日制普通医学院校护理学类专业师生教学使用，也可作为成人继续教育和临床护士日常工作时的参考用书。

图书在版编目（CIP）数据

精神科护理学/章新琼，郭先菊主编．—2版．—北京：中国医药科技出版社，2022.8

普通高等医学院校护理学类专业第二轮教材

ISBN 978－7－5214－3228－2

Ⅰ.①精… Ⅱ.①章… ②郭… Ⅲ.①精神病学－护理学－医学院校－教材 Ⅳ.①R473.74

中国版本图书馆CIP数据核字（2022）第081538号

美术编辑 陈君杞

版式设计 友全图文

出版 **中国健康传媒集团** | 中国医药科技出版社

地址 北京市海淀区文慧园北路甲22号

邮编 100082

电话 发行：010－62227427 邮购：010－62236938

网址 www.cmstp.com

规格 889mm×1194mm $^{1}/_{16}$

印张 12 $^{3}/_{4}$

字数 362千字

初版 2016年8月第1版

版次 2022年8月第2版

印次 2023年11月第2次印刷

印刷 三河市万龙印装有限公司

经销 全国各地新华书店

书号 ISBN 978－7－5214－3228－2

定价 38.00元

获取新书信息、投稿、为图书纠错，请扫码联系我们。

出版说明

为了贯彻《中共中央、国务院中国教育现代化2035》“加强创新型、应用型、技能型人才培养规模”的战略任务要求，落实《国务院办公厅关于加快医学教育创新发展的指导意见》，紧密对接新医科建设对医学教育改革的新要求，满足新时代医疗卫生事业对人才培养的新需求，中国医药科技出版社在教育部、国家药品监督管理局的领导下，通过走访主要院校对2016年出版的全国普通高等医学院校护理学类专业“十三五”规划教材进行了广泛征求意见，有针对性地制定了第2版教材的出版方案，旨在赋予再版教材以下特点。

1.立德树人，融入课程思政

把立德树人贯穿、落实到教材建设全过程的各方面、各环节。课程思政建设应体现在知识技能传授中厚植爱国主义情怀，加强品德修养、增长知识见识、培养奋斗精神灌输，不断提高学生思想水平、政治觉悟、道德品质、文化素养等。医学教材着重体现加强救死扶伤的道术、心中有爱的仁术、知识扎实的学术、本领过硬的技术、方法科学的艺术的教育，培养医德高尚、医术精湛的人民健康守护者。

2.精准定位，培养应用人才

体现《国务院办公厅关于加快医学教育创新发展的指导意见》“立足基本国情，以服务需求为导向，以新医科建设为抓手，着力创新体制机制，分类培养研究型、复合型和应用型人才”的医学教育目标，结合医学教育发展“大国计、大民生、大学科、大专业”的新定位，注重人才培养应从疾病诊疗提升拓展为预防、诊疗和康养，以健康促进为中心，服务生命全周期、健康全过程的转变，精准定位教材内容和体系。教材编写应体现以医疗卫生事业需求为导向，以岗位胜任力为核心，以培养医工、医理、医文学科交叉融合的高素质、强能力、精专业、重实践的本科护理人才培养目标。

3.适应发展，优化教材内容

教材内容必须符合行业发展要求：体现医疗机构对护理人才在临床实践能力、沟通交流能力、服务意识和敬业精神等方面的要求；体现临床程序贯穿于教学的全过程，培养学生的整体临床意识；体现国家相关执业资格考试的有关新精神、新动向和新要求；注重吸收行业发展的新知识、新技术、新方法，体现学科发展前沿，并适当拓展知识面，为学生后续发展奠定必要的基础；满足以学生为中心而开展的各种教学方法的需要，充分发挥学生的主观能动性。

4.遵循规律，注重“三基”“五性”

教材内容应注重“三基”（基本知识、基础理论、基本技能）、“五性”（思想性、科学性、先进性、启发性、适用性）；“内容成熟、术语规范、文字精炼、逻辑清晰、图文并茂、易教易学”；注意“适用性”，即以普通高等学校医学教育实际和学生接受能力为基准编写教材，满足多数院校的教学需要。

5. 创新模式，提升学生能力

在不影响教材主体内容的基础上要保留“案例引导”“学习目标”“知识链接”“目标检测”模块，去掉“知识拓展”模块。进一步优化各模块的内容，培养学生理论联系实践的实际操作能力、创新思维能力和综合分析能力；增强教材的可读性和实用性，培养学生学习的自觉性和主动性。

6. 丰富资源，优化增值服务内容

搭建与教材配套的中国医药科技出版社在线学习平台“医药大学堂”（数字教材、教学课件、图片、视频、动画及练习题等），实现教学信息发布、师生答疑交流、学生在线测试、教学资源拓展等功能，促进学生自主学习。

本套教材凝聚了省属院校高等教育工作者的集体智慧，体现了凝心聚力、精益求精的工作作风，谨此向有关单位和个人致以衷心的感谢！

尽管所有参与者尽心竭力、字斟句酌，教材仍然有进一步提升的空间，敬请广大师生提出宝贵意见，以便不断修订完善！

数字化教材编委会

主　　编　章新琼　郭先菊

副 主 编　时忠丽　杨支兰

编　　者　（以姓氏笔画为序）

王　路（安徽医科大学）

王艺瑾（贵州中医药大学）

印　琼（湖南医药学院）

司淑萍（山东省戴庄医院）

刘　蕾（安徽省精神卫生中心）

杨支兰（山西中医药大学）

时忠丽（济宁医学院）

宋江艳（安徽医科大学）

张　荣（承德医学院）

郝兴华（长治医学院）

郭先菊（长治医学院）

章新琼（安徽医科大学）

编写秘书　王　路

前　言 PREFACE

精神心理健康是人体健康的重要组成部分，加强和完善精神专科医疗护理服务，是健康中国建设和卫生事业发展的重要内容。《护理学类教学质量国家标准》提出护理学专业必须开设精神科护理学课程，并将其列为护理学专业核心课程。基于此，为积极响应“健康中国”战略，顺应高等学校本科护理学专业教育发展，培养具有精神科专业知识和岗位胜任力的高素质应用型护理人才，探索与时俱进、理论与实践紧密结合的精神科护理教材，成为本次教材修订的最终愿景。

本教材为“普通高等医学院校护理学类专业第二轮教材”之一，在继承第一版主要框架和经典内容基础上，紧扣本科护理学专业教育培养目标和专业认证标准，坚持“以服务需求为导向，凸显护理学科的人文属性”，坚持“强理论、重技能、树人文”的编写理念，突出如下特点：①注重教材内容的思想性，教材中设立了学习目标，将知识、能力与素质要求融为一体，突出品德修养；教材内容注重厚植爱国主义情怀，对学生进行博爱、关怀、尊重等人文精神和情怀的渗透，增强教材的育人功能。②注重教材内容的先进性，根据2019年国家卫生健康委员会印发的《国际疾病分类第十一次修订本（ICD－11）中文版》，本教材在尽可能遵照第一版《精神科护理学》教材内容基础上，本着继承与更新相结合，对精神相关疾病名称、分类及内容等均作较大调整，使之紧密结合临床。③注重教材内容的专业性，教材设计的基本框架从学习者的视角出发，贴近临床护理实践过程和方法，所有疾病护理均以护理程序为基本思维框架呈现，使护理程序这一科学的工作方法在教学过程中得以强化和深入。④注重教材体例的创新性，以利于“学生自主学习”为导向，进行教材体例上的创新，每章开篇有案例引导，每个案例后跟随2～3个讨论问题，方便学生带着问题进入课程学习，每章后又设置难度更高、整合性问题和案例供学习者进一步思考分析，通过此种体例的编排，使教材体例更加符合学习者的认知规律，促进学习的有效迁移，促进学用结合。⑤注重教材资源的实用性，纸质教材体现经典、基础与核心内容，文字力求简明精炼、重点突出；数字化教学资源包括课件、题库、微课等，借助“医药大学堂”平台，发挥自评自测、拓展与延伸功能，两者形成有效互补，最终为学习者提供立体化的学习资源。

全书共十六章。其中第一章至第四章为精神医学发展史、精神科护理基础理论、基础知识、基本技能，内容力求为学生构建精神科护理学总体框架；第五章至第十五章为常见精神障碍的临床特点与护理，疾病护理内容紧密围绕人的整体护理观，以护理程序为基本思维框架，使之贴近临床护理实践过程和方法；第十六章为精神科护理相关伦理与法律，旨在强化伦理、法律在精神专科护理的特有原则与应用。此外每章设有学习目标、案例引导、知识链接、本章小结、思考题，各部分环环相扣、深入推进，使之与核心内容有机形成完整体系。

教材编写人员组成兼具高等学校与临床教学医院，融合了护理学与临床医学两大学科，有着丰富的理论教学与临床实践经验。在教材编写过程中，参阅并引用了相关教材和文献的部分内容，同时得到各位编委及其所在单位领导的大力支持，在此一并致以诚挚的感谢。

鉴于编者学识和能力有限，教材中存有疏漏之处，编者期待学界同道的热忱关注和宝贵建议，相信您们的建议将为编者进一步完善教材质量奠定良好的基础，更成为编者今后进行教育教学改革的动力。

编　者

2022年4月

目 录 CONTENTS

第一章　绪　论

学习目标

知识要求：

1. 掌握　精神医学、精神科护理学、精神障碍的概念。
2. 熟悉　精神科护理工作基本内容与特点。
3. 了解　精神医学及精神科护理学发展史中具有历史意义的大事件。

技能要求：

培养从生物、心理、社会层面认识疾病的能力；尝试应用心理护理技能解决一般患者精神心理问题。

素质要求：

具备精神科护理人员的基本素质要求，明确其在自身职业生涯规划的意义。

精神活动是大脑功能的显现，通过神经系统与整个机体联系，以保持机体内部的统一性，使机体能适应外界环境。因此，精神是生物、心理、社会统一的表现。由于大脑的结构、功能、神经化学活动非常复杂，以及脑的可塑性特征，精神活动有其自身复杂性，导致精神疾病具有复杂性和多样性特征。

案例引导

案例：患者，男，21岁，本科在读学生，未婚。篮球比赛中淋雨、受凉后咳嗽、发热，第3天半夜起床，狂呼天亮了，不识同学，患者惊恐异常，狂奔出屋，同学急送综合性医院急诊科。在医院，患者表情恐惧，情绪不稳，胡言乱语，双手做一些不解其意的动作，有冲动行为。进一步检查显示：体温38.5℃，意识模糊，白细胞$12.57\times10^9/L$，中性粒细胞百分比89.50%，X线胸片提示为肺炎，经抗感染治疗4天后，患者精神症状完全消失，15天后躯体疾病也完全康复。

讨论：

1. 肺炎是否同时伴发或诱发精神症状？为什么？
2. 护理该患者应该特别注意什么？

PPT

第一节　精神医学的概念与发展

精神疾病伴随着人类社会的发展一直存在，其所引起的社会负担日益增加。随着人们对精神世界认知的深入以及对精神卫生工作需求的增加，精神医学的研究对象从传统的重性精神障碍扩展到轻性精神障碍，研究内容从重点关注治疗拓展到治疗、康复与预防并重，研究手段从单一学科转向多学科整体协助，服务模式也从封闭式管理逐步转向半开放式、开放式管理，并逐步推进“互联网＋”、远程医疗等信息化服务模式。

一、精神医学 微课1

精神医学发展的历史证明，精神医学的发展不仅受到当时的医学科学水平的制约，而且也受到当时占主导地位的社会意识形态的影响。精神医学的相关概念也随着科学技术的进步及人类认识的深入不断充实、延伸和发展。

（一）精神病学

精神病学（psychiatry）是研究精神疾病病因、发病机制、临床表现、疾病发展规律、治疗、预防及康复的一门学科，是临床医学的一个分支学科。早期的精神病学与神经病学合二为一，随着学科的发展与成熟，逐渐与神经病学分离，并随之产生如社会精神病学、司法精神病学、精神病理学、生物精神病学、成瘾精神病学等多个亚专科。此外，根据服务对象年龄不同，又划分为儿童精神病学、成人精神病学、老年精神病学。

（二）精神卫生学

精神卫生学（mental health）是医学门类中预防医学的一个分支学科，重点是研究精神障碍的发生及其防治，探讨保障和促进人群精神健康，提高个体适应社会的能力，以减少心理和行为问题的发生。

（三）精神医学

随着当代对人类精神世界及脑科学的研究深入，有关精神医学的概念及其范畴已远超传统的精神病学所覆盖的范围，为了与时俱进的表征认识，减少人们对精神障碍患者的误解，多数学者提出了精神医学概念。精神医学包括精神病学和精神卫生学两个主要方向。因此，其主要任务有两个：其一，研究各类精神障碍的病因、发病机制、临床诊治及其康复和预防；其二，研究社会心理因素对人类精神健康及疾病作用的影响。

知识链接

公众精神疾病——病耻感

病耻感（stigma）是指社会对具有令人蒙羞特质的个体产生的歧视反应。Link 等认为病耻感包括“标签化、负面刻板印象、分离、情感反应、地位丧失及歧视”五因素复合体。

病耻感存在于个人、人际和社会层面。基于公众对精神障碍患者行为的非正常性与不可预测性的恐惧，公众不愿与精神疾病患者共事或生活，这种源于社会公众对精神疾病患者的偏见和歧视反应则称为公众精神疾病病耻感。该反应为精神疾病患者带来诸多不利影响，包括延误最佳求医时机、丧失早期系统干预、增加疾病难治性和疾病负担；患者社交回避、适应力下降、失去学习工作机会，最终阻碍患者回归家庭及社会。探索有效降低公众精神疾病病耻感干预措施，建立适应社区治疗康复环境成为现今热点研究课题。

二、精神障碍

（一）精神障碍的概念

精神障碍（mental disorders）是指由生物、心理、社会等因素导致人的大脑功能失调，而出现认知、情感、意志和行为等精神活动方面的异常，是一组伴有主观痛苦体验和（或）社会功能损害，并具有诊断意义的精神方面的问题，常常需要医学干预。传统观念上，根据有无器质性因素，将其分为“器质性”精神障碍和“功能性”精神障碍，后者又分为重性精神障碍（又称精神病性障碍）和轻性精神障碍。而临床意义上，通常根据症状的性质和程度分为非精神病性障碍和精神病性障碍。

应当指出，精神障碍与精神健康并非对立的两极，而是一个动态变化的连续谱，从现代健康观的内涵来看，精神健康是健康的重要部分，其与躯体健康同样重要。精神健康可以理解为成功履行精神功能的一种状态，这种状态能产生建设性活动，维持良好的人际关系，调整自己以适应环境。当个体具有良好的信念或信仰，能赋予其生活和工作的意义和目的，成为个体行为的精神支柱，即为个体精神健康的最佳状态。而从更广泛的社会认识范畴来看，精神健康是个人安康、家庭幸福、人际良好、社会健康的重要组成部分。为此，世界卫生组织（WHO）在第66届世界卫生大会提出"没有精神健康就没有健康"的倡导，旨在引导各国政府与公众对精神健康与精神疾病的重视。

（二）精神障碍所致疾病负担

精神卫生问题是全球重要的公共卫生问题和较为突出的社会问题。世界卫生组织和世界银行在全球范围内进行的疾病负担研究显示，神经精神障碍的疾病负担占疾病总负担的10.4%，其中精神障碍占总负担的7.4%。而全球疾病负担研究2019年公布的研究报告显示，无论在全球还是在中国，抑郁障碍在精神障碍中的疾病负担占首位；在全球所有疾病的疾病负担中抑郁障碍排名第13位，在中国排名第11位。

2019年2月，我国发布了中国精神卫生调查结果，调查采用的是美国精神障碍诊断与统计手册（DSM系统）的DSM-4R，调查内容包括心境障碍、焦虑障碍、酒精药物使用障碍、间歇爆发性障碍、进食障碍、精神分裂症及其他精神病性障碍、老年期痴呆等七类。其中6大类中任何一种精神障碍（不含老年期痴呆）终身患病率为16.57%，12个月患病率为9.32%。其中焦虑障碍患病率最高，终身患病率为7.57%，12月患病率为4.98%；心境障碍其次，终身患病率为7.37%，12月患病率为4.06%；酒精药物使用障碍第三，终身患病率为4.67%，12月患病率为1.94%；间歇爆发性障碍第四，终身患病率为1.54%，12月患病率为1.23%；精神分裂症及其他精神病性障碍终身患病率为0.75%，30天患病率为0.61%；进食障碍终身患病率和12月患病率均低于1‰；65岁及以上人群老年期痴呆终身患病率为5.56%。

另据世界卫生组织预测，精神疾病可能成为仅次于心脏病、癌症的全球人类第三大疾病。当前世界各国都面临着精神卫生资源供给不足，精神疾病诊断难度大，识别难，病耻感等文化伦理问题，使得精神疾病患者经常耽误治疗，如在低收入和中等收入国家，76%~85%的严重精神障碍患者不能获得任何治疗，高收入国家相应比率也很高，达到35%~50%。因此，全球应制订积极的政策，满足公众对专业医护人员和医疗设备的需求，努力改善公众健康公平性；普及公众精神卫生健康教育，提高公众对精神疾病的认识，减少抵触和歧视；调整临床药物管理规则，提高药物干预的可及性；加大对精神类药物的研发力度；呼吁全社会改变对精神疾患的传统观念，消除歧视和偏见，形成理解、包容的社会环境。

三、精神医学发展简史 e 微课2

精神医学的发展历史漫长而曲折，如同整个医学的发展，受到当时的生产技术水平、社会政治经济状况、基础科学水平、哲学思潮以及宗教的影响。精神医学的发展过程反映人类对精神障碍及其规律的认识过程。

早期社会精神障碍被视为荒诞莫测的古怪现象，精神病患者则被视为魔鬼附体，因此受到虐待或残害。随着文明与科技的发展，人们对精神障碍的认识发生改变。公元前古希腊最伟大的医学家Hippocrates（公元前460—前377）认为精神现象是人脑的产物，提出了精神疾病的体液病理学说，对精神病理现象做了简单的概括和分类，主张等待疾病的自然痊愈，而非过多地干预。公元5世纪前，古希腊和古罗马处于繁荣时期，对某些精神疾病的病因进行研究探索，同时认为应人道地对待精神疾病患者的思想。中世纪时代，医学已沦为宗教和神学的附庸，出现了严重的倒退，精神疾病患者的境遇更为凄惨。18 世纪，随着西方工业革命的兴起，医学也开始摆脱宗教和神学的束缚，精神医学出现重大转折并随之出现了四次革命性运动。

18 世纪法国大革命后，Pinel（1745—1826）提出解除患者的枷锁，主张以人道主义态度对待精神病患者，改善了对精神疾病的管理，被公认为精神医学的首次革命性的运动。19 世纪末，著名神经精神病学家 Kraepelin（1856—1926）总结了前人研究成果，并结合大量病例分析，从临床和病理解剖的观点对精神障碍进行分类，创立了“描述性精神医学”，因此被誉为现代精神病学之父。同期，Freud（1856—1939）创立了精神分析理论，利用自由联想和梦的解析了解人类的心理症结，奠定了动力精神医学的基础，弗洛伊德将精神医学带入“心因性病因论”的研究范畴，被认为是精神医学的第二次革新运动。精神医学的第三次革新是社区精神卫生运动的开展，英国 Maxwell Jones 推行了治疗性社区以缩短患者和社区之间的距离。此后美国的 Adolf Meyer（1866—1950）提出了精神生物学说，强调形成个性或精神障碍的现实社会环境因素，促进了当时心理卫生工作的开展和社会精神病学的逐渐形成。20 世纪 50 年代以后，精神药物的发现与临床应用，例如 1953 年氯丙嗪抗精神病作用的发现和应用，使精神疾病的预防、治疗和康复有了突破性的改变，促进精神疾病的生物学机制研究以及精神疾病的诊断技术飞速发展，因此，生物精神医学的发展是精神医学的第四次革新。

历经四次革新运动，西方现代精神医学已发展成一套较为完备的知识体系。20 世纪 90 年代，WHO 积极倡导和推进全球性的“脑 10 年（Decade of Brain）”研究计划。在神经科学研究方面，欧美已将脑研究提升到国家战略层面，如欧盟的人类脑计划、美国的大脑计划、日本的脑/思维计划，2021 年中国脑计划“脑科学与类脑科学研究”正式启动。这些将积极推动脑科学以及相关疾病研究的快速发展。

当前，精神医学的理论研究已经沿着生物—心理—社会医学走向多学科综合探讨，特别是基因组学与神经科学的发展，生物精神医学将有重大进展。加快建立精神障碍临床研究大数据及生物样本库，构建精神障碍的研究平台，将有助于基础研究转化为临床实践。此外，强调功能恢复和全病程治疗的精神治疗理念将进一步得到强化，精神疾病的康复与社区服务也将得到充分发展。

精神科护理学是在精神医学和护理学的基础上形成和发展的。世界多位学者为科学的、并具现代意义的精神科护理学奠定了坚实基础。如英国医师 Hitch 将疗养院改为医院体制，聘用受过训练的女性护士照顾患者，成为精神科护理的先驱。南丁格尔在《人口卫生与卫生管理原则》一书中强调注意患者的睡眠与对患者的态度，介绍了防止精神障碍患者伤人、自伤的看护方法，自此开始要求护理人员在临床医学各科工作中要关注患者的精神问题。美国的 Richards 提出护理精神障碍患者的系统护理方案，奠定了精神科护理模式的基础，被称为美国精神科护理的先驱。美国的 Peplau 出版了第一本系统的精神科护理专著《护理人际关系》，论述了精神科护士的角色、活动及技巧。

我国的精神科护理事业伴随着中华人民共和国的成立逐步走上正轨，随着国际间护理学术交流的日益紧密，精神科护理理念、临床实践及其基础研究逐渐与国际接轨，并取得一定成果。1990 年成立了中华护理学会精神科护理专业委员会，制定了精神卫生保健护理等各项管理制度，促进精神科护理工作健康有序发展。2010 年开始精神卫生专科护士培训工作，不断提升精神科护理专业化发展水平。目前我国正逐步建立和完善适合国情的社区康复模式。与此同时，随着医疗分级诊疗的推进，逐步开展精神障碍患者出院后的个案管理实践，不断促进精神障碍患者的社区—家庭化护理发展。

第二节　精神科护理工作内容与要求

PPT

精神科护理学（psychiatric nursing）是以精神医学理论为指导，以一般护理学为基础，研究人类精神活动和行为的护理、保健和康复的一门应用性学科。其目的是预防及治疗人类精神障碍，促进社会及个人的精神健康。精神科护理学是一门专科护理学，工作内容和要求有其自身的特点，护理范畴和护士角色也随着社会的进步、医学的发展而不断拓展。

一、精神科护理工作内容与特点

（一）心理护理

精神障碍患者的各种异常活动和行为，别人往往难以理解；也因此遭受社会歧视、贬低和排斥，患者因此而出现自尊受损、自卑、回避社交；同时，患者家属大多产生连带内在病耻感，产生绝望、痛苦甚至自杀意向等负面情绪，家属的悲观情绪也影响家庭关系及对患者的态度，这些均会加重患者的心理创伤。此外，疾病处于恢复期或自知力无损害的患者，在回忆病初的往事时会感到情绪压抑、消极、悲观失望或无所适从。因此，护理人员对精神障碍患者及其家属进行心理护理非常重要。

心理护理的重点是启发和帮助患者以正确的态度对待疾病、积极的态度接受治疗。护理人员不仅要正确辨识异常的精神症状，还要善于运用心理护理技术帮助患者认识异常表现及其影响因素，鼓励患者以坚强的意志和乐观的精神积极应对疾病过程中的各种困难，调动患者的主观能动性，争取早日康复。此外，对有躯体疾病的患者，还要加强心理支持以减少疾病对心理的影响。

心理护理的成败取决于护理人员的专业知识、工作态度和技术方法。其中，治疗性护患关系的建立是做好心理护理的关键，护士应投入时间和精力，并善于运用平等、尊重、同理、接纳、倾听等沟通技术建立彼此的信任关系。此外，要根据患者不同的心理状态，针对性地给予抚慰和指导。

（二）安全护理

精神障碍患者由于受精神症状或严重精神刺激的影响而发生多种意外事件，如精神分裂症患者受幻觉支配，做出伤人毁物的危险行为，受被害妄想支配，对他人发出攻击行为；抑郁发作患者受抑郁情绪或自罪妄想的影响，可产生自杀行为；意识障碍患者可发生冲动与攻击的危险行为；智力发育障碍患者可做出幼稚的破坏行为；自知力受损患者往往拒绝住院与治疗，出现外走行为。因此，安全护理是贯穿于精神疾病治疗与护理的全过程，要求精神专科人员要有高度的安全意识，掌握患者病情特点，加强巡视与观察，及时发现不安全因素，排除安全隐患，谨防各种意外事件的发生。

（三）饮食护理

精神障碍患者由于受精神症状的影响，在饮食上可能会出现各种情况。服用抗精神病药物后，部分患者因锥体外系副作用导致咽喉肌群共济失调，出现吞咽困难甚至噎食；有的患者受幻觉、妄想等症状的支配而拒绝进食；有的患者自责自罪而不进食；有的患者不知饥饱而暴食、抢食甚至吞食异物；处于木僵状态的患者因精神运动性抑制而不能进食。因此，护理人员要加强饮食护理，根据病情需要给予患者适宜的饮食。精神科患者一般采取集体就餐方式，协助其正常有序的进食，满足患者营养需要。对部分特殊患者，酌情以单独进食，控制进食速度，必要时给予鼻饲或输液补充营养。此外，在进食过程中对重点患者应加强观察，及时做好噎食及吞食异物的预防与处理，以保证患者的安全。

（四）睡眠护理

睡眠障碍几乎发生于各种精神障碍患者，如抑郁发作患者出现凌晨早醒、醒后难以再睡；躁狂发作患者睡眠需求明显减少；广泛性焦虑障碍患者出现难以入睡、睡中易惊醒。患者的睡眠与病情、服药及治疗情况、安全保障等因素密切相关，加强睡眠护理，对巩固疗效、稳定情绪、促进康复有重要作用。精神科护士要理解睡眠障碍患者的痛苦与烦恼心情；正确评估患者睡眠情况，寻找并避免引起睡眠障碍的诱发因素；减少患者日间睡眠时间，适当活动，调整睡眠与觉醒节律；为患者创造良好的睡眠环境，避免晚间睡前兴奋或刺激性活动，指导患者进行放松或转移注意力的方法，夜间密切观察患者睡眠情况；对重点患者防止在夜间发生自杀、外走等意外事件。

（五）个人生活护理

精神障碍患者受病情影响，一般均存在一定程度的生活自理能力缺陷。护士应评估患者生活自理能力缺陷程度，针对性给予鼓励指导、协助完成、全面护理帮助等分层次护理方式，促进患者清洁舒适和身心愉快。对女性患者要协助管理好经期卫生；对意向倒错患者加强看管，严防食入污染变质物品；对体弱卧床患者防止压力性溃疡发生；对服用精神药物患者，观察有无便秘、排尿困难、尿潴留等情况，并给予相应处理。

（六）保证医嘱的执行

部分精神障碍患者由于缺乏对疾病的自知力，无求治要求，甚至强烈拒绝各种必要的治疗；部分患者因意识障碍或智力受损，无法配合接受各种治疗。因此，如何保证医嘱得以顺利执行，使患者得到及时必要的治疗是精神科护理工作的一项重要内容。

服药是精神科常用的治疗方法，必须保证患者按医嘱执行。根据先易后难调整发药顺序，正确核对患者身份并确保其服下，严防出现各种藏药或吐药行为，必要时检查口腔、手指、水杯、衣袖等重点部位。对拒不服药者，及时分析原因并通知医生，寻找更加可行的给药方法。

（七）康复护理

精神治疗与精神康复相伴进行，一般情况下，精神障碍患者在治疗过程中同步接受独立生活技能、文体娱乐技能、药物治疗自我管理技能、社会角色技能、人际交往技能、学习行为技能、职业技能等系列康复训练。护士要根据患者的病情及兴趣，制定详细的康复训练方案，组织患者参与各种适宜的训练活动，活动中要仔细观察患者的合作程度及训练效果，并针对出现的问题，及时与医生沟通，调整康复训练计划。

二、精神科护理人员的基本素质要求

（一）职业道德素质

1. 强烈的敬业精神 精神障碍患者由于缺乏自知力或意识障碍，常常无法控制自己的言行，出现一些伤人伤己的行为。作为精神科护理人员，应能充分理解患者的痛苦，正确认识精神障碍导致异常行为的病态性，耐心细致地帮助患者解除痛苦。当面临患者的暴力行为威胁时，学会控制自己的情绪，在适当防范的同时给予积极、果断的处理，防止意外发生。此外，工作中要善于用积极的心态应对问题，方能从中获得个人成就感，亦能认识其工作的意义和价值。

2. 良好的慎独素养 护士工作独立性强，经常需要单独处理一些问题，尤其面对精神障碍的患者，要求护士要自觉地按照道德规范行为，遵守操作规程，不做任何有违道德信念的事，以良好的职业素养，平等、一丝不苟地为患者提供优质护理服务。

3. 尊重并关爱患者 精神科护士要有高度的耐心和爱心，善于理解并接纳患者的病态行为，尊重其人格，以利他主义方式给予患者真诚的关爱，维护患者权益及尊严。

（二）心理素质

精神科护理人员本身就是治疗性工具，其开朗、乐观进取的人格特质才是患者学习模仿的良好对象。因此，护士可通过定期的人格及性格测试、定期接受心理咨询、自我探索减压和放松技巧、丰富的团队活动等方式，增进自我认识，以形成和维持积极而稳定的情绪、成熟健全的人格、果断灵活的心理品质。此外，由于精神专科的特殊性，护士还应有敏锐的观察力、灵活的处置能力以应对变化多端的职业情境。

（三）专业知识和技能

由于精神疾病的现象及其本质不仅有生物学基础，而且与社会心理因素密切相关。因此，精神科护士不仅要掌握基本的生物医学知识，具备精神医学和一般的临床护理专业知识和技能，而且还应具备心理学、社会学、伦理学、法学、人类发展学等方面的知识和技能，才能正确评估患者情况，了解患者的行为意义，予以专业的判断，并给予有效的护理。同时，护士还要积极参与继续教育并践行终身学习的理念，以充实和发展自身能力，方能有效发挥独立性和整体性护理功能。

目标检测

一、最佳选择题

1. 开展心理护理的关键是
   A. 护理人员的工作态度
   B. 护理人员的专业技能
   C. 患者能否以正确的态度对待疾病
   D. 治疗性护患关系的建立
   E. 患者的病情轻重
2. 下列关于精神障碍的描述，正确的是
   A. 精神障碍就是神经症
   B. 精神障碍就是精神病
   C. 精神障碍必然有认知、情绪、意志行为等方面的改变
   D. 精神障碍必然会有精神痛苦
   E. 精神障碍必然会导致暴力、自杀、出走等意外事件
3. 现代精神病医学的理论研究提倡的模式是
   A. 生物—心理—社会医学模式
   B. 社会文化模式
   C. 多学科综合探讨
   D. 整体平衡模式
   E. 心理社会模式
4. 下列关于精神活动的说法，哪项是错误的
   A. 精神活动是大脑功能的产物
   B. 精神活动是以客观现实为基础
   C. 病态精神活动与客观现实脱离，因此与客观现实无关
   D. 精神活动包括认知、情感、意志等过程
   E. 一般认为，人类是具有精神活动的唯一动物
5. 精神科的安全护理主要关注的是
   A. 被害妄想
   B. 自罪妄想
   C. 自知力受损
   D. 智力发育障碍
   E. 以上都包括

6. 对异常思维、情感、行为等进行描述、命名、归类等，并研究精神现象之间的内在联系以及与深层心理活动等的关系，是

A. 社会精神学
B. 精神病理学
C. 生物精神病学
D. 司法精神病学
E. 精神卫生学

二、问答题

1. 比较精神病学、精神卫生学、精神医学、精神科护理学 4 个概念的区别与联系。
2. 如何从生物、心理、社会层面理解精神障碍？
3. 分析我国精神医学和精神科护理学发展的机遇与挑战，以明确在未来自身职业生涯规划中如何应对？
4. 请实地走访精神专科医院和社区精神卫生服务站，讨论并分析精神专科护理工作特点。

（章新琼）

书网融合……

本章小结

微课 1

微课 2

题库

第二章　精神障碍的基本知识

学习目标

知识要求：

1. 掌握　异常精神活动的判定原则；精神症状的共同特点；常见精神症状的临床特点。

2. 熟悉　精神障碍的主要发病因素。

3. 了解　国际国内精神障碍诊断与分类系统。

技能要求：

1. 熟练掌握精神症状的检查方法。

2. 学会应用精神检查识别常见精神症状。

素质要求：

对精神障碍患者的检查评估实践中充分体现人文精神和人性关爱，使患者感受到人的尊严和被爱。

许多精神障碍病因不明，但是精神障碍与其他躯体疾病一样，均是生物、心理、社会文化因素相互作用的结果，不同的精神障碍其生物、心理、社会文化因素所起的作用和地位有所不同。精神障碍的诊断缺乏有效的生物学指标，主要通过病史采集和精神检查，发现精神症状，然后进行综合分析和判断而得出。目前精神障碍的分类主要依据症状学分类原则，其诊断标准是将疾病的症状按照不同的组合，以条理化形式列出的一种标准化条目。由于精神障碍的表现复杂多样，精神症状虽有其共同特征，但临床特点不尽相同。因此，识别精神症状是评估精神障碍的基础，也是医护人员的临床基本技能。

案例引导

案例：患者，女，15岁，初三学生。3个月前开始出现上课时基本不抬头，不能进行有效学习，还在书桌中间排放着高高的一摞书，不敢直视老师和同学，变得沉默寡言，时常显得紧张、恐惧，学业成绩明显下降，近1个月拒绝上学。患者向父母解释称："经常听到同学说我在班里不正经、眼神勾引男生。""我怕眼睛的余光看到异性，上课和行走时只能低着头。""时常感到老师的言语针对自己，讨厌自己。"父母见状陪女儿去医院就诊，坐车就诊的路上看到警车就害怕、躲避，说"警察要抓她。"

讨论：

1. 该患者的心理与行为表现是否存在精神异常？

2. 评价精神异常与否应该遵循怎样的原则？

PPT

第一节　精神障碍的病因学

大多数精神障碍病因与发病机制不明，也无明显的体征和实验室异常指标。但精神障碍与其他躯体疾病一样，均是生物、心理、社会文化因素相互作用的结果。例如，高血压和精神分裂症的发生都可认为是生物、心理、社会因素相互作用所致。对于某些疾病，生物学易感性是必要因素，对于另一些疾病，心理、社会因素可能是必要因素，但均不足以解释全部的病因或说明疾病的发生与发展的全部过程。因此，精神障碍的病因是复杂的，精神障碍的表现也是错综复杂。

一、生物学因素

（一）遗传与环境因素

精神障碍是一类病因不明，多种因素共同引发的疾病。其中遗传因素发挥的作用是某些精神疾病发生的关键因素。从群体遗传学到分子遗传学，遗传在精神障碍中发挥的作用得到了更多的实证。人们早就认识到基因是影响人类正常与异常行为的主要因素之一。已有的研究结果表明精神分裂症、心境障碍、孤独症谱系障碍、神经性厌食等疾病具有家族遗传性，是基因将疾病的易感性代代相传。目前，基因与环境的相互作用产生疾病或行为问题已经成为人们的共识，需要注意的是，即使一些疾病有极高的遗传倾向性，环境因素在疾病的发生、发展、严重程度、病程和预后等方面仍然起着非常重要的作用。

（二）神经发育异常

近年来的许多研究表明精神障碍的发生是环境和遗传因素共同作用的结果，影响神经发育的基因变异或缺失、母孕期感染或产伤等都是影响精神疾病发生的重要影响因素，随着神经影像学技术的发展，证实了精神分裂症患者存在脑结构或功能的异常，这些证据均表明精神分裂症患者存在一定程度的神经发育异常。神经发育异常学说已逐渐成为精神疾病发病机制的主要前沿研究领域。该学说认为，由于遗传和某些神经发育危险因素的相互作用，在胚胎期大脑发育的过程中就出现了某些神经病理改变。这些改变的效应没有即刻表现，随着进入青春期或成年早期，在不良外界环境因素影响下，导致疾病的发生。科学家们认为神经发育异常可能是重大精神障碍的共同发病机制。这些精神疾病共同表现为脑结构和功能可塑性改变，包括额叶、颞叶内侧及海马等脑区的灰质和白质减少，体积缩小，临床上共同表现为智力发育障碍、认知功能损害等。

（三）躯体疾病

急慢性颅内感染和躯体感染，或者一些内脏器官、内分泌、营养及代谢紊乱等躯体疾病，如果引起水电解质平衡失调、衰竭、缺氧、毒性中间代谢产物等影响脑功能或脑器质性改变，如肝性脑病、肺性脑病等，均可导致精神障碍；人类免疫缺陷病毒（HIV）感染也被证实能产生进行性的认知行为损害。

（四）理化因素

精神活性物质如镇静催眠、阿片类物质的应用，有毒物质如一氧化碳、农药的接触与使用均可影响中枢神经系统导致精神障碍。尤其是酒、大麻、海洛因、可卡因等精神活性物质引起的精神障碍越来越常见。

二、心理与社会因素

影响疾病的心理与社会因素包括应激性生活事件、情绪状态、人格特征、性别、父母教养方式、社会阶层、经济状况、宗教文化、人际关系等。心理、社会因素既可以作为发病因素，如延长哀伤障碍、创伤后应激障碍、适应障碍等；也可以作为相关因素影响精神障碍的发生与发展，如强迫障碍、躯体痛苦或体验障碍，甚至是精神分裂症等；还可以在躯体疾病的发生、发展中起重要作用，如心身疾病。以下简述应激性生活事件、社会文化因素、人格特征与精神障碍的关系。

（一）应激因素

任何个体都不可避免地遇到各种各样的生活事件，这些生活事件常常是导致个体产生应激反应的应激源。婚恋失败、家庭内部问题、工作中人际冲突常是主要的应激源。社会生活中重大遭遇，如社会动荡、交通事故、地震、洪水、亲人罹难、强暴等则是另一重要应激源。

在临床上，与急性应激有关的精神障碍主要有急性应激反应和创伤后应激障碍。慢性应激反应可能与人格特征关系更大，临床上可见适应障碍等。另外，社会、心理刺激常常作为许多精神障碍的诱因出现，应予充分注意。

除外来的生活事件外，内部需要得不到满足、动机行为在实施过程中受挫，也会产生应激反应；长时间的应激则会导致焦虑性障碍、心身疾病等。

（二）社会文化因素

在不同的文化和环境背景下所产生精神障碍的病种、症状表现多不同，这与民族文化、社会风俗、宗教信仰、生活习惯有关系。例如，来自农村的精神分裂症患者，妄想与幻觉的内容多简单、贫乏，常与迷信及落后的封建思想等内容有关；而来自城市的患者，妄想与幻觉的内容常与辐射、手机、微信等现代生活的内容有关。

（三）人格特征

人格是一个人稳定的行为模式及在日常生活中待人处事的习惯方式，是全部心理特征的总和。人格的形成与先天的生物学基础及后天的生活环境均有密切关系。现代研究认为，病前人格特征的偏离或障碍与精神障碍的发生密切有关，且不同的人格特征可能易患不同的精神障碍。如具有分裂样人格的人，表现为孤癖、少语、被动、退缩、缺少热情或情感冷漠，患精神分裂症可能性较大；而分离性障碍患者病前的人格特征多具有表演性人格倾向或障碍，表现为过分的感情用事或夸张行为吸引他人的注意，具有情感体验肤浅、反应强烈易变、喜怒形于色、张扬造作、自我为中心及暗示性强等特征。

第二节 精神障碍的分类与诊断

PPT

疾病分类学的目的是把种类繁多的不同疾病按各自的特点和从属关系，划分为类、种、型，以便归成系统。精神障碍的分类是将繁杂的精神现象，根据拟定的标准加以分门别类的过程，其意义是有利于制定治疗方案，预测疗效和预后，探索病因，收集科研资料。对疾病按病因、病理改变进行诊断与分类，是医学各科所遵循的基本原则。但在精神医学实践工作中，约 90% 的患者病因不明。因此，目前精神障碍分类主要依据症状学分类原则。

目前，应用较为广泛的精神障碍诊断分类系统主要是国际疾病分类（ICD 系统，International Classification of Diseases）和美国精神障碍诊断与统计手册（DSM 系统，Diagnostic and Statistical Manual of Mental Disorder）。中国的精神疾病诊断分类（中国精神障碍分类与诊断标准，CCMD－2－R）则主要是参照 ICD 系统的诊断分类编制的，它排除了 ICD－10 和 DSM－Ⅲ中几乎所有的躯体形式障碍，保留了神经衰弱这一类别，因此类别曾经是中国精神病学界最常诊断的类别之一，后来发展为 CCMD－3。由于国家卫生和计划生育委员会病案首页规定采用 ICD－10 系统，CCMD 系统目前在全国已基本不被采用。

一、疾病及有关保健问题的国际分类

WHO 组织编写《疾病及有关保健问题的国际分类》（*International Statistical Classification of Diseases and Related Health Problems*，ICD），简称国际疾病分类（ICD 系统），第 11 版（ICD－11）与美国的《精神障碍诊断与统计手册》（*Diagnostic and Statistical Manual of Mental Disorders*，DSM）第 5 版

（DSM-5）大多相似，主要按照症状学分类原则，兼顾可能病因学、病理生理特征进行分类。病因、病理生理学分类与诊断是根据疾病的病因和（或）病理生理改变建立诊断。同一种病因可有不同的症状，此种分类有利于病因治疗。症状学分类是根据共同症状或综合征建立诊断，症状或综合征发生改变时，临床诊断会作相应改变；同一症状或综合征可有不同病因，此种分类有利于对症治疗。ICD-10 是当今国际使用最普遍的诊断系统。2013 年 5 月 1 日正式颁布的《中华人民共和国精神卫生法》要求使用 ICD-10 作为我国精神障碍的诊断标准。目前，ICD-11 已经出版，并应用于临床工作。

ICD-11 主要分类如下：

6A00-6A06 神经发育障碍
6A20-6A25 精神分裂症或其他原发性精神病性障碍
6A40-6A41 紧张症
6A60-6A80 心境障碍
6B00-6B06 焦虑及相关障碍
6B20-6B25 强迫及相关障碍
6B40-6B45 应激特有相关障碍
6B60-6B66 分离性障碍
6B80-6B85 喂养或进食障碍
6C00-6C01 排泄障碍
6C20-6C21 躯体痛苦或体验障碍
6C40-6C51 物质使用或成瘾行为所致障碍
6C70-6C73 冲动控制障碍
6C90-6C91 破坏性行为或去社会性障碍
6D10-6D11 人格障碍及相关人格特征
6D30-6D36 性心理障碍
6D50-6D51 做作障碍
6D70-6D86 神经认知障碍
6E20-6E40 妊娠、分娩及围产期相关精神行为障碍
6E60-6E69 继发性精神行为综合征，与编码在他处的障碍或疾病相关

二、美国精神障碍诊断与统计手册

美国精神障碍分类系统使用《精神障碍诊断与统计手册》（DSM 系统），2013 年出版了第 5 版（DSM-5）。虽然主要通行于美国，但因其详细的诊断标准，具有较大的国际影响，ICD-11 也参照其诊断标准。

DSM-5 共包括 22 类疾病：

1. 神经发育障碍
2. 精神分裂症谱系及其他精神病性障碍
3. 双相及相关障碍
4. 抑郁障碍
5. 焦虑障碍
6. 强迫与其他相关障碍
7. 创伤及应激相关障碍
8. 分离障碍
9. 躯体症状及相关障碍
10. 喂食及进食障碍
11. 排泄障碍
12. 睡眠—觉醒障碍
13. 性功能失调
14. 性别烦躁
15. 破坏性、冲动控制及品行障碍
16. 物质相关及成瘾障碍
17. 神经认知障碍
18. 人格障碍
19. 性欲倒错障碍
20. 其他精神障碍
21. 药物所致的运动障碍及其他不良反应
22. 可能成为临床关注焦点的其他状况

三、中国精神障碍分类与诊断标准

中国精神障碍分类及诊断标准（Chinese Classification and Diagnostic Criteria of Mental Disorders，CCMD）目前为第 3 版（CCMD-3）。CCMD-3 兼用症状学分类和病因病理分类，例如器质性精神障碍、精神活性物质所致精神障碍、应激相关精神障碍的某些精神障碍按病因病理分类，而“功能性精神障碍”则采用症状学分类。CCMD-3 大体上与 ICD-10 接近。

CCMD-3 主要分类如下：

0. 器质性精神障碍
1. 精神活性物质与非成瘾物质所致精神障碍
2. 精神分裂症（分裂样）和其他精神病性障碍
3. 心境障碍
4. 癔症、应激相关障碍和适应障碍、神经症
5. 心理因素相关生理障碍
6. 人格障碍、习惯与冲动控制障碍、性心理障碍
7. 精神发育迟滞、童年和少年期心理发育障碍
8. 童年和少年期的多动障碍、品行障碍、情绪障碍
9. 其他精神障碍和心理卫生情况

四、精神障碍的诊断

精神障碍的诊断标准是将疾病的症状按照不同的组合，以条理化形式列出的一种标准化条目。诊断标准包括内涵标准和排除标准两个主要部分。内涵标准又包括症状学、病情严重程度、功能损害、病期、特定亚型、病因等指标，其中症状学指标是最基本的，又分为必备症状和伴随症状。

下面以 ICD－11 的精神分裂症的诊断标准为例，说明各种标准的意义。

6A20　精神分裂症

（一）症状及病程标准

在持续至少 1 个月的精神病性发作期的大多数时间内（或大多数日子里的某些时间），存在第 1 项中的综合征、症状和病症至少一条，和（或）第 2 项中的症状和病症至少两条。

1. 至少存在下述中的一条

（1）思维鸣响、思维被插入或被夺及思维被广播。

（2）被控制、被影响或被动妄想，明显地与躯体或肢体运动、特殊思维、行为或感觉有关；妄想性知觉。

（3）言语幻觉，对患者的行为持续不断的评论或声音，对患者进行相互讨论或来自躯体某些部分的言语性幻觉。

（4）其他持久的与文化不相应和完全不可能的妄想，如具有某种宗教或政治身份，具有超人的力量和能力。

2. 至少存在下述中的两条

（1）任何形式的持久的幻觉，每天发生，至少一个月；并伴有短暂的或未充分形成的无明显情感内容的妄想；或伴有持久的超价观念。

（2）思维过程中断或插入无关语，导致言语不连贯或不切题，或语词新作。

（3）紧张症行为，如兴奋、特殊姿势或蜡样屈曲、违拗缄默和木僵。

（4）“阴性”症状如显著的情感淡漠、言语贫乏，及情绪反应迟钝或不适切（必须明确这些情况不是由于抑郁或抗精神病药物引起）。

（二）排除标准

需除外的疾病如下。

1. 分裂型障碍（6A22）　表现为一种古怪而反常的行为、外表和言语的持久模式，伴认知和知觉的扭曲、不寻常的信念，以及对人际关系感到不适，且常有人际关系能力的减退。阴性分裂型症状可包括情感的受限和不协调，愉悦感缺乏。阳性分裂型症状可包括偏执信念、牵涉观念，或其他精神病性症状如各种形式的幻觉，但强度和持续时间不满足精神分裂症、分裂情感性障碍、妄想性障碍的诊断需求。

2. 急性而短暂的精神病性障碍（6A23）　表现为急性起病的、无前驱期精神病性症状，在 2 周内达到最严重的程度。症状可包括妄想、幻觉、思维过程的紊乱、意识模糊或混乱、情感心境的紊乱等。也可出现紧张症样的精神运动性紊乱。通常症状的性质、强度均快速变化，可每天变化甚至在 1 天之内变化。发作通常持续几天到 1 个月，不超过 3 个月。

第三节 精神障碍的症状学

精神症状是精神异常活动的表现，它涉及人们精神活动的各个方面，并通过人的外显行为，如言谈、书写、表情、动作行为等表现出来。精神症状是精神障碍临床诊断的主要依据。研究精神症状及其产生机制的科学称为精神障碍的症状学或精神病理学。

一、概述

由于许多精神障碍病因不明，缺乏有效的生物学诊断指标，精神障碍的诊断主要依靠病史采集和精神检查，发现精神症状，然后进行综合分析和判断得出。因此，熟练掌握精神障碍的症状学是临床医护人员必备的基本功。

（一）判断精神活动异常的原则

判断某一精神活动是否属于病态，一般应从 3 个方面进行分析：①纵向分析，即与其过去一贯表现相比较，精神活动是否具有明显改变；②横向比较，即与同年龄阶段大多数正常人的精神活动相比较，是否有明显差别；③是否与现实环境相符，即结合当事人的心理背景和当时的处境进行具体分析和判断。因此，精神症状的判断必须与患者的过去、现在进行比较，并结合其处境、症状的频度、持续时间、严重程度进行综合评估。

（二）精神症状的评估要点

第一，应确定患者是否存在精神症状以及存在哪些精神症状；第二，了解精神症状的强度、频率、持续时间以及对社会功能的影响程度；第三，分析各种症状之间的关系，确定哪些症状是原发的，与病因是否直接有关，是否具有诊断价值，哪些症状是继发的，与原发症状存在因果关系；第四，分析和探讨各种症状发生的可能诱因或原因及影响因素，包括生物学和心理社会因素，以利于制定针对性的护理计划来减轻和消除症状。

（三）精神症状的特点

虽然每一种精神症状有各自不同的表现，但往往具有以下共同特点：①症状的出现不受患者意志的控制；②症状一旦出现，难以通过转移注意力令其消失；③症状的内容与周围客观环境不相称；④症状会给患者带来不同程度的社会功能损害。

知识链接

文化与精神症状的表达

医学人类学认为，精神障碍患者向社会的其他成员和医生表达自己的内心体验，特别是抑郁情绪的方式，在很大程度上受社会文化因素的制约。一些研究表明，特别是在社会经济地位较低的西方人群中，精神病患者常用躯体症状如头晕、头疼以及身体其他部位的性质不明确的疼痛，以及心悸、心慌、全身无力等来表达自己的抑郁情绪，这些症状通常是非特异性的，且容易改变，抗抑郁治疗有一定效果。对于这种现象，有学者指出，并不是患者没有抑郁症状，也不是存在实质性的躯体疾病，而是患者把抑郁情绪“躯体化”了。与此相反，西方中上阶层习惯于看作心理问题，用心理术语来表达主观的心理状态。

以此来看，躯体化是一种文化特异性的应对方式，其目的是“减少或者完全避免内省和直接的情绪表达”。

二、常见精神症状

普通心理学将人的正常精神活动分为感知、思维、情感和意志行为等心理过程。为了便于对精神症状的描述，以下按照精神活动的各个心理过程分别叙述。

（一）感知觉障碍 微课1

感知觉障碍主要包括感觉障碍、知觉障碍和感知综合障碍。

1. 感觉障碍

（1）感觉过敏（hyperesthesia）　是对外界一般强度的刺激感受性增加，感觉阈值降低。如对一般生活中的声音、光线刺激感到刺耳、刺眼，不能忍受电话铃声、关门声、冷水、阳光等。多见于神经系统疾病，精神科多见于焦虑性障碍、更年期综合征等。

（2）感觉减退（hypoesthesia）　是对外界一般强度的刺激感受性减低，感觉阈值增高。如患者对强烈刺激不能感知或感觉轻微，比如针刺没有疼痛感。多见于抑郁状态、木僵状态、意识障碍和分离性障碍等。此外，当注意力高度集中时，对其他事物没有觉察，也可引起感觉减退甚至消失。

（3）内感性不适（senestopathia）　患者躯体内部产生各种不舒服或难以忍受的异样感觉，由感觉异常所致。表现为不能明确描述的内脏牵拉、挤压、撕扯、游走、虫爬感。内感性不适多见于抑郁发作、分离性障碍、躯体痛苦或体验障碍及精神分裂症等。

2. 知觉障碍

（1）错觉（illusion）　是对客观事物歪曲的知觉，以错听和错视多见。比如将输液管看成蛇，将墙上的裂纹看成一幅画。正常人可以在光线暗淡、情绪紧张或处于期待状态时出现错觉，但条件改善或解释后，很快意识到错误，并能及时纠正。病理性错觉常因意识障碍或其他精神障碍产生，患者常常坚信不疑，并伴有相应的情绪和行为反应，不容易及时纠正。错觉多见于谵妄状态。

（2）幻觉（hallucination）　是无现实刺激作用于感觉器官时所出现的知觉体验，是一种虚幻的知觉。幻觉是精神科临床最常见的且重要的精神病性症状之一。根据所涉及的感觉器官不同分为幻听、幻视、幻嗅、幻味、幻触、内脏性幻觉。

1）幻听：患者听到了并不存在的声音，是精神科临床最常见的一种幻觉。患者可以听见各种声音，比如言语声音、音乐、噪声等。如听到直接对患者言行进行评论的声音称为评论性幻听；听到命令患者做某些事情的声音称为命令性幻听；如果有两个或两个以上的声音在争论，且对患者使用第三人称的则称为争论性幻听。幻听可见于多种精神障碍，其中评论性幻听、争论性幻听和命令性幻听是精神分裂症的典型症状。

2）幻视：即看到不存在的事物。幻视内容可以是单调的光、色或者片断形象，也可以是非常鲜明、生动具体的事物，如具体的人物、景象、场面等。意识清晰状态下的幻视多见于精神分裂症，意识障碍时的幻视多见于谵妄状态。

3）幻嗅：患者闻到环境中并不存在的某种难闻的气味，如腐烂的尸体、化学物品烧焦的气味等。幻嗅常与幻味同时存在，常继发被害妄想。多见于精神分裂症，单一出现的幻嗅多见于颞叶癫痫或颞叶器质性损害。

4）幻味：患者尝到食物或水中有某种怪味道，因而拒食。幻味常与被害妄想同时存在，如认为食物中的“怪味道”是被人投毒了，主要见于精神分裂症。

5）幻触：在没有任何刺激时，患者感到皮肤或黏膜有各种异常的感觉，如针刺感、虫爬感等，也可有性接触感（性幻觉）。幻触见于精神分裂症等。

6）内脏性幻觉：患者对躯体内部某一部位或某一脏器的一种虚幻的知觉体验。如感到肠扭转、肝破裂、心脏穿孔、腹腔内有虫爬行等，常与疑病妄想伴随出现，多见于精神分裂症及抑郁障碍。

此外，还有一些特殊的幻觉形式，按幻觉体验的来源分为以下两种。

真性幻觉：是存在于外部客观空间，通过自己的感官感受到。患者体验到的幻觉形象鲜明，如同外界客观事物形象一样，故患者常表示亲耳听到或亲眼看到，对幻觉内容深信不疑，并有相应的情感和行为反应。

假性幻觉：是存在于自己的主观空间内，不是通过感觉器官而获得。患者所感受到的幻觉表象不够清晰、不够鲜明生动且不完整，故患者常说不是通过耳朵和眼睛，脑内隐约出现某种声音或影响。虽然此类幻觉与一般知觉不同，但患者仍相信幻觉内容。假性幻觉多见于精神分裂症。

3. 感知综合障碍（psychosensory disturbance） 是指患者对客观事物整体属性能感知，但对某些个别属性如大小、形状、颜色、距离、空间位置等产生了错误的感知。常见的感知综合障碍有以下几种。

（1）视物变形症　患者看到周围的人和物的形状、大小、体积等方面发生改变。如视物显大症、视物显小症、视物变形症。多见于癫痫。

（2）自身感知综合障碍　患者感到自己的身体某一部位在大小、形状等方面发生变化。如看到自己的手臂特长，下颏很大。可见于精神分裂症、癫痫等。

（3）时间感知综合障碍　患者对时间的快慢出现不正确的知觉体验。如感到时间在飞逝，外界事物的变化异乎寻常得快；或者感到时间凝固了，岁月不再流逝，外界事物停滞不前。时间感知综合障碍可见于精神分裂症、躁狂发作、抑郁发作等。

（4）空间感知综合障碍　患者对周围事物的距离、空间位置发生感知错误。近在眼前的物体，却感觉很远。空间感知综合障碍多见于癫痫和精神分裂症。

（5）非真实感　患者感到周围事物和环境不真实，犹如隔着一层帷幔。非真实感可见于精神分裂症、抑郁发作等。

（二）思维障碍 微课2

思维是人脑对客观事物间接概括的反映，它揭示事物内在的、本质的特征，是人类认识活动的最高形式。思维是通过言语或文字来表达。所以思维障碍也常常从语言中去识别。思维障碍（thinking disorder）临床表现多种多样，主要包括思维形式障碍和思维内容障碍。

1. 思维形式障碍（disorders of the thinking form） 主要为思维过程的联想和逻辑障碍。常见的症状如下。

（1）思维奔逸　又称观念飘忽，指联想速度加快、数量增多、内容丰富生动且转换速度加快。患者表现为健谈，说话滔滔不绝、口若悬河、出口成章。患者自述脑子反应快，特别灵活，好像机器加了"润滑油"，思维敏捷，概念一个接一个地不断涌现出来。说话增多，语速加快，说话的主题极易随环境而改变（随境转移），也可有音韵联想（音联），或字意联想（意联）。思维奔逸多见于躁狂发作。

（2）思维迟缓　即联想抑制，联想速度减慢、数量减少和转换困难。患者表现为语速慢、语量少，语声低，反应迟缓。患者自觉脑子变笨，感觉"脑子不灵了，像生了锈一样"。思维迟缓多见于抑郁发作。

（3）思维贫乏　指联想数量减少，概念与词汇贫乏，患者体验到脑子空洞无物，没有什么东西可想。表现为寡言少语，回答简单，词穷句短。严重的患者对什么问题都回答"不知道"。思维贫乏见于精神分裂症、智力发育障碍及脑器质性精神障碍。

（4）思维散漫　也称思维松弛。指思维的目的性、连贯性和逻辑性障碍。患者思维活动表现为联想松弛，内容散漫，缺乏主题，一个问题与另外一个问题之间缺乏联系；说话东拉西扯，以致别人弄不懂他要阐述的是什么主题思想；对问话的回答不切题，交谈困难。思维散漫多见于精神分裂症。

（5）思维破裂　指概念之间联想的断裂，即建立联想的各种概念内容之间缺乏内在联系。表现为患者的言语或书写内容有结构完整的句子，但各句含意互不相关，变成语句堆积，整段内容令人不能理解。严重时，言语支离破碎，个别词句之间也缺乏联系，成了语词杂拌。思维破裂多见于精神分裂症。如在意识障碍的背景下出现语词杂拌，称之为思维不连贯。

（6）病理性赘述　指思维活动停滞不前迂回曲折，联想枝节过多。表现为患者回答问题时说话啰嗦，做不必要的过分详尽的描述，虽然言语啰嗦，但能回答出有关问题。病理性赘述见于癫痫、神经认知障碍。

（7）思维中断　又称思维阻滞。患者无意识障碍，又无外界干扰等原因，联想过程突然出现中断。表现为患者说话时突然停顿，片刻之后又重新说话，但所说内容已经转移。若患者有当时的思维被某种外力抽走的感觉，则称作思维被夺。若患者感到有某种不属于自己的思想被强行塞入其脑中，则称作思维插入。思维中断多见于精神分裂症。

（8）强制性思维　是联想自主性障碍，若患者体验到脑内涌现大量无现实意义、不属于自己的联想，是被外力强加的。这些联想常突然出现，突然消失，内容多变。强制性思维多见于精神分裂症。

（9）强迫性思维　指患者脑中反复出现某一概念或同一内容的思维，患者明知没有必要，也不合理，但又无法摆脱，常伴有痛苦体验。强迫思维多伴有强迫动作。强迫性思维多见于强迫症，也可见于精神分裂症。

（10）思维化声　患者思考时体验到自己的思想同时变成了言语声，自己和他人均能听到，是同时具有思维障碍和感知障碍的一种症状。思维化声多见于精神分裂症。

（11）象征性思维　属于概念转换，是指患者以无关的具体概念代替某一抽象的概念，不经患者本人解释，他人无法理解。例如，某患者经常反穿衣服，以表示自己为“心地坦白、表里合一”，常见于精神分裂症。

正常人可以有象征性思维，如以鸽子象征和平，以红色象征革命，正常人的象征性思维以传统和习惯为基础，彼此能够理解。

（12）语词新作　指概念的融合、浓缩以及无关概念的拼凑。患者自创一些奇特的符号、图形、文字或语言并赋予特殊的意义，他人无法理解。如“%”代表离婚，“犭市”代表狼心狗肺。多见于精神分裂症。

（13）逻辑倒错性思维　以推理缺乏逻辑性为特点，推理古怪离奇，既无前提也无根据，或因果倒置，令人费解。逻辑倒错性思维多见于精神分裂症和妄想性障碍。

2. 思维内容障碍（disorders of thinking content）　主要表现为妄想（delusion），它是一种病理性的歪曲信念，是病态的推理和判断。其特征有：①信念的内容与事实不符，没有客观现实基础，但患者坚信不移；②妄想内容均涉及患者本人，总是与个人利益相关；③妄想内容具有个体独特性，是个体心理现象，不是群体信念；④妄想内容与个人经历和文化背景有关，常有浓厚的时代色彩。妄想属于精神病性症状，是精神病患者最常见的症状之一。

按妄想的起源可分为原发性妄想和继发性妄想。原发性妄想是没有发生基础的妄想。表现为内容不可理解，也不能用既往经历、当前处境加以解释。原发性妄想是精神分裂症的典型症状，对诊断分裂症具有重要价值。继发性妄想是发生在其他病理心理基础上的妄想，或与某种情景、经历有关。例如有幻觉的患者会继发出现被害妄想。思维内容障碍可见于多种精神障碍。

临床上通常按妄想的主要内容归类，常见以下9类。

（1）关系妄想　患者将环境中与他无关的事情均认为与自己有关。如认为周围人的谈话是在议论自己，别人咳嗽是针对自己，甚至电视和报纸上的内容也与自己有关。常与被害妄想同时出现，多见于精神分裂症。

（2）被害妄想　患者坚信自己被某些人或组织迫害。如被人跟踪、监视、诽谤、投毒等。患者受妄想的支配可出现拒食、控告、逃跑、报警、自伤自杀、伤人杀人等行为。被害妄想主要见于精神分裂症和妄想性障碍。

（3）夸大妄想　患者认为自己拥有非凡的才能、财富、权利、地位等。如患者坚信自己是发明家、大富翁、明星、某个领导人等。夸大妄想可见于躁狂发作、精神分裂症及神经认知障碍。

（4）罪恶妄想　又称自罪妄想。患者毫无根据地坚信自己犯了严重错误或罪行，甚至认为自己犯了不可饶恕的罪行，应该严惩。患者在妄想影响下可有拒食、自杀行为。罪恶妄想多见于抑郁发作，也可见于精神分裂症。

（5）嫉妒妄想　患者毫无根据地坚信自己的配偶对自己不忠实，另有外遇。为此患者跟踪监视配偶的日常活动，检查配偶的衣服、手机等日常生活用品，以寻觅“婚外情”的证据。嫉妒妄想见于精神分裂症、妄想性障碍、更年期精神障碍。

（6）钟情妄想　患者坚信自己被某异性钟情，对方的一言一行都是对自己爱的表达。因此，患者主动去追求对方，即使遭到对方严词拒绝仍坚信不疑，认为是对方在考验自己，仍纠缠不休。钟情妄想多见于精神分裂症。

（7）疑病妄想　患者毫无根据地坚信自己患了某种严重躯体疾病或不治之症，因而四处求医，各种详细、反复的医学检查都不能纠正。如认为自己得了艾滋病、癌症、心脏病，严重时患者认为“自己内脏腐烂了”“脑子变空了”，称之为虚无妄想。疑病妄想多见于抑郁发作、精神分裂症、更年期及老年期精神障碍。

（8）物理影响妄想　又称被控制感。患者觉得自己的思想、情感和意志行为受到外界某种力量的控制。如受到电波、超声波、卫星或某种仪器控制。物理影响妄想多见于精神分裂症。

（9）被洞悉感　又称内心被揭露。患者感到自己内心所想的事，虽然没有说出，也没有用文字表达，但被别人知道了。至于什么方式知道的，患者不能描述。该症状是精神分裂症典型症状。

3. 超价观念（overvalued idea）　是一种具有强烈情感色彩的错误观念，其发生一般均有一定的事实依据，也无明显的逻辑推理错误。这种观念既片面又偏激，明显地影响患者的行为及其他心理活动。超价观念多见于人格障碍。

超价观念与妄想的区别在于其形成有一定的人格基础和现实基础，伴有强烈的情绪体验，内容比较符合客观现实。

（三）注意障碍

注意是指在一段时间内，精神活动对特定事物的指向和集中的过程。注意可分为主动注意和被动注意。主动注意又称有意注意，是由外界刺激引起的定向反射，主动注意为既定目标的注意，与个人的思想、情感、兴趣和既往体验有关；被动注意也称作无意注意，它是由外界刺激被动引起的注意，没有自觉的目标，不需任何努力就能实现。通常所谓注意是指主动注意而言。注意障碍通常有以下表现。

1. 注意增强　为主动注意的兴奋性增高，表现为过分关注某些事物。如有被害妄想的患者，对环境保持高度的警惕，过分地注意别人的一举一动；有疑病观念的患者注意增强，指向身体的各种细微变化，过分地注意自己的健康状态。注意增强可见于妄想性障碍、疑病障碍、躯体痛苦障碍等。

2. 注意涣散　为被动注意兴奋性增强和注意稳定性降低，表现为注意力不集中，易被外界的事情所干扰。注意涣散多见于注意缺陷多动障碍、广泛性焦虑障碍和精神分裂症。

3. 注意减退　为主动及被动注意兴奋性减弱和注意的稳定性降低。表现为注意力难以唤起和维持。

注意减退多见于抑郁发作、精神分裂症。

4. 注意转移 主要表现为主动注意不能持久，注意稳定性降低，很容易受外界环境的影响而注意的对象不断转换。注意转移多见于躁狂发作。

5. 注意狭窄 指注意广度和范围的显著缩小，当注意集中于某一事物时，不能再注意与之有关的其他事物。注意狭窄多见于意识障碍和智力发育障碍等。

（四）记忆障碍

记忆是既往事物经验在大脑中的重现。记忆是在感知觉和思维基础上建立起来的精神活动。记忆包括识记、保持、再认或回忆等3个基本过程。临床上常见的记忆障碍如下。

1. 记忆增强 是病理性的记忆增强，表现为患者对病前已经遗忘且不重要的事都能回忆起来。记忆增强多见于躁狂发作、抑郁发作、精神分裂症。

2. 记忆减退 是指记忆的3个基本过程普遍减退。轻者表现为近记忆的减弱，如记不清刚见过面人的姓名、刚吃过的饭；严重时远记忆力也减退，如回忆不起个人重要经历等。记忆减退多见于痴呆，也可见于正常老年人。

3. 遗忘 是既往感知过的事物部分或全部不能回忆。一段时间内全部事件或经历完全不能回忆为完全性遗忘，仅仅对部分经历或事件不能回忆为部分性遗忘。临床上，通常按照遗忘与疾病的时间关系分为以下几种。

（1）顺行性遗忘 指紧接着疾病发生以后一段时间内的经历不能回忆。遗忘的产生多由于意识障碍而导致不能识记引起，如脑震荡、脑挫伤的患者回忆不起受伤后一段时间内的事。

（2）逆行性遗忘 指疾病发生之前一段时间内的事件不能回忆。逆行性遗忘多见于脑卒中发作后、脑外伤，遗忘阶段的长短与意识障碍的持续时间长短及外伤的严重程度有关。

（3）界限性遗忘 指对某一特定时间段的经历不能回忆。遗忘的出现通常与这一阶段发生了不愉快事件有关。界限性遗忘多见于分离性障碍。

（4）进行性遗忘 指随着病情的发展，遗忘逐渐加重。进行性遗忘主要见于老年性痴呆，患者除有遗忘外，同时还伴有日益加重的痴呆和淡漠。

4. 虚构（confabulation） 指在遗忘基础上，患者用未曾亲身经历过的事件来填补记忆的缺损。多见于各种原因引起的痴呆及慢性酒精中毒性精神障碍。

5. 错构（paramnesia） 指在遗忘基础上，患者对过去曾经历过的事件，在发生的地点、情节，特别是在时间上出现错误回忆，并坚信不移。错构多见于各种原因引起的痴呆和酒精中毒性精神障碍。

（五）智能障碍

智能是人们获得和运用知识解决实际问题的能力，包括获得和保持知识的能力，获得经验并运用经验的能力，应对新情景做出反应的能力，形成新概念并运用推理解决问题的能力等。它涉及感知、记忆、注意和思维等一系列认知过程。

临床上常常通过检查患者的一般常识、理解力、计算力、记忆力、综合分析、概括能力等对智力水平做初步的判断。也可以通过标准化智力测验对其智商进行定量测评。智能障碍可分为智力发育障碍及痴呆两大类型。

1. 智力发育障碍（disorders of intellectual development） 是指先天或发育成熟以前（18岁以前），由于各种致病因素影响智能发育所导致的智力低下和社会适应困难的状态。随着年龄增长，患者的智力水平可能有所提高，但还是明显低于正常的同龄人。影响智力发育的原因包括遗传因素、营养缺乏、感染、中毒、缺氧、脑外伤、内分泌异常等。

2. 痴呆（dementia） 是指智力发育成熟以后，由于各种原因损害原有智能所造成的智力减退状态。痴呆患者往往有脑器质性病变基础，如脑外伤、脑缺氧、颅内感染、脑血管病变等。临床主要表现为记忆力、计算力、理解力、分析判断力、工作和学习能力下降或丧失，甚至生活不能自理，并伴有情感淡漠、行为幼稚及本能意向亢进等精神症状。根据大脑病理变化的性质和所涉及的范围大小的不同，痴呆可分为全面性痴呆、部分性痴呆和假性痴呆。

（1）全面性痴呆　表现为大脑弥散性损害，智能活动的各个方面均受到损害，从而影响患者全部精神活动。常出现人格的改变，定向力障碍及自知力缺乏。全面性痴呆多见于老年性痴呆和梅毒性痴呆等。

（2）部分性痴呆　大脑的局部发生病变侵袭，患者可只产生记忆力减退，理解力削弱，分析综合困难等，但其人格仍保持良好，定向力完整，有一定的自知力。部分性痴呆可见于脑外伤后痴呆和血管性痴呆的早期。

（3）假性痴呆　在强烈的精神创伤后，部分患者可产生一种类似痴呆的表现，而大脑组织结构无任何器质性损害。经治疗后，痴呆表现易于消失。假性痴呆见于分离性障碍和应激特有相关障碍等。

1）刚塞综合征：又称心因性假性痴呆，指对简单问题给予近似而错误的回答，给人以故意做作或开玩笑的感觉。患者对简单的计算如“2 + 3 = 4”给以近似而错误回答，患者将钥匙倒过来开门，但对某些复杂问题反而能正确解决，如能下象棋、打牌等，一般生活问题都能解决。

2）童样痴呆：以行为幼稚、模拟幼儿的言行为特征。即成人患者表现为类似儿童稚气的样子，学着幼童讲话的声调，自称自己才4岁，逢人就称阿姨、叔叔。

（六）情感障碍

情感和情绪是指个体对客观事物的主观态度及其产生相应的内心体验。两者有区别也有联系，情感主要指与人的社会性需要相联系的体验，具有稳定性、持久性、深刻性，不一定有外在的表现，如爱与恨、道德感和审美感等；情绪则是与人的自然性需要相联系的体验，具有变化性、暂时性、外在性，如喜、怒、惊、恐等。一般说来，情感会通过情绪表现出来；反过来，情绪的表达又受到情感的制约。在精神病学中，情感和情绪往往作为同义词使用。情感障碍（affective disorder）主要包括以下种类。

1. 情感高涨　是正性情感活动的明显增强。表现为不同程度的、与环境不相符的病态喜悦，自我感觉良好，患者整日喜笑颜开，说话眉飞色舞，表情丰富。由于高涨的情感与其他精神活动比较协调，与周围环境保持一定的联系，故有较强的感染性，易于引起周围人的共鸣。情感高涨多见于躁狂发作。

2. 欣快　是在智能障碍基础上出现的与周围环境不协调的愉快体验。患者整日乐呵呵，似乎很幸福，但往往给人以刻板单调、愚蠢呆傻的感觉。

3. 情感低落　是负性情绪活动的明显增强。表现为愁眉苦脸、唉声叹气、度日如年，生活无望，严重时可因悲观绝望而出现自杀企图及行为。多见于抑郁发作。

4. 情感淡漠　是指对外界刺激缺乏相应的情感反应和内心体验。表现为面部表情呆板，对周围的事漠不关心，甚至与自己切身利益关系的事也无动于衷。多见于晚期精神分裂症。

5. 焦虑　是指在缺乏相应的客观因素情况下出现的内心不安状态。患者表现为顾虑重重、坐立不安、紧张恐惧，严重时可表现捶胸顿足，惶惶不可终日，似有大祸临头的感觉。焦虑常伴有心悸、出汗、手抖、尿频等自主神经功能紊乱症状。焦虑多见于广泛性焦虑障碍和惊恐障碍。

6. 恐惧　是指面临某种事物或处境时出现的紧张不安反应。正常人也会在遇到危险处境时产生恐惧，病态的恐惧是与现实威胁不相符的过分紧张害怕反应，常伴有回避行为和明显的自主神经功能紊乱症状，如心悸、气短、出汗、四肢发抖等。恐惧多见于恐惧障碍。

7. 情感不稳　患者的情感稳定性差，患者的情感反应极易从一个极端波动到另一极端，喜怒无常。情感不稳多见于脑器质性损害所致的精神障碍。

8. 易激惹　患者对刺激的反应性增高，轻微刺激即可引起强烈的不愉快情感反应，如暴怒发作。易激惹多见于人格障碍、躁狂发作等。

9. 情感倒错　指情感表现与其内心体验或处境明显不协调，甚至截然相反。如精神分裂症患者陈述被追杀时，并没有相应的紧张害怕情绪反应；获悉父亲去世时，却说笑不止。情感倒错见于精神分裂症和分离性障碍等。

10. 情感矛盾　患者在同一时间内对同一人或同一事物产生两种截然相反的情感体验，但患者并不感到这两种情感互相矛盾和对立，没有苦恼或不安。情感矛盾多见于精神分裂症。

（七）意志障碍

意志是人类特有的心理现象，是人们自觉地确定目标，并根据目标调节其行动，以实现预定目标的心理过程。常见的意志障碍（disorder of volition）有以下几种。

1. 意志增强　指意志活动增多。在病态情感或妄想的支配下，患者可以持续坚持某些行为，表现出极大的顽固性。例如有嫉妒妄想的患者坚信配偶有外遇，而长期进行跟踪、监视、检查；有疑病妄想的患者到处求医；在夸大妄想的支配下，患者夜以继日地完成自己的“事业”或“发明创造”等。意志增强见于躁狂发作、精神分裂症等。

2. 意志减退　指意志活动的减少。患者表现出动机不足，缺乏积极主动性及进取心，对周围一切事物无兴趣，不愿活动，工作学习感到非常吃力，严重时卧床不起，日常生活难以自理。意志减退常见于抑郁发作及精神分裂症。

3. 意志缺乏　指意志活动缺乏。表现为对任何活动都缺乏动机和要求，生活处于被动状态，处处需要别人督促和管理。严重时行为孤僻、退缩，甚至对进食、排泄的本能要求也没有，且常伴有情感淡漠和思维贫乏。意志缺乏多见于精神分裂症、智力发育障碍和痴呆患者。

4. 矛盾意向　指对同一事物同时出现两种完全相反的意向，但患者并不感到这两种意向的矛盾和对立，没有痛苦感。如患者为先迈左脚还是右脚的问题不能出门。矛盾意向多见于精神分裂症。

（八）动作行为障碍

动作指简单的随意和不随意的运动，如点头、弯腰等。行为是为达到一定目的而进行的复杂的随意运动，是一系列动作的有机组合。两者虽有区别，但临床上两个词通常联合使用，称为动作行为。精神障碍患者由于认知、情感和意志等活动的障碍，可以出现不同形式的动作行为的障碍，主要表现如下。

1. 精神运动性兴奋（psychomotor excitement）　是指患者整个精神活动增强，动作和行为明显增多。包括以下两类。

（1）协调性精神运动性兴奋　患者动作和行为增多且与思维、情感、意志活动协调一致，也与周围环境保持密切联系。患者整个精神活动是协调的，行为有目的性，可以被人理解。协调性精神运动性兴奋多见于躁狂发作。

（2）不协调性精神运动兴奋　患者动作和行为增多且与思维、情感、意志活动不相协调，脱离周围环境。患者整个精神活动是不协调的，动作单调杂乱，缺乏动机及目的，令人难于理解。如精神分裂症患者兴奋时表现的愚蠢幼稚行为，装怪相、做鬼脸等。意识障碍时也可出现不协调兴奋，如谵妄状态。

2. 精神运动性抑制（psychomotor inhibition）　是指患者动作行为和言语活动显著减少。常见以下几种。

（1）木僵　指动作行为和言语活动的完全被抑制。患者表现为不言、不动、不饮、不食，肌张力增高，面部表情固定，对刺激缺乏反应，常保持一种固定姿势，甚至大小便潴留。木僵可见于抑郁发作、应激相关障碍、脑器质性损害所致精神障碍、精神分裂症。

（2）蜡样屈曲　在木僵基础上，患者出现肢体任人摆布，即使将其摆成一个很不舒服的姿势也能较长时间似蜡塑一样维持不动。如患者平躺时将其枕头取走，头部仍能悬空维持较长时间的姿势不变，称为“空气枕头”，此时患者意识清楚，病愈后能回忆。蜡样屈曲多见于精神分裂症。

（3）缄默症　是语言活动的明显抑制。患者缄默不语，也不回答问题，有时可以以手示意或文字交流。缄默症多见于分离性障碍和精神分裂症。

（4）违拗症　患者对于他人要求加以拒绝。如要他躺下，患者却站立，患者做出与对方要求完全相反的行为称为主动性违拗；如拒绝执行他人的一切要求称为被动性违拗。违拗症多见于精神分裂症。

3. 刻板动作　患者机械刻板地重复某一单调动作，常与刻板言语同时出现。如反复解纽扣等。刻板动作常见于精神分裂症。

4. 模仿动作　患者毫无意义的模仿别人动作，常与模仿言语同时出现。模仿动作多见于精神分裂症。

5. 作态　患者做出一些古怪的、愚蠢的、幼稚的动作、姿势与表情。如做鬼脸，扮怪相。作态常见于精神分裂症。

6. 强迫动作　指患者明知没有必要，却难于克制而去重复的做某个动作，如果不去重复，患者就会产生严重的焦虑不安。如强迫性洗手、强迫性检查门锁、强迫性计数等。强迫动作常与强迫思维有关。强迫动作常见于强迫障碍。

（九）定向力障碍

定向力指个体对时间、地点、人物以及自身状态的认识能力。前者称为对周围环境的定向力，包括时间定向、地点定向和人物定向；后者称为自我定向力。

定向力障碍（disorientation）是指对环境或自身状况的认识能力丧失或认识错误。定向力障碍是意识障碍的一个重要标志，但有定向力障碍不一定有意识障碍，如老年痴呆患者可有定向力障碍，但意识清晰。精神分裂症患者在妄想体验下，可在意识清晰状态下出现定向力障碍。

（十）意识障碍

意识是指个体对周围环境及自身状态感知的清晰程度及认识反应能力。大脑皮质及网状上行激活系统的兴奋性对维持意识起着重要作用。意识障碍（disorder of consciousness）时可表现为意识清晰度的降低、意识范围缩小及意识内容的变化。常见的意识障碍包括以下 7 种。

1. 嗜睡　意识清晰度水平的轻微降低。表现在安静环境下患者经常处于睡眠状态，接受刺激后可以立即觉醒，并能进行简单应答，停止刺激后患者又入睡。

2. 混浊　意识清晰度轻度受损。患者反应迟钝、思维缓慢，注意、记忆、理解都有困难，对周围环境定向障碍，能回答简单问题，但对复杂问题则茫然不知所措。此时吞咽、角膜及对光反射存在，可出现强握、吸吮等原始反射。

3. 昏睡　意识清晰度水平较混浊更低，患者环境及自我定向力均丧失，没有言语功能。患者对一般刺激没有反应，只有强烈刺激才引起防御性反射，如以手指压迫患者眶上缘内侧时，可引起面肌防御反射。此时角膜、睫毛等反射减弱，对光反射、吞咽反射仍存在，深反射亢进，病理反射阳性。患者可出现不自主运动及震颤。

4. 昏迷　意识完全丧失，以痛觉反应和随意运动消失为特征。对任何刺激均不能引起反应，吞咽、防御反射，甚至对光反射均消失，可引出病理反射。

5. 朦胧状态　患者意识清晰度降低同时伴有意识范围缩小。患者在狭窄的意识范围内，可有相对正常的感知觉，以及协调连贯的复杂行为，但除此范围以外的事物却不能正确感知。患者表情呆板或迷惘，联想困难。精神检查发现有定向障碍，片断的幻觉、错觉、妄想以及相应的行为。常忽然发生，突然中止，反复发作，持续数分钟至数小时，事后遗忘或部分遗忘。

6. 谵妄状态　患者在意识清晰度降低的同时，出现大量的错觉、幻觉，以幻视多见，这些视幻觉及视错觉的内容多为生动而鲜明的、形象性、恐怖性场景，如凶猛的野兽、打斗场景等，在此影响下，患者常产生紧张、恐惧情绪反应，出现喊叫、逃跑等不协调性精神运动性兴奋。患者思维联想困难，可有片断妄想。患者对周围环境定向力丧失，部分患者可有自我定向力障碍。谵妄状态往往有昼轻夜重的规律，一般持续数小时至数日，意识恢复后可以部分或完全遗忘。

7. 梦样状态　在意识清晰程度降低的同时伴有梦样体验。患者外表似清醒，实则完全沉湎于幻觉妄想中，与外界失去联系，如同做梦。一般持续数日或数月，恢复后对梦样内容能够部分回忆。

（十一）自知力障碍

自知力（insight）又称领悟力或内省力，是指患者对自己精神状态的认识和判断能力。自知力包括三方面：对疾病的认识，即承认有病；对症状的认识，即对病变的行为表现以及各种不正常体验能正确分辨和描述，认识到它们是疾病的表现；对治疗的认识，即存在治疗依从性，有主动接受治疗的愿望或者服从治疗。自知力是临床上进行诊断、鉴别诊断、预测疗效、判断预后的重要指标。

不同精神疾病患者自知力的损害程度不同，焦虑及恐惧相关障碍患者的自知力一般完整，即患者能够认识自己的异常精神活动，并为此感到痛苦而主动寻求治疗帮助。重性精神障碍患者的自知力一般缺乏，不能认识自己的病态表现，否认存在精神方面问题，确信幻觉妄想都是客观存在的，拒绝就医。

临床上将有无自知力及自知力恢复的程度作为判定病情轻重和疾病好转程度的重要指标。自知力缺乏是重性精神障碍的重要标志，自知力完全恢复是精神疾病康复的重要指标之一。

目标检测

一、最佳选择题

1. 患者自觉脑子变笨，感觉“脑子不灵了，像生了锈一样”。不正确的是
   A. 多见于抑郁发作
   B. 思维迟缓
   C. 表现为语速慢、语量少，语声低，反应迟缓
   D. 思维联想障碍
   E. 思维贫乏
2. 患者毫无根据地坚信自己的情人对自己不忠实，另有外遇。为此患者跟踪监视情人的日常活动，检查情人的衣服、手机等日常生活用品，以寻觅“情人劈腿”的证据是，该情况属于
   A. 释义妄想
   B. 钟情妄想
   C. 嫉妒妄想
   D. 关系妄想
   E. 被害妄想
3. 患者看书时，凭空听到耳边有声音说“装模作样”，此种情况是
   A. 评论性幻听
   B. 议论性幻听
   C. 命令性幻听
   D. 嘲讽幻听
   E. 辱骂幻听
4. 患者凭空听到鸟鸣声，属于什么症状
   A. 错觉
   B. 原始幻听
   C. 言语性幻听
   D. 议论性幻听
   E. 错听

5. 下列哪些症状不常见于精神分裂症患者
   A. 被害妄想
   B. 命令性幻听
   C. 关系妄想
   D. 易激惹
   E. 被洞悉感
6. 精神障碍的生物学病因中，哪一项不正确
   A. 遗传与环境因素
   B. 神经发育异常
   C. 躯体疾病
   D. 理化因素
   E. 应激因素
7. 精神障碍分类诊断的意义在于
   A. 有利于制定治疗方案
   B. 有利于预测疗效和预后
   C. 有利于医保政策的落实
   D. 有利于探索病因
   E. 有利于收集科研资料
8. 下列哪项不是精神活动异常的判断原则
   A. 纵向分析，即与其过去一贯表现相比较
   B. 横向比较，与同年龄阶段大多数正常人的精神活动相比较
   C. 是否与现实环境相符，结合当事人的心理背景进行具体分析判断
   D. 结合医生的临床经验进行判断
   E. 结合当事人当时的处境进行具体分析和判断
9. 精神症状的评估正确的是
   A. 精神症状的强度、频率、持续时间以及对社会功能的影响程度
   B. 精神症状的出现是否受患者意志的控制
   C. 精神症状的数量
   D. 患者是否承认有精神症状
   E. 患者的症状是否有器质性疾病基础
10. 患者无故坚信自己被人跟踪，被在食物中投毒，出现拒食、报警行为，并想报复投毒者。下列哪项正确
   A. 意志增强
   B. 被害妄想
   C. 冲动行为
   D. 关系妄想
   E. 被控制感

二、问答题

1. 比较错觉、幻觉、感知综合障碍的异同点。
2. 简述思维迟缓、思维贫乏及思维中断的鉴别要点。

三、案例分析

情景案例：患者，男，22 岁，专科在校生。主诉：发呆，行为怪异 1 个月。临近毕业时，同学发现，患者经常在一旁发呆，紧皱眉头，与同学交流也少，班级活动也只是被动“到位”。同学反映，患者起居无规律，有时他和同学说“心烦，经常听到有人说我不行”，父母得知情况后便接回家。1 天前早晨起床后就急不可待地对父亲说：“赶快把邻居家的鸡杀了。”父亲问：“为什么？”患者急躁地说：“它不死我就必死无疑。”无奈，他父亲把邻居家鸡买来杀了，情绪才稳定。

问题：

（1）该患者可能有哪些精神症状？

（2）请评估该患者社会功能受影响情况。

（郭先菊）

书网融合……

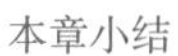

本章小结

微课 1

微课 2

题库

第三章　精神科护理技能

学习目标

知识要求：

1. 掌握　治疗性护患关系建立的技巧；精神障碍患者观察的内容和方法；精神科常见意外事件的护理评估及护理措施。

2. 熟悉　精神科分级护理内容；精神障碍患者观察的要求；治疗性护患关系建立的意义；精神科护理记录内容。

3. 了解　精神科护理组织与管理方式及内容；精神科常用评定量表。

技能要求：

应用治疗性护患关系建立技能，尝试与患者及家属建立良好的护患关系，准确识别精神疾病患者的危机状态，保障患者安全。

素质要求：

具备与患者建立良好护患关系的技能，能够理解和尊重患者，与患者进行有效沟通，掌握对精神障碍患者的观察与记录技巧，妥善处理各种急危事件，更好的服务患者。

精神障碍患者在症状支配下常出现各种异常情况和特殊行为（如自伤、伤人、毁物、外走等），危及患者和他人的生命安全。作为一名精神科护士除了具有良好的职业道德和专业素养还应具备良好的专业护理技能。精神科的护理专业技能主要包括4个方面：治疗性护患关系的建立；精神障碍患者的护理观察与记录；精神科护理的组织与管理；精神障碍患者意外事件的防范与护理。

案例引导

案例：患者，女，18岁，学生。主诉学习压力大，考试成绩不理想，经常与父母发生争执，渐出现失眠、精神不振、情绪失控。责任护士与之交谈后发现患者对父母充满抱怨和仇恨，便批评了她，患者当时不语且回避与护士的接触交流。

讨论：

1. 该案例中患者遇到了哪些心理问题？
2. 为什么患者回避与护士的交流？
3. 如何与患者建立治疗性护患关系？

第一节　治疗性护患关系的建立

PPT

治疗性护患关系是指在护理实践活动中，护士运用专业知识和技能，与患者及其家属之间形成和建立一种工作性、专业性、帮助性的人际关系，是护理活动中有计划、有目的的沟通过程。治疗性护患关系要求护士从生理、心理、社会和文化等多维角度了解患者的真实感受和内心体验，为患者及家属提供专业的指导和帮助。

一、治疗性护患关系建立的要求

（一）正确认识精神疾病

精神疾病是由各种原因导致的脑功能紊乱。患者的异常言行大部分是为了满足某种需要而产生的外在表现，具有一定的目的性和寓意。因此要了解患者真实的想法和需求，才能帮助患者解决问题。

（二）掌握患者及家属的基本情况

护士与患者接触前，应详细了解患者及家属的基本情况，便于选择适合的接触方式、交谈内容，为患者提供有针对性的护理服务。

1. 一般情况　患者姓名、性别、年龄、体貌、民族、文化程度、宗教信仰、职业、兴趣爱好、个性特征、家庭教育方式、生活习惯、婚姻状况、经济状况及近期生活事件等。

2. 疾病情况　患者精神症状、疾病诊断、病史、主要治疗和护理要点、特殊注意事项、患者家属对疾病的认知和对患者关注度等。

（三）理解和尊重患者

让患者感到被理解是建立治疗性护患关系的基础，而尊重患者可以使治疗性护患关系得到良性发展。精神障碍患者有病耻感，特别希望被关心和重视。在与患者交往过程中，护士必须具备敏锐观察力及共情能力，正确感知患者的情感和状态，表达对患者的尊重和关切。能够站在患者的角度体会其对事物的认知，充分尊重其知情权及隐私权，让患者感到被尊重。

知识链接

共情的概念及维度

共情（empathy）又译为同理心，是人本主义心理学创始人罗杰斯（1957）所阐述的概念。指能设身处地体验他人处境，对他人情绪、情感具备感受力、理解力。最新一项综述显示，心理学家、医学家、哲学家等对共情的定义形成共识，即共情涉及4个方面内容：①理解，包括知晓、观点采择、认可；②感觉，包括影响、情感、感觉；③分享，包括分享经历、分享观点、分享情感；④保持自我与他人间的差异，包括自我区分、感觉差异、客观。四个方面紧密相连，共同构成共情整体。其中设身处地为他人着想是共情的本质含义。

心理学家认为，共情是人际交往的核心准则，是人际交往中获得相互信任的最佳途径。共情既是一种态度，也是一种能力。

（四）同一性与积极关注

同一性是指患者在住院期间有相对固定的护士负责各项护理工作，要求护士的言行、态度、治疗规定等保持相对统一。护士以同一性的方式处理问题，真诚对待患者，可以减少疑虑、减轻焦虑和恐惧情绪，最大限度获得安全感及舒适感。积极关注是建立治疗性护患关系的前提，也是精神障碍患者心理需求的重要因素之一。美国心理学家罗杰斯认为无条件的积极关注主要表现在护士对患者的态度方面。无论患者的情感、行为、品质如何，不做任何评价和要求，并对其表示理解和尊重，使患者感觉到自我价值并做出积极改变。但积极关注并非是无条件地接受，而是向患者表现出关心和帮助。

（五）加强自身修养，完善自我

护士的内在修养决定其语言、行为能否得到患者认可，并在护患关系中起着主导地位。因此，护士要不断完善自我，除了要具备专业技术能力外，还必须举止端庄、态度温和、耐心细致，力求形象、气质、知识、技能达到和谐统一。

二、治疗性护患关系建立的技巧

护患沟通贯穿整个护理过程，沟通效果直接影响护患关系和治疗护理的依从性。精神疾病患者常表现出人际关系障碍和沟通障碍，护士应采取恰当的护患沟通技巧，积极关切的态度，获取患者的互动和配合，降低护患纠纷的发生，促进护患之间的信任。

（一）治疗性沟通的要求

1. 相互信任 相互信任是沟通的基础，也是患者接受护理的先决条件，建立一个与患者相互信任、开放性的护患关系，是保障有效护患沟通的基本要求。

2. 以患者为中心 以患者为中心，其内涵就是“患者需要什么？我能为患者做什么？”护士应对患者生理、心理、社会需求等提供护理服务，这也是建立治疗性护患关系的目的。

3. 以目标为导向 在护理患者过程中，护士应根据不同疾病阶段护患关系的特点，与患者共同制定明确的护理目标和行之有效的护理计划，并通过努力共同完成。以目标为导向的沟通，能改善患者对各项工作的认同度及合作程度。

4. 接受患者 有些精神疾病患者受症状影响行为紊乱，无法进行沟通时，作为护士应理解患者行为，接受患者症状。

5. 保密 护士在进行治疗性护患沟通时，如涉及患者隐私要恪守保密原则，绝不能将患者隐私和秘密随意泄露，或事后当作笑料传播，否则会严重影响患者对护士的信任度，导致护患关系破裂。

6. 自我暴露原则 护士与患者沟通时需要适度地暴露自我来赢得对方的信任，但不能自我暴露过多，以免话题转移至护士身上。应使用恰当的方法鼓励患者自我暴露，以获取较多的疾病信息，并适时进行心理护理及健康教育。

（二）切题会谈

治疗性沟通是建立良好护患关系的重要手段，也是精神科护理工作的重要内容，其最重要的表现形式为护患间的切题会谈，共分为4个阶段。

1. 准备计划阶段 会谈前应详细了解患者病历资料，包括诊断、治疗、诱发因素、既往史，近期生活事件等。确定本次会谈主题及需要解决的问题。选择合适的时间和地点以确保会谈效果。

2. 开始交谈阶段 交谈开始阶段护士应热情接待患者，礼貌称呼，取舒适体位。主动介绍自己，给患者良好的第一印象，以缓解患者紧张情绪，同时交代本次沟通的时间、目的及意义，告知患者在谈话过程中可以随时提问、澄清问题或要求终止。

3. 引导交谈阶段 引导交谈阶段是治疗性沟通的重要部分，也是能否形成发展性治疗关系的关键，要求护士必须熟练掌握和运用各种治疗性沟通技巧。

（1）合理提问 护士能否提出恰当的问题是有效沟通的重要技巧。提问形式大致可分为：①封闭式提问，是将患者的应答限制在一定范围内，对方用简短、确切的语言即可做出回答。这类问题通常用“对不对”“会不会”等形式提出，回答用“是”或“不是”、“有”或“没有”等。其优点是简便易答，节省时间。缺点是收集信息局限，不利于真实情况的获得。在会谈中，封闭式提问不宜多使用。②开放式提问。涉及问题范围比较广，不限制患者的回答。其优点是能够获取大量信息，缺点是交谈时间较长。

（2）倾听 倾听是沟通的基础，护士应仔细聆听，并对患者的倾诉做出适当回应，随时注意患者交谈的重点，且与患者保持共同理解的态度。当沟通意见不一致时，不要随意评判或打断对方，可选择合适的时机来解决困惑的问题。

（3）澄清　在交谈中应将患者陈述模棱两可、含糊不清的问题梳理清楚。如："您刚才所说的意思是不是指……""您的意思是……"语句来确定一致性。

（4）引导话题延续　护士除了聆听外，还应对患者沟通的话题进行必要的引导，避免出现话题转移，但对患者不愿暴露的问题或隐私勿继续追问。

（5）鼓励患者表达感受　沟通时让患者充分表达感受，从描述中找到问题症结。当其表达出消极、不满等心境时，应耐心开导，不与其争辩，禁用恐吓或威胁的方式控制患者。

（6）移情　移情指个体在与他人互动的过程中，将早期关系中的感情投射到当前关系中的现象。移情可以帮助护士与患者建立良好的信任关系，可以帮助患者更好地理解自己的内心情感和需要。护士需要认真倾听患者的情感表达，理解患者的情感投射。

（7）阐释　阐释常用于解答患者提出的问题，消除其心中的疑惑。护士的阐释技巧常用于以下4个方面：①解答患者疑问，消除顾虑；②操作时向患者说明原因、目的及配合的方法；③了解患者需求，提出建议，帮助患者解决问题；④对患者存在的问题给予针对性指导。

（8）沉默　在沟通过程中，护士应学会运用沉默技巧。沉默，既给患者留有时间考虑自己的想法，同时也给护士留有时间思考谈话内容和进一步提问。

（9）特殊情况下的沟通技巧　接触有妄想症状的患者，护士应以倾听为主，尽量避免争论妄想内容；对于抑郁发作患者，护士要体会患者心境，鼓励表达内心感受，启发患者回忆以往快乐的经历，适时给予肯定，树立自信心；接触有攻击行为的患者前，应密切观察周围环境，做好自我防卫，避免激惹性语言，避免与其独处一室；对于木僵患者，护士避免提及引起患者担心或恐惧的事情，寻找一些轻松话题，以缓解患者情绪；接触异性患者，护士应着装大方得体，态度要自然谨慎，避免患者产生不必要的误解；对于缄默不语的患者，护士应充分使用非语言沟通技巧，让其感受到护士对他的关心、理解和重视。

4. 结束交谈阶段　结束谈话应选择话题告一段落，切不可突然打断患者话语或双方无话题时结束谈话。同时，还应说些安慰、鼓励的话语，表示本次交谈的成功。

第二节　精神障碍患者的护理观察与记录

PPT

精神障碍患者临床表现多样，有些症状并非随时都能显露出来，需要通过观察，才能做出明确判断。护士需要通过对患者的言语、表情、行为、生命体征的观察，及时掌握病情信息；也可以采用量表评定，了解其疾病症状或心理状态，为临床诊断、治疗、护理及科研等提供重要资料。

一、精神障碍患者的观察内容与要求

（一）观察内容

1. 一般情况　观察患者仪表、服饰、生活自理程度；睡眠、饮食、排泄情况、女性患者月经情况；患者接触交谈的态度是主动、被动或违拗等。

2. 躯体情况　包括患者生命体征；有无外伤，肢体活动异常情况；有无牙齿松动，缺齿情况；有无咯血、呕吐、水肿、脱水等症状；是否伴有呼吸、循环、消化、内分泌等躯体疾病等。

3. 精神症状　注意患者有无意识障碍，能否正确认知时间、地点、人物等；有无妄想、幻觉，情绪是否稳定；有无自杀、自伤、出走企图或行为；是否有自知力等。

4. 治疗情况　了解患者对治疗、护理的配合情况；有无拒绝服药或藏药行为及药物不良反应；患者对用药治疗的顾虑和信心如何；对工娱治疗活动能否积极参加等。

5. 心理状况 包括患者的心理负担和心理需要；与心理有关急需解决的问题；心理治疗和护理的效果评价。

6. 社会功能 了解患者的学习、工作、生活能力、社会交往能力以及家庭成员对患者的关心程度等。

7. 周围环境 入院前检查患者有无携带刀、剪、打火机等物品，周围环境中有无危险物品；床单位、门窗等设施是否完好、安全；医疗设备等有无安全隐患；患者有无暴力和意外行为的发生；患者有无违反相关安全规定的行为等。

（二）观察的方法

由于精神障碍患者临床表现的复杂多变性，护士在工作中应针对不同患者、不同时间和环境，主动对患者进行观察。通过视觉、听觉、触觉等感官，及时获取患者最真实、全面和有意义的信息。护理观察的方法一般可分为直接观察法和间接观察法。

1. 直接观察法 是指护士与患者直接交流听取患者诉说，从中察看患者的意识状态、行为能力、思维、情感反应等，以便了解患者的精神症状、躯体情况。这种方法适用于意识清晰、交谈合作的患者，是最常用的观察方法。所获取的资料相对客观，对制定符合患者自身特点的护理计划十分重要。

2. 间接观察法 是指护士不正面与患者接触，从侧面观察患者或采用量表评定方法获取信息，以达到了解患者心理状况、精神症状或躯体情况的一种观察方法。具体而言，可从侧面观察患者独处或与人交往时的心理状态和行为表现，也可以通过患者的亲朋好友、同事、病友了解情况，或借助于患者的信件、日记等书面文字资料，或通过患者的绘画、手工制品、舞蹈动作等了解患者的情况。这种方法适用于观察那些不肯暴露思维内容或不合作的患者，是直接观察法的重要补充。

护士在观察、评估患者病情时，直接观察法和间接观察法并非是单一使用，应根据情况灵活运用，相互补充。

（三）观察的要求

1. 客观性 在观察病情时，护士应将所观察的现象如实记录和交班，内容必须真实、客观、严谨，避免主观判断或先入为主，以免误导其他医护人员对患者病情的了解。

2. 计划性 护士观察病情必须有计划性，应根据诊疗需要，在工作日程中合理安排观察的内容和时间，确定观察患者的最佳时机。以下列出的是观察患者的最佳时机及内容。

（1）入院时观察患者对住院的态度，能否主动配合更衣，有无拒绝住院情况。

（2）每天交接班、巡视病房时，观察患者在做什么，有无异常行为，情绪状态如何。

（3）在晨晚间护理时，观察患者生活自理的情况，是否会整理床铺，衣着是否整洁合体，能否自行洗漱，洗漱用具能否自行整理。

（4）用餐时观察患者进食情况，能否主动进食，用餐习惯及进食量，是否偏食、暴饮暴食或拒食，若拒食原因何在，有无进食后又自行催吐情况。

（5）参加工娱治疗时观察患者的主动性如何，能坚持时间的长短，能否主动与人配合，以及对何种活动感兴趣。

（6）治疗时观察患者对治疗接受的程度，有无藏药及吐药行为，对治疗前、中、后的反应如何，有无主诉不适。

（7）睡眠时观察患者是否有睡眠障碍，如入睡困难、早醒、易醒、整夜不眠等，是否能按时起床，有无嗜睡，是否需要反复唤醒，起床后患者步态如何。

（8）探视时观察患者对家属的态度，与家属有无交流，对家人的关心程度。探视前、中、后患者反应情况，情绪是否平稳，能否安心住院。

（9）在病房发生特殊情况时，如病友打架、自杀、逃跑等意外事件时，观察患者的情绪反应如何，当其他患者入院或出院时患者情绪表现如何。

3. 整体性 既要针对个别患者在整个住院期间的各方面的表现进行观察，又要对病区内所有患者进行观察，掌握每个患者的主要特点。既要对重症患者或特殊患者做到心中有数，又不能疏忽一般的、少说少动的患者。

4. 针对性 对不同患者有不同的观察重点。如开始治疗时要重点观察对治疗的态度、效果和不良反应；疾病治疗期要重点观察其精神症状和心理状态；缓解期要观察病情稳定程度与对疾病的认识情况；恢复期要重点观察症状消失的情况、自知力恢复的程度及对出院的态度等。

5. 隐蔽性 观察患者时，要使患者感到轻松自在。可以通过谈心、开展活动等方式不知不觉地进行，这样患者所表达的意思和行为较为真实。交谈时尽量不在患者面前做记录，避免患者感到紧张而拒绝。观察患者时还要注意细节技巧，如有自杀意念的患者如厕时，护士要入内查看，此时护士要关切地问“要手纸吗?”或“需要帮助吗?”，让患者感到护士的关心，避免产生被监视、不被信任的感觉。

二、精神科常用评定量表及其应用

评定量表是对自己主观感受和他人行为的客观观察进行量化描述的方法。因其具有数量化、客观、可比较和简便易用等特点，现已广泛应用于临床和科学研究领域。

（一）量表的分类

1. 按其内容分类 常用的有诊断量表、症状量表和其他量表。

2. 按评定方式来分类 包括大体评定量表、症状评定量表、自评量表、他评量表、观察量表等。

3. 按评定对象的年龄来分类 成人用量表、儿童或老人用量表。

4. 按病种来分类 抑郁量表、焦虑量表、躁狂量表等。

（二）量表在临床上的应用

（1）收集临床资料，作为病情评估及疗效分析的工具。

（2）量表是一种针对于初学者的教学方式，能够全面、有序而系统地检查患者，帮助诊断。

（3）某些量表作为临床研究的基本条件之一，能够保证研究样本的同源性。

（4）由于量表的语义都有规定，即使是持有不同理论观点的人通过评定量表也能在不同时间对于评定结果互相沟通。

（5）量表资料能够作为疾病分类、患者分组以及其他研究资料关联的统计量，也可以作为流行病学调查的工具或是某类疾病的初筛工具。

（三）临床常用量表

1. 大体评定量表（GAS） 是目前临床应用最广泛的一种。它能综合评定受检者的病情严重程度、功能水平、治疗效果或副反应情况。GAS 只有一个项目，即病情概况，分成（1～100）100 个等级，分数越低，病情愈重。1～10 分最重，患者是最危险、最严重、需要昼夜监护者，或者是一切生活均需他人照顾的患者；而 91～100 分则是最轻的，是指精神状态正常，社会适应能力极为良好，无人格缺陷，能应付各种困难处境者。

2. 简明精神病评定量表（BPRS） 是精神科应用最广泛的量表之一。目前一般采用的是 18 个条目版本，主要用于精神分裂症患者。所有项目采用 1～7 分的 7 级评分法，各级的标准为：①无症状；②可疑或很轻；③轻度；④中度；⑤偏重；⑥重度；⑦极重。如果未测，则记为 0 分，统计时应剔除。

本量表无评分指导，主要根据症状定义及临床经验评分。

3. Bech－Rafaelsen 躁狂量表（BRMS） 各条目采用0～4分的5级评分法，从“无该项症状或与患者正常时的水平相仿”至“症状严重”分别赋值0～4级。统计指标为总分，0～5分为无明显躁狂症状；6～10分为有肯定躁狂症状；22分以上为严重躁狂症状。总分反映疾病的严重性，总分越高，即病情越重。

4. 护士用住院患者观察量表（NOSIE） 是护士最常用的量表之一。在NOSIE中，每项为一描述性短语，按具体现象或症状的出现频度，分为0～4分的5级评分法，分别为“无”至“几乎总是如此”。NOSIE由经过培训的护士操作，每位患者有两名护士评定记分，统计结果分数相加。

三、精神科护理记录

在医疗文件中，护理记录是重要的组成部分。护理记录能够真实的反应患者的病情，护士可以通过它了解患者病情，制定、完善护理方案，同时也能为护理研究提供数据和资料，护理记录也是判定医疗纠纷的主要依据之一。

（一）记录的方式和内容

护理记录的种类、方式有多种，临床上采用何种记录方式与所在医疗机构的相关规定、护理角色功能及患者的具体情况而定。主要有以下几种。

1. 入院护理评估记录 包括患者的一般资料、简要病史、躯体情况、精神状况、心理状况、社会情况、日常生活情况和自理程度、护理体检、护理要点、主要护理问题等，以文字叙述方式书写或表格形式填写，由当班护士完成，入院24小时内由上级护士审阅。

2. 风险评估记录 包括自杀、出走、暴力、跌倒、噎食等高风险评估动态记录。根据风险分值决定书写频次。

3. 入院护理记录 包括患者入院时间、住院次数、入院方式、入院原因、主要病情、生命体征、临床表现和护理注意要点等，以交班报告形式记录，当班护士完成。

4. 住院动态护理记录 患者住院期间，由护士根据患者病情，提出护理诊断，制定护理措施，组织实施，定期进行评价。记录多以表格形式填写，按时间顺序进行。

5. 护理记录单 护理记录单把护理诊断、护理措施、效果评价融为一体，便于记录。有一般护理记录单和重症护理记录单，以文字叙述或表格形式填写。

6. 出院护理评估记录 是对患者在住院期间护理全过程的总结和评价。包括患者出院健康教育评估，如何服药、饮食、作息，如何锻炼社会适应能力，如何复查等指导。一般采用表格形式与文字叙述相结合的形式记录。

7. 其他护理记录 病例讨论记录、转院（科）记录、死亡记录等。具体记录内容，一般根据所在医疗机构的相关规定、护理角色功能和患者的情况而定。

（二）记录的要求

1. 及时 护理记录要注意时效性，不可拖延或提早，必须做到及时记录。患者入院后按规定时间或班次书写护理记录，病情有特殊变化则需随时记录，不可遗漏。

2. 完整 护理记录要完整填写，包括楣栏项目，记录完毕要签全名并注明时间。

3. 真实 护理记录应真实、客观，避免主观叙述，对患者原话和行为表现应据实描述。

4. 准确 护理记录要表述准确，措词简明扼要，字迹工整清晰，不得涂改，书写出现错别字时，应当用双线划在错别字上，但须保持原字清晰可见，将正确字写在上方并签全名及修改时间。避免笼统、含糊不清或过多修饰，使用公认或已统一的文字符号和缩写，标点符号要正确。

5. 全面　护士应了解病史，全面记录直接或间接观察到的各种情况，并详细描述当日与患者接触交谈的情况。

第三节　精神科护理的组织与管理

我国精神科病房管理模式随着医学的发展及护理模式的转变发生了很大变化，逐步由封闭式管理过渡到半开放式管理，直到现今倡导的全开放式管理模式。虽然目前封闭式管理模式依然作为主体而存在，但人文关怀的理念已经逐步渗透在护理管理中，护士更加重视精神障碍患者的权益保障，尊重患者意愿，注重安全措施及制度落实，创造舒适的就医环境等。随着患者住院需求的多元化，如何做好病房的组织与管理、保障病房医疗秩序安全，提高患者遵医行为，促进患者康复，成为精神科临床护理工作中的重要环节。

一、封闭式管理

（一）封闭式管理的目的及适应证

封闭式管理模式便于患者的组织管理、病情观察和实施照护，可以有效防止意外事件的发生。适用于非自愿住院患者，如精神疾病急性期、严重的冲动、伤人、毁物、自杀自伤及病情波动、无自知力的患者。

（二）封闭式管理的实施方法

1. 制定相关制度　封闭病房大部分是非自愿住院的重性精神障碍患者，病房设施配备、护理单元分级管理均要符合患者治疗及安全需求；因此，制定安全管理、保护约束、探视、危险物品管理等相关制度至关重要。

2. 实施分级护理管理　根据分级护理标准，提供相应的护理措施。重症患者安排在一级护理单元，护士配备需要符合岗位资质及人力要求；患者活动在护士的监护下进行，密切观察病情，防范各种意外事件发生。恢复期患者安排在二级或三级护理单元，在护士监管下组织活动。

3. 心理护理及人文关怀　封闭病房强制住院治疗的患者，不安心住院，拒绝治疗；当自知力逐渐恢复时，病耻感使其心理压力增加，甚至悲观消极，因此，要求护理人员在生活上主动关心患者，满足合理需求，善于发现其心理问题，及时提供其心理帮助。

4. 严密观察病情　封闭病区住院患者大多症状复杂，病情严重，存在明显的自杀、自伤、冲动、伤人等危险行为，护士应加强责任心，严密观察患者病情变化，严格防范精神科意外事件发生。

5. 安排丰富的康复活动　封闭病房管理与患者院内半开放管理相结合，根据患者病情和爱好，在病房或院内安排劳动、学习、娱乐、体育活动等，既可转移患者不良情绪及行为，又可以提高生活乐趣和质量，使其安心住院，配合治疗，从而为封闭式病房管理带来良性循环。

二、开放式管理

（一）开放式管理的目的及适应证

近年来，精神疾病的康复受到广泛关注，若精神疾病患者症状缓解后仍长期处于封闭式管理，无法与现实社会接触，则不利于疾病的康复。因此我国各精神专科医院着力于发展开放式管理，将病区设置逐渐倾向家庭化、社会化，注重患者心理护理及各种生活技能、社交技能的训练，这对精神病患者的康复有极其重要的作用。

开放式管理主要适用于自愿住院，主动接受治疗的患者。如焦虑及相关障碍、强迫及相关障碍、精神疾病症状缓解、病情稳定、康复期等待出院的患者。

（二）开放式管理的类型

开放式管理包括半开放式管理和全开放式管理。

1. 半开放式管理 是指封闭病房住院患者，治疗结束后，在病情允许的情况下，医生开具医嘱，由家属陪同在院内或院外进行活动。

2. 全开放式管理 是指开放式病房的管理模式。病房环境是完全开放的，患者在家属陪同下接受治疗，能够实现生活上、物品上自我管理的权利，同时也拥有更多的知情权，能够主动参与治疗与护理措施的实施。患者可以在家属陪伴下外出活动，但需要在规定时间内返回病房。

（三）开放式管理的实施方法

1. 半开放式管理 每个护理单元对开放患者的数量给予适量控制，可选择有能力的患者担任组长，鼓励患者自我管理，设置2名以上工作人员参与管理，可以组织娱乐活动或体育活动。或者由医生开具医嘱后，在家属陪同下外出活动。

2. 开放式病房管理

（1）收治对象及病情评估 患者入住开放式病房，首先提出自愿住院申请，经精神科医生初步诊断评估符合条件后方可住院。患者安排相应的病房后，签署知情同意书等文件，告知患者及家属应承担的责任和义务，以提高住院治疗的依从性，减少医患纠纷的发生。

（2）建立完善的开放式管理制度 开放式管理病房患者有很大的自主性及活动空间，给安全管理带来一定难度。如外出不归、危险品带进病房等。因此必须建立一套完整的制度、规范加强管理。主要包括开放病房管理制度、住院须知、检查异物制度、巡视制度、安全管理制度等。

（3）加强患者心理及行为管理 定期举办健康教育讲座，指导患者正确面对压力、处理不良生活事件，增强自控力。鼓励患者积极参加康复活动，以分散患者对不良情绪的注意力，减少不安全行为的发生。对患者的不遵医行为给予指导或一定的弹性管理，劝导无效者转诊封闭病房治疗，以保证治疗的正常进行及患者的安全。

三、精神科的分级护理

精神科在参照综合医院分级护理指导原则的基础上，根据患者病情的轻重缓急和其对自身、他人、病室安全的影响，一般分为特级护理、一级护理、二级护理和三级护理。

（一）特级护理

1. 护理指征

（1）精神疾病患者伴有严重躯体疾病、生命体征不稳、意识障碍等随时有生命危险者。

（2）有严重药物毒性反应、病情危重需要进行抢救的患者。

（3）有极重度的冲动、伤人、自伤、自杀危险。

（4）各种严重外伤或自缢后复苏不全者。

2. 护理要求

（1）将患者安置于重症监护病房，专人看护，实施床旁交接。

（2）正确执行医嘱，及时、准确完成各项治疗。

（3）严密观察病情变化，监测生命体征，记录24小时出入量。

（4）严格执行各项诊疗和护理措施。依据病情制定护理计划，及时准确填写护理记录。

（5）做好基础护理，保持口腔、头发、皮肤等清洁，无护理并发症。

（6）做好各管道护理，保持管道通畅、无污染。

（7）保护约束患者肢体应处于功能位，定时观察约束部位末梢血运情况。

（8）保证患者监护过程安全、必要时加床档或保护具约束，预防意外发生。

（9）备好急救所需药品和器械，随时做好抢救准备。

（10）履行相关告知制度并针对疾病进行健康教育，做好心理护理和康复指导。

（二）一级护理

1. 护理指征

（1）精神症状急性期患者。

（2）有严重药物副反应患者。

（3）有自杀、自伤、伤人、出走、噎食、木僵及剧烈兴奋躁动伴有冲动行为者。

（4）严重的症状性和器质性精神障碍患者。

（5）拒食、营养衰竭、生活不能自理者。

2. 护理要求

（1）将患者安置在一级护理单元，24 小时监护，及时发现危急征兆，进行应急处理。

（2）严密观察病情，准确执行医嘱，根据病情制定与实施护理计划，按时完成各种治疗护理措施，并观察治疗过程中的不良反应。

（3）对随时会发生自伤、自杀、冲动行为者，采取约束隔离，做好约束后的护理。

（4）做好基础护理，保持患者仪表整洁及床单位的清洁。对长期卧床生活不能自理者，协助患者床上移动、翻身及有效咳嗽，防止并发症。指导患者饮食，保证患者的营养摄入。

（5）保护约束患者肢体应处于功能位，定时观察约束部位末梢血运情况。

（6）严格交接班，每天评估病情，发现异常及时报告医生处理，按规定书写护理记录。

（7）履行相关告知制度并针对疾病进行健康教育，做好心理护理和康复指导。

（三）二级护理

1. 护理指征

（1）精神症状缓解期，有幻想、妄想但不致危害自己和他人者。

（2）年老体弱，伴有一般躯体疾病，生活自理能力下降者。

（3）有轻度抑郁或出走念头，但能听劝说且无行为者。

2. 护理要求

（1）安置在二级护理单元，遵医嘱进行健康教育和康复训练。

（2）正确执行医嘱，密切观察病情，定时巡视病房，保证安全护理措施到位。

（3）督促或协助患者进行生活料理。

（4）履行相关告知制度并有针对性地进行健康教育，做好心理护理。

（5）按规定做好护理记录。

（6）患者出入病房时要做好安全检查，严禁带入如刀、剪、玻璃碎片、绳子等危险品。

（四）三级护理

1. 护理指征

（1）精神症状基本缓解的患者。

（2）自知力有不同程度恢复的康复期患者。

（3）生活能自理的患者。

（4）病情稳定，社会适应能力良好，继续巩固治疗的患者。

2. 护理要求

（1）安置在三级护理单元，定时巡视病房，保证护理安全。

（2）正确执行医嘱，按时完成治疗并指导患者正确用药，观察治疗反应。

（3）指导患者饮食，督促其进行生活料理。

（4）评估病情，了解患者出院前的心理状态，帮助解决心理社会问题。

（5）充分调动患者的积极性，与患者商讨制定康复计划，逐步培养和锻炼回归社会的适应能力。

（6）做好出院指导，按规定做好护理记录。

PPT

第四节　精神障碍患者意外事件的防范与护理

精神科意外事件是指患者在精神症状支配、药物不良反应影响下或遭受严重的精神刺激而突然发生、难以防范、危害个人或他人安全的行为。常见的有暴力行为、自杀行为、出走行为、噎食及吞服异物等。由于患者无法自控，如果不能及时发现，可能导致严重后果。因此，护士要加强风险防范知识的学习，掌握精神科意外事件危险因素评估及防范处理措施。

一、暴力行为的防范与护理 微课

暴力行为（act of violence）是精神科最常见的意外事件，它是指个体直接伤害自己或他人的躯体或物体的严重破坏性攻击行为，给患者及周围环境造成危害性影响。暴力具有极强的爆发性和破坏性，会对攻击对象造成不同程度的伤害甚至威胁生命。常见的暴力行为包括身体攻击和言语攻击。

（一）护理评估

1. 危险因素的评估

（1）生物学因素　与性别、遗传等有关。在普通人群中男性发生攻击行为的概率远高于女性，精神疾病患者发生暴力攻击行为的性别差异不大。家族中存在有攻击暴力行为史的则更具攻击性。

（2）心理学因素　与情绪稳定性、人格特征等有关。有研究表明，早期的心理发育与生活经历与暴力行为密切相关，如成长期经历严重的情感剥夺或长期暴露于暴力环境中，易导致个体产生愤怒情绪。情绪不稳定者发生暴力攻击行为概率较高，青春期是攻击行为的高发阶段。生性多疑、固执、缺乏责任感、社会交往能力差的人也容易发生暴力攻击行为。

（3）疾病因素　精神分裂症、癫痫性精神障碍、躁狂发作、脑外伤所致精神障碍等均易引发暴力行为，其中以精神分裂症居首位。与暴力行为有关的精神症状包括幻觉、妄想、情绪障碍和意识障碍等。

（4）社会因素　社会地位低下、缺乏教育、家庭氛围不良、无足够的社会支持等都会增加暴力行为发生的风险。

（5）诱发因素　医疗过程中患者出现难以忍受的药物副作用，使患者感到痛苦而出现暴力行为。住院环境嘈杂、居住空间拥挤、空气污浊等使患者情绪不稳定，易引发暴力行为。患者的需求没有得到满足或医护人员处理暴力的技巧不足，易引发暴力行为等。

2. 暴力行为发生的征兆评估　当精神障碍患者出现下列情况时，应视为暴力行为的先兆，护理人员要高度警惕。

（1）行为评估　患者动作增多、双手握拳挥舞、来回踱步、坐立不安、捶打物体或墙壁、用力关门、拒绝接受治疗与护理、拒绝执行医院的规定、出现其他违反管理制度的倾向和行为。

（2）言语评估　患者不合理要求增多、指责他人、言语威胁、语音增高且有强迫性、对周围人或特定人员持敌对态度。

（3）情感评估　患者出现愤怒、易激惹、敌意、挑剔、不满等。

（4）暴力风险评估　采用暴力风险评分量表评估患者，对预测暴力行为的发生有一定效果。

（二）护理问题

1. 有对他人施行暴力行为的危险　与幻觉、妄想、焦虑、器质性损害等因素有关。

2. 不依从行为　与患者精神症状、认知障碍有关。

（三）护理目标

（1）患者住院期间不发生冲动、毁物、伤人行为。

（2）患者住院期间语言、行为暴力减少。

（3）患者能用所学的技巧应对不满，主动寻求帮助。

（4）患者能控制自己的暴力行为。

（四）护理措施

1. 基础护理

（1）提供适宜的住院环境　病室整洁、光线充足、空气流通，避免拥挤及不良噪音等刺激。

（2）密切观察病情　进行暴力风险评估，识别暴力行为发生的征兆，必要时实行保护约束。

（3）提供患者基本需要　患者实施保护约束后应做好饮食、饮水、排便、皮肤等生活护理，定时更换体位，保证患者舒适。

2. 安全护理

（1）立即寻求帮助　面对突发的暴力行为，工作人员要做出迅速有效的处理。用冷静的态度、果断的语言提醒患者暴力行为的后果，避免与其发生正面冲突，更不要急于尝试用武力控制患者。与患者保持安全距离（1米），呼叫其他当班人员协助，与患者交谈感兴趣的话题，拖延时间，等待救援。工作人员要动作迅速，配合默契，尽快控制局面。

（2）语言沟通技巧　护士对待不合作的患者应态度和蔼、语言温和，从患者的角度去关心、安抚其情绪，避免使用生硬、冷漠、命令性语言。对于患者提出的要求，在能保障患者安全的前提下给予满足。

（3）约束与巧夺危险品　患者暴力行为伤害自身或他人时采取强制性约束隔离措施。保护约束前应征得监护人的同意并签署知情同意书。若患者持有危险物品时，护士要冷静，用语言安抚患者的情绪，劝导患者放下危险物品，也可用转移注意力方法，趁其不备时，取下危险物品。在取危险物品或保护约束时，必须保持现场工作人员人力充足，听从指挥，行动果断、统一。患者被保护约束后立即进行安全检查，去除身上危险物品，安置在隔离间，防止遭受其他患者攻击。经常检查约束带部位的末梢血运情况。

（4）加强危险品管理　病房内危险品必须妥善放置、严格管理、班班清点交接；患者应在护士监护下使用刀、剪、针线、体温计等物品；住院患者不得随便进入护士办公室、治疗室、消毒间、配餐室等场所；病房定期或随机进行环境设施和危险物品的检查。

（5）提高患者的自控能力　护士向患者宣教暴力行为后可能引发的不良后果，指导其如何正确寻求他人的帮助，引导采用合适的方法表达愤怒，宣泄不良情绪如撕纸、呐喊、击打枕头等。

（6）加强人员培训　护士应加强防暴技能的培训，面对突发的暴力行为时能积极有效地应对。

3. 心理护理

（1）建立良好护患关系　良好的护患关系是帮助患者改善病情的第一步，有效的沟通能消除患者心中的疑虑和不安，稳定情绪，提高治疗依从性，有利于护理计划和措施的落实。

（2）重建行为方式　正确评估患者存在的问题，帮助患者建立新的心理行为反应方式，让患者了解面临同样的情景时，采用哪些新的行为方式是最理想的。

（3）进行情绪疏导　患者暴力行为发生后，积极进行情绪疏导。帮助分析发生暴力行为的原因和经过，解释对其实施强制性约束隔离的目的，使其有正确的理解和认识。

4. 药物治疗护理

（1）遵医嘱使用药物　有效的药物治疗可以尽快控制患者的精神病性症状，降低激惹及攻击行为。遵医嘱使用地西泮、氟哌啶醇等药物，以控制患者情绪。

（2）加强药物应用的观察　监护患者服药，做好用药后的观察和记录。

5. 健康教育

（1）指导患者学会使用正确的方式表达自己的情绪，不断增强自我控制能力。

（2）帮助患者认识暴力行为的不良后果及约束隔离的目的和意义。

（3）帮助患者恢复自知力。

（4）指导患者家人要关心、善待、理解、接纳患者，帮助其树立自信心。

（五）护理评价

（1）患者能否以有效的方式识别应激源和处理愤怒情绪。

（2）患者是否发生了暴力行为，包括伤害他人、自伤、毁物。

（3）患者能否预知即将失去自制力的征兆。

（4）患者能否妥善地处理好人际关系。

二、自杀行为的防范与护理

自杀行为（suicide behavior）是指故意伤害自己生命的行为。是精神科较为常见的危急事件，也是现代社会人类的十大死因之一。根据 WHO 统计数据显示，全球每年约有 100 万人死于自杀，平均每 40 秒左右有 1 人死于自杀，每 3 秒有 1 人自杀未遂。自杀对社会和家庭均带来巨大的影响，每一个自杀者至少有 6 位亲近的人受到牵连，使他们为此而悲痛和烦恼。自杀行为可以分为以下 3 种形式。①自杀意念（suicide idea）：是指有寻死的意向，但没有采取任何自我毁灭的行动；②自杀未遂（attempted suicide）：指有意毁灭自我的行动，但并未导致死亡；③自杀死亡（committed suicide）：指采取有意毁灭自我的行动，并导致了死亡。

（一）护理评估

1. 自杀原因及危险因素评估

（1）生物学因素　与性别、遗传有关。经调查，近 50 年来我国自杀死亡中男性比例高于女性，自杀未遂则女性高于男性。家系调查和双生子研究表明，自杀行为有一定的遗传学基础，7% ~14% 自杀企图的人有自杀家族史。

（2）心理学因素　与应激、心理特征、人格特征有关。自杀患者具有内向、孤僻、自卑、敏感、社交孤立等人格特征。重大的生活负性事件是导致患者发生自杀行为的重要原因。负性生活事件发生的严重程度、频率与患者自杀呈正相关。自杀的患者大多存在不良的认知模式和情绪体验，在痛苦、焦虑和挫折面前易采取极端的方式，不能对自身和周围环境做出客观评价，看不到问题解决的多种方法和途径。

（3）社会因素　与年龄、职业、家庭、社会支持、地域有关。总的来说自杀率随年龄而增加，老年男性自杀率最高，但近年来自杀趋于低龄化，约三分之一的国家青壮年成为自杀高发人群。有调查显示，在我国，失业者、离婚、丧偶、独居者自杀率高于婚姻状况良好者，农村高于城市。良好的社会支持系统（包括人际关系、物质、精神等方面）和应对方式是自杀的有力保护因素。

（4）疾病因素 与精神疾病和躯体疾病有关。有研究表明，因精神疾病导致自杀死亡的患者中，以抑郁发作最为多见，约有15%抑郁症患者死于自杀。其次是精神活性物质滥用、精神分裂症、人格障碍等。与自杀有关的精神症状主要包括抑郁情绪、妄想、幻觉、睡眠障碍、强迫观念等。因躯体疾病死亡者占25%～75%。主要是因难治性躯体疾病导致功能受限或慢性疼痛，不能参加日常工作，经济负担加重，预后不良，最终出现悲观绝望情绪。

2. 自杀行为发生的征兆评估 大多数有自杀倾向的患者在施行自杀行为前都有一定的征兆，下列征兆可能预示患者有自杀意图。

（1）近期遭受了重大丧失感事件：丧偶、濒死、离异、战争等。

（2）近期有自杀或自杀未遂史。

（3）性格改变 如悲观、绝望、孤独、自责、自罪、行为孤僻、突然自己整理衣物，做好嘱托。

（4）存在命令性幻听，幻听内容可能是命令患者去自杀。

（5）存在被迫害、被折磨或负罪感的想法或言论。

（6）情绪突然改变，如抑郁了较长一段时间后，无理由地表现得很开心。

（7）通过各种途径流露出消极情绪，表达自杀的意愿，如有的患者公开表明生活无趣，谈论死亡及自杀，有时会说“只有死了才能解脱”或经常问一些可疑问题，如“从几楼跳下去会死”“割腕流多长时间的血会死”等。

（8）进行自杀计划 如收集绳子、药品、玻璃等物品，将毛巾或床单拧成绳状，写遗书，将自己的物品分发给别人。

（9）自杀方法 如跳楼、自缢、服毒、枪击、撞车、溺水等，患者选择的方法越容易实施，风险因素也就越高。

此外，还可以借助于心理卫生评估工具来评估患者的自杀风险或预测自杀的危险性。目前在临床工作中，常用的有自杀态度问卷、自杀意念自评量表、威胁性自杀量表、巴比与布里克自杀评估量表等，以辅助护士及早发现患者自杀意向和风险，采取有效干预对策。

（二）护理问题

1. 有自伤、自杀的危险 与自我评价低、幻觉、妄想有关。

2. 个人应对无效 与抑郁、处理事物的技巧缺乏、社会支持系统不足有关。

3. 睡眠型态紊乱 与抑郁、焦虑有关。

4. 营养失调：低于机体需要量 与食欲降低有关。

（三）护理目标

（1）患者在治疗期间不发生自伤、自杀行为。

（2）患者能够表达内心体验，人际关系有所改善。

（3）患者能学会应付危机技巧以取代自杀行为。

（4）患者不再有自杀意念和自伤行为。

（5）患者睡眠状态改善，恢复正常睡眠型态。

（6）患者能够摄入足够的营养，保证水、电解质的平衡。

（四）护理措施

1. 基础护理

（1）做好饮食及个人生活护理 患者情绪低落，食欲不振，无暇顾及个人生活。做好饮食护理，以保证患者营养与水分的正常摄入。协助或指导患者料理个人卫生以保持仪表整洁，增强自信。

（2）促进睡眠护理　患者由于存在内心冲突，可出现失眠、易醒、早醒等，护士要了解睡眠障碍的原因，进行心理疏导，必要时遵医嘱给予安眠药，保证患者睡眠时间及质量。有部分患者佯装入睡，趁护士巡视间期实施自杀，此时护士要能及早主动识别。

2. 安全护理

（1）提供安全舒适的住院环境　将患者安置在重症病室，避免单独居住，活动应在护士视线范围内。定期检查环境设施安全，严格清查危险物品，同时做好药品及危险物品的保管工作，患者外出检查、治疗返回时，护士应仔细检查有无外带危险物品。

（2）密切观察病情　认真观察患者有无自杀先兆症状，严格执行巡视制度，对有自杀危险的患者，护士应做到心中有数，重点巡视或实施持续性照护。对于重点时间段如：节假日、晚间、午休等护士人力相对较少时，尤其要注意防范。

（3）加强药物应用的观察　患者服药时，“看服到胃”，杜绝私藏药物顿服自杀。发药时避免患者将药片夹在指缝间或藏在齿颊间、舌下等处，同时注意防止患者抢服药品。

（4）动态评估自杀风险　患者入院后，护士应主动了解其在院外采用何种自杀方式。评估自杀风险等级，对于自杀高风险者，护士要进行动态风险评估，制定相应的护理计划，落实护理措施。

（5）自杀发生后的安全处置　患者发生自杀、自伤行为后，应立即使患者脱离危险情境并实施抢救措施。对自伤后的患者做好心理疏导，切勿批评指责患者，制定针对性的护理措施，防止再次自杀。

3. 心理护理

（1）建立良好的护患关系　耐心倾听患者诉说，了解其内心感受，与其共同分析导致痛苦或自杀企图的原因，探讨可以帮助患者的方法和途径。

（2）及时发现患者负性情绪　护士应密切观察患者的言行及焦虑、愤怒、抑郁的严重程度，随时进行心理危机干预。

（3）激励患者正向情感及认知表达　自杀、自伤的患者往往自我评价低，缺乏自信心，护士应多留意患者的长处，真诚地给予表扬，帮助其重拾自信心。

4. 健康教育

（1）安全用药指导　指导患者按时、按量服药，不可擅自增减药量，确保效果和治疗的顺利进行。

（2）患者正确认知指导　引导患者充分认识自己，找出自身性格弱点与疾病的关系，逐步改变自我。教会患者处理问题的技巧，增强心理承受能力。培养患者兴趣爱好，保持乐观的心情。

（3）患者自我减压指导　鼓励患者参与有意义的活动或听舒缓音乐来缓解患者抑郁情绪；向医护人员倾诉，寻求心理支持。

（4）患者家属相关健康指导　帮助家属正确认识疾病，以便早期识别复发的前兆，使患者及时就医。必要时采取约束措施阻止患者自杀行为发生。为减轻住院患者孤独感，应指导其家属及亲朋好友提供亲情支持。

（五）护理评价

（1）患者是否能自己表达不会自杀，并能有效地控制自己的行为。

（2）患者有自杀意念出现时，能否运用恰当的应付方式。

三、出走行为的防范与护理

出走行为（flee behavior）指精神障碍患者在住院期间由于自知力缺乏或不安心住院，在未经医生批准下，擅自离开医院的行为。由于精神疾病患者自我防护能力较差，出走可能会给患者或他人造成严重后果。因此，了解并掌握精神障碍患者出走的防范与护理尤为重要。

（一）护理评估

1. 出走的原因及危险因素评估

（1）精神疾病因素　精神分裂症患者存在被害性幻觉和妄想，为了躲避被害，而想方设法离开医院；也有部分精神分裂症患者因自知力缺乏，否认有精神疾病，通过出走拒绝治疗；抑郁患者伺机出走，以达到院外自杀的目的；部分躁狂发作患者，因情感高涨、思维敏捷，为完成一个宏伟计划，寻找机会离开医院；精神活性物质滥用的患者，因惧怕戒断症状，设法离开医院，以获取相应物质用来缓解戒断症状所带来的痛苦；智力发育障碍、痴呆或意识障碍的患者，无目的四处漫游而走失。

（2）社会心理因素　非自愿治疗的住院环境相对封闭，易使患者产生单调、苦闷、受约束的心理，想尽快脱离此环境；部分家属长时间不能来院探视，患者思家心切以及工作人员态度生硬、方法简单粗暴、沟通解释不到位等，均易使患者产生不满，从而选择出走；部分患者对治疗、护理存在恐惧心理，如严重药物不良反应、无抽搐电痉挛治疗、保护性约束等，而想方设法离开医院。

（3）其他因素　工作人员擅离职守或对重点患者疏于管理，患者借探视、外出检查或室外活动之际出走。医院环境设施缺陷，也给伺机出走患者提供了便利。如室外娱乐活动场地防护网、病房门窗的破损或不牢固等。

2. 出走征兆的评估

（1）既往有出走史。

（2）患者否认有病，被强制住院。

（3）患者有明显的幻觉、妄想症状，以被害妄想、嫉妒妄想及命令性幻听多见。

（4）患者对住院及治疗感到明显恐惧、焦虑，思家心切，不能适应住院环境。

（5）患者有不想住院的语言或行为表现。

3. 出走患者的表现　多数患者出走前有相应的异常表现，护士要密切观察，适时干预。患者有出走企图或发生出走行为时，常见的外在表现如下。

（1）意识清楚的患者多采用隐蔽的方法，善于伪装，积极创造出走条件，如利用帮工作人员做事取得信任；常在门口徘徊，窥视情况，趁工作人员不备时出走。过分关注病房门、窗、锁等设施，寻找可以出走的途径。经常向工作人员或其他患者打探路线等搜集信息。午休、夜间时，患者迟迟不睡或时睡时醒，来回踱步等应警惕出走事件的发生。

（2）智力发育障碍或意识不清的患者，出走时无目的、无计划，一旦成功，危险性较大。

（3）容易发生出走的环节　①外带检查、治疗时，工作人员疏于看护，病人外走；②工作人员开门时，患者伺机硬挤出门；③工作人员出门时，未做到随手关门，患者外走；④患者抢夺工作人员钥匙外走；⑤亲属探视，趁机带领患者回家。

（二）护理问题

1. 有走失的危险　与受精神症状支配、害怕住院、思家等因素有关。

2. 有受伤或死亡的危险　与患者自我防护能力下降或认知障碍等因素有关。

（三）护理目标

（1）患者对自身疾病及住院治疗的必要性有一定程度的认识，能安心住院。

（2）患者在住院期间未发生出走行为。

（3）患者因出走而未发生意外情况。

（四）护理措施

1. 安全护理

（1）及时评估患者出走风险及征兆　患者入院后护士应详细了解病史，认真进行出走风险评估，对病史中有出走行为的患者，掌握其出走的原因。针对高风险患者应限制活动范围，实施重点看护。

（2）做好巡视工作　工作人员要加强责任心，及时巡视患者的活动情况，并对重点时段加大巡视力度，如午休、夜间、节假日工作人员少，清晨抽血繁忙及工作人员开关门时均是患者发生出走的高危时段。

（3）加强安全防护与检查　定期对娱乐活动场所以及病室的门窗、防护网等进行检查维护。不定期检查患者身上有无可用的、协助出走的工具。做好钥匙保管工作，不可随意丢放，防止患者抢夺。患者外出检查、活动时，注意合理调配工作人员，防止出走事件的发生。

（4）丰富患者住院生活　经常开展娱乐活动，如唱歌、跳舞、阅读、打球等，转移其注意力，帮助安心住院。

（5）患者走失后处置　发现患者出走后立即通知其他人员和患者家属，组织人力积极寻找，必要时报警并协助处理。患者找回后，及时向有关部门汇报并与家属沟通，达成一致意见后，带患者返院或办理出院手续。

2. 心理护理

（1）护士应与患者建立良好的护患关系，及时了解其思想动态，尽量满足患者心理需求，帮助其认识出走的后果与危害，从而消除出走的念头。

（2）患者出走找回后，护士需耐心安抚患者情绪，询问其出走的原因及途径。切忌训斥、处罚患者。

3. 健康教育　帮助患者建立良好的社会支持系统，根据患者病情联系并鼓励其家属、朋友、同事经常来院探视，以消除患者内心孤独感，并与院方共同劝说患者安心住院。

（五）护理评价

（1）患者是否对自身疾病及住院的重要性有正确的认识，并能坚持住院。

（2）患者是否有出走的想法及行为。

四、噎食的防范与护理

噎食（choking）是指食物堵塞咽喉部或卡在食管的第一狭窄处，甚至误入气管，引起窒息而危及生命。多与服用抗精神病药物后发生锥体外系反应、吞咽肌肉运动不协调有关。患者一旦发生噎食，应及时采取有效的抢救措施，否则，会在短时间内由于呼吸困难而出现危险状况。

（一）护理评估

1. 噎食发生的原因　服用抗精神病药物患者出现锥体外系反应，抑制吞咽反射而致。某些躯体疾病患者，如糖尿病、脑器质性疾病患者因抢食、急骤进食可发生噎食。意识不清的患者，如癫痫发作或进行无抽搐电痉挛治疗后未完全清醒时，在意识模糊状态下进食会引起噎食。某些患者食欲亢进，进食缺乏控制也容易引起。

2. 噎食的表现　患者噎食后表现突然不能说话，手不由自主地以“V”状紧贴颈部、表情紧张、张口瞪目、呼吸困难、有喘鸣音、面色苍白或青紫、剧烈呛咳、烦躁不安、双手乱抓、四肢抽搐，严重者则意识丧失、全身瘫软、四肢发凉、大小便失禁、呼吸和心跳停止。

（二）护理问题

1. 有吞咽障碍的危险　与抗精神病药物不良反应或脑器质性疾病有关。

2. 有窒息的危险　与进食过快、抢食有关。

（三）护理目标

（1）患者在住院过程中不发生噎食和窒息。

（2）患者噎食状态得到有效解除。

（3）患者能有效预防噎食。

（四）护理措施

1. 基础护理

（1）饮食护理　对吞咽困难或反复噎食的患者，专人看护进食或喂食，必要时给予鼻饲流质饮食。严重锥体外系副反应的患者，除按医嘱给予拮抗药物外，给予流质或半流质饮食。抢食、暴饮暴食患者，需单独进食，适当控制食量及速度，改善不良进食习惯或专人喂食。容易引起噎食的食物，如鸡蛋、葡萄、带骨刺的食物等要慎用或经过处理后方可给患者食用。

（2）口腔护理　及时清除口腔内食物，保持口腔清洁和呼吸道通畅。

2. 安全护理

（1）密切观察患者进食及吞咽情况，做好风险评估。

（2）患者在进食过程中如出现呛咳，应高度重视，必要时立即停止进食。

（3）严密观察患者病情及有关药物的不良反应，注意观察咽喉肌功能。

（4）病房专设防噎食专座，专人看护，便于管理。

（5）如发生噎食、呼吸困难，应立即实施抢救。立即停止进食，清除口咽部食物，若患者牙关紧闭，可用筷子、勺柄、开口器等撬开口腔清理食物，疏通呼吸道，保持气道通畅。若抠出食物后患者仍无缓解，应立即将其腹部俯卧于凳子上，上半身悬空，抢救者猛压其腰腹部迫使膈肌迅速上移而逼迫肺内气体外冲，使气流将进入气管的食团冲出；或倒置患者，拦腰抱住，头朝下，叩拍背部，如此重复5～6次；也可采用海氏手法，即抢救者在患者身后用双手环抱置于剑突下，向上猛然冲击，把堵在咽喉气管的食物冲出来。上述方法无效时，应立即用大号针头在环甲软骨上沿正中部位插入气管，并尽早行气管插管，建立紧急人工气道，暂时恢复通气，并给予高流量氧气吸入。

3. 心理护理　当患者出现锥体外系症状时，可能出现焦虑、紧张等情绪反应，医护人员要给予关心、引导患者积极应对。指导合理进食，保证营养。患者脱离噎食危险后，应及时给予心理支持和心理疏导，安慰患者情绪，消除患者恐惧心理。

4. 健康教育　对噎食高风险患者进行健康饮食方式指导，指导其放慢进食速度，细嚼慢咽、适量进食。住院患者集体进餐时，劝导有序进餐，不争不抢，逐步改进不良的进食习惯。

（五）护理评价

（1）各种预防措施是否有效，患者有无噎食的发生。

（2）患者能否合理选择所摄食物，了解细嚼慢咽的重要性，做到缓慢进食。

（3）噎食急救措施是否正确有效，有无并发症发生。

五、吞食异物的防范与护理

吞食异物是指患者将除食物以外的其他物品吞食至消化道内。吞食的异物种类、大小各异，如戒指、刀片、体温表、筷子、剪刀、塑料、布片或棉絮等。吞食异物可导致十分严重的后果，需严加防范。

（一）护理评估

1. 吞食异物的原因及危险因素评估　精神疾病患者因受幻觉、妄想的支配吞食异物，有些患者则为达到某种目的，如提前出院、拒绝入院、威胁医务人员等而吞食异物，更有甚者将此作为自杀的方法之一，痴呆或智力发育障碍的患者因对事物缺乏准确的判断能力而吞食异物。精神分裂症、抑郁障碍、人格障碍、异食癖患者均为高危人群。

2. 吞食异物的表现 发现患者吞食异物应立即评估异物种类及吞服时间，从而判断危险程度。吞服锋利的金属或玻璃碎片可损伤重要器官或血管，可引起胃肠穿孔或大出血，吞食塑料等可引起中毒，吞下较多的纤维织物可引起肠梗阻等。此外，患者常伴有恶心、呕吐、腹痛、腹胀、腹泻等症状。

（二）护理问题

1. 有受伤的危险 与吞食锋利的物品有关。

2. 有中毒或肠梗阻的危险 与吞食金属、塑料等物品有关。

（三）护理目标

（1）患者住院期间未发生吞食异物。

（2）患者能认识到吞食异物的后果，改变不良的行为。

（四）护理措施

1. 基础护理

（1）饮食护理 仔细询问患者吞食何物，以及物体的大小、形状、性质、数量等。根据吞服异物种类采取不同的处理方法，如吞服金属类物品遵医嘱摄片定位；吞服锐器应卧床休息，进食含较多纤维的食物包裹；如吞服水银体温计让患者立即吞服蛋清或牛奶。若吞食异物如牙刷、笔等长条物状超过12cm，应及时转至外科内镜取出，切不可进食粗纤维的食物。

（2）病情观察 患者吞食异物后观察有无痛苦表现或异常感觉，有无内出血情况等。若异物较大，应采用外科手术取出异物，及时处理吞食异物引起的并发症。

（3）口腔护理 及时清除口腔内的异物，检查口腔有无外伤，保持口腔清洁和呼吸道通畅。如有外伤时，进食温凉食物或禁食，必要时缝合。

（4）排便护理 患者每次排便于便盆内，仔细检查大便有无异物排出，直至全部排出为止。

2. 安全护理

（1）加强危险物品的管理，禁止患者进入办公室、治疗室、配餐室等有异物的场所。

（2）病区定时检查异物，在患者入院时、探视后、外出检查返回均应及时清查。

（3）护士在进行各项操作时应妥善保管好物品，防止患者趁机取走后将其吞食。

3. 心理护理 患者吞食异物后，安慰患者，稳定情绪，争取患者合作。掌握病情动态变化，加强巡视，做好交接班。对有严重消极意念及有食异物史的患者要加强看护。

4. 健康教育 向患者说明吞食异物导致的不良后果，帮助其改变行为方式，必要时遵医嘱给予保护性约束。向探视家属宣教，不要将有危险的异物品带入病房。

（五）护理评价

（1）患者是否吞食异物，是否发生了内出血、中毒等危险情况。

（2）患者是否认识到吞食异物的危险性，并改变行为方式。

六、木僵患者的护理

木僵状态（stupor state）是指患者在意识清醒状态下出现的精神运动性抑制综合征。患者表现不言不语、不吃不喝、不动，肌张力增高，面部表情固定，对外界刺激缺乏反应，经常保持固定姿势，甚至大小便潴留。木僵不同于昏迷，患者一般无意识障碍，各种反射存在，对外界事物能够感知，可见于精神分裂症。

（一）护理评估

1. 详细询问病史 了解木僵发生的时间、过程、起病缓急及发生的原因。严重的木僵常见于精神分裂症，称为紧张性木僵。除此之外，临床上还可见到抑郁性木僵，心因性木僵，以及器质性木僵、药源性木僵。

2. 木僵的表现 按临床表现的轻重，分为亚木僵状态和木僵状态。

（1）亚木僵状态 患者言语活动和动作行为明显减少，但还没有达到完全消失地步，称为亚木僵状态。患者在无人在场或夜深人静时，会自行起床活动、饮水觅食。一旦遇到外界刺激就陷入木僵状态。

（2）木僵状态 患者僵卧在床、不吃不喝、不语不动、无表情、无动作、呼之不应。全身肌张力增高，呈“蜡样屈曲”或“空气枕头”状。

（二）护理问题

1. 营养失调：低于机体需要量 与不能自行进食有关。

2. 卫生/穿着/进食/如厕自理缺陷 与精神运动性抑制有关。

3. 患者有受伤和对他人施行暴力的危险 与自我保护能力缺失和突然兴奋有关。

4. 有皮肤完整性受损的危险 与长期卧床、抵抗力下降有关。

5. 有感染的危险 与长期卧床、营养缺失、抵抗力下降有关。

6. 便秘 与精神运动性抑制有关。

7. 尿潴留 与精神运动性抑制有关。

（三）护理目标

（1）患者体重正常，能自行进食。

（2）患者生活自理能力和社会功能恢复正常。

（3）患者无受伤或伤及他人情况发生。

（4）患者无压疮或感染发生。

（5）患者肢体功能正常。

（6）患者排泄功能恢复正常。

（四）护理措施

1. 基础护理

（1）饮食护理 对木僵患者，护士要耐心喂食；患者拒绝进食时，遵医嘱给予鼻饲或静脉输液，确保营养和摄入量，防止水、电解质和能量代谢平衡紊乱。有些亚木僵患者，会在夜间起床觅食，可以备留方便食物供患者选择。

（2）口腔护理 及时清除口腔分泌物，保持口腔清洁和呼吸道通畅。

（3）排便护理 对小便潴留患者，可诱导排尿或行导尿术。便秘者给予腹部按摩或灌肠。对大小便失禁者，定时提供便盆，训练规律排便。

（4）皮肤护理 木僵患者出汗较多，应每日给予清洗擦浴，勤换衣裤，以防受凉。由于患者整日卧床或保持某一种姿势，应勤翻身并按摩骨隆突部位，防止压疮的发生。

2. 安全护理

（1）将患者安排在隔离室和护士易于观察的床位，保持环境安静。

（2）病房内不可放置危险物品，如玻璃杯、碗、筷等，以免发生意外。

（3）密切观察病情变化，既要防止其他患者的干扰和伤害，也要防止患者突然由木僵状态转为兴奋状态，而出现冲动伤人、毁物，必要时给予保护性约束。

3. 心理护理 木僵患者其内心活动丰富，同样存在焦虑、紧张、恐惧、被害妄想等症状。因此应正确对待患者的病态行为，态度和蔼，关心体贴患者。其次，在进行治疗护理操作时，应像对待其他患者一样，给予必要的解释，提高各项操作技术的准确率及成功率。避免在患者面前谈论病情及其他不利于患者的事宜。同时，做好家属的沟通，让他们多关心患者。

4. 健康教育

（1）向患者讲解木僵的疾病知识、治疗方法、药物不良反应及预防措施，让患者了解自己的病情属非器质性病变，鼓励患者自主活动，坚持治疗。

（2）指导家属学习有关疾病知识及如何护理木僵患者、帮助患者管理药物、监护患者按时服药、观察药物的副反应、如何预防疾病复发等。

（五）护理评价

（1）患者体重是否正常，能否正常进食。

（2）患者生活自理能力和社会功能是否恢复正常。

（3）患者有无受伤或伤及他人情况发生。

（4）患者有无压疮或感染发生。

（5）患者肢体功能是否正常。

（6）患者排泄功能是否正常。

目标检测

一、最佳选择题

1. 接触精神疾病患者的技巧中，下列哪项是不恰当的

A. 表情要自然　B. 对妄想患者，可通过争辩帮助其认识自身疾病　C. 语气轻柔，语速要慢　D. 对老年患者，可通过触摸使其感到温暖　E. 对躁狂患者尽量满足其合理需求

2. 最有效、最有影响力的护患沟通形式为

A. 书面语言沟通　B. 非语言沟通　C. 口头沟通　D. 辅助语言　E. 提问

3. 对准备绝食自杀的抑郁症患者，首要的是

A. 饮食护理　B. 睡眠护理　C. 日常生活护理　D. 安全护理　E. 心理护理

4. 在护患关系的发展阶段中，哪一期是主要帮助患者解决问题的

A. 熟悉期　B. 结束期　C. 工作期　D. 准备期　E. 以上都不对

5. 下列哪些措施不是用于改善患者睡眠的科学方法
   A. 晚上睡前用热水泡脚
   B. 开暗灯
   C. 建立规律的作息制度
   D. 对兴奋躁动患者，可反复给安眠药物
   E. 对躯体不适者，查明原因，对症处理
6. 患者，男，78 岁，长期住院，诊断：精神分裂症衰退期、癫痫。今日午餐时突然癫痫发作。请问此时该患者发生的最严重的精神科危急事件是
   A. 出走
   B. 噎食
   C. 跌倒
   D. 伤人、毁物
   E. 自杀
7. 治疗性人际关系建立的要素，不正确的是
   A. 护理人员应用自身健康的心理
   B. 护理人员应用沟通技巧
   C. 与患者争辩或给予严厉警告
   D. 见是能帮助患者的资源要多加利用
   E. 护理人员应耐心倾听
8. 患者有兴奋行为，击打物体、握拳、下颌或面部肌肉紧张，具有暗示性语言，说话声音较大并有强迫性等，是发生暴力征兆的
   A. 行为评估
   B. 社会评估
   C. 情感评估
   D. 心理评估
   E. 意识状态评估
   E. 突然停止正在进行的动作
9. 下列表现不属于暴力先兆行为的是
   A. 踱步
   B. 握拳或用拳击物
   C. 思维混乱
   D. 下额紧绷
   E. 突然停止正在进行的动作

二、问答题

1. 比较封闭式提问和开放式提问的优缺点？
2. 患者发生暴力行为如何紧急处置？

三、案例分析

情景案例：患者，男，36 岁，已婚，退伍军人。入院时患者神志清楚，生命体征正常，定向力完整。近 2 个月出现多疑、敏感，有言语性幻听，反复称周围有人想害自己，否认有病，不愿意住院。住院期间曾利用工作人员出门之机外冲被及时制止。患者经常向病友打探医院周围的交通状况，在病室东张西望，触摸病室门窗及护栏。

问题：

（1）该患者可能会发生的精神科意外事件是什么？

（2）导致该患者意外事件的危险因素有哪些？

（3）该事件一旦发生，护士该如何处理？

（刘　蕾）

书网融合……

本章小结

微课

题库

第四章　精神科治疗与护理

微课

学习目标

知识要求：

1. 掌握　精神药物的分类；常见精神药物的作用及不良反应；精神药物治疗的护理措施；精神障碍医院康复训练的主要措施。

2. 熟悉　无抽搐电痉挛治疗的适应证及禁忌证；无抽搐电痉挛治疗的护理。

3. 了解　精神障碍的工娱治疗和社区康复护理；经颅磁刺激治疗与护理；心理治疗在护理中的应用。

技能要求：

运用护理程序，为精神障碍患者提供全面的精神药物治疗的护理。

素质要求：

对精神疾病患者具有高度的同情心、责任感与爱心，不断开拓新的护理方法满足患者的个性化治疗需求。

20世纪50年代初，第一个治疗精神障碍药物氯丙嗪的出现，开创了现代精神药物治疗的新纪元。精神药物治疗在临床中不断取得成功，不仅促进了人类对大脑神经科学的研究，更促进了精神疾病患者的康复。目前，精神障碍的治疗主要包括药物治疗、物理治疗、心理治疗和康复治疗等综合治疗方式，以期使患者的生理、心理和社会功能得到全面恢复。

案例引导

案例： 患者，男，50岁，已婚，小学文化。病程十余年，主要表现为兴奋、话多、发脾气，无故打骂家人。近1个月病情反复，出现说话滔滔不绝，乱花钱，夜间不睡觉，每天睡眠2～3小时，精力异常充沛等表现。家人难以管理遂送入院，诊断为：双相障碍，目前为不伴有精神病性症状的躁狂发作。入院后完善相关辅助检查，无明显异常后给予碳酸锂0.5g，每日3次治疗。治疗2个月后，患者出现恶心、呕吐、腹泻、嗜睡、乏力、视物模糊、双手明显震颤等现象。

讨论：

1. 患者出现了什么反应？
2. 在使用碳酸锂的过程中需注意哪些事项？

第一节　精神障碍的药物治疗与护理

PPT

精神障碍的药物治疗是通过应用精神药物来改变病态行为、思维或心境的一种治疗手段。目的是达到控制精神症状，改善和矫正病理思维、心境和行为，预防疾病复发，促进社会功能恢复，提高患者生活质量。精神药物在传统上按其临床作用特点分为抗精神病药、抗抑郁药、心境稳定剂或抗躁狂药、抗焦虑药等四类。此外，还有作用于儿童注意缺陷和多动障碍的精神振奋药，以及改善脑循环和神经细胞代谢的脑代谢药。

一、抗精神病药

抗精神病药（antipsychotic drugs）也称为神经阻滞剂，是一类作用于中枢神经系统，调节神经递质传递功能的化学物质，主要用于治疗精神分裂症、预防精神分裂症的复发、治疗躁狂发作和其他伴有精神病性症状的精神障碍。

（一）抗精神病药的分类

抗精神病药物的种类繁多，按药理作用分为第一代抗精神病药物（典型抗精神病药）和第二代抗精神病药物（新型抗精神病药）。

1. 第一代抗精神病药 又称神经阻滞剂、传统抗精神病药物、典型抗精神病药物。其主要作用为阻断中枢多巴胺 D_2 受体，治疗过程中可产生椎体外系副作用和催乳素水平升高。代表药物有氯丙嗪、氟哌啶醇等。第一代抗精神病药物可分为低效价和高效价两类。低效价类以氯丙嗪为代表，镇静作用强、抗胆碱能作用明显，对心血管和肝脏毒性较大、锥体外系副作用小、治疗剂量较大。高效价类以奋乃静和氟哌啶醇为代表，抗幻觉、妄想作用突出，镇静作用较弱，对心血管和肝脏毒性小，锥体外系副作用较大，治疗剂量较小。

2. 第二代抗精神病药 又称非传统、非典型抗精神病药、新型抗精神病药。按药理作用分为：①5－羟色胺（5－HT）和多巴胺（DA）受体拮抗剂，如利培酮、奥氮平、喹硫平等；②选择性多巴胺D2/D3受体拮抗剂，如氨磺必利；③多受体作用药，如氯氮平；④多巴胺受体部分激动剂，如阿立哌唑。

（二）临床应用的原则

抗精神病药的治疗作用主要包括：①抗精神病作用，即抗幻觉、妄想，治疗阳性症状；②激活或振奋作用，改善阴性症状和认知缺陷；③非特异性镇静作用（控制兴奋、激越、躁动等）；④巩固疗效、预防疾病复发。

1. 适应证 主要用于治疗精神分裂症、躁狂发作以及其他伴有精神病性症状的精神障碍。

2. 禁忌证 严重的心血管疾病、肝脏疾病、肾脏疾病、全身严重感染、甲状腺功能减退、肾上腺皮质功能减退、闭角型青光眼、重症肌无力、抗精神病药物过敏等禁用。白细胞过低、老年人、孕妇、哺乳期妇女、儿童慎用。

3. 药物的选择及使用 ①强调早期治疗，精神分裂症一旦确诊，立即规范应用抗精神病药治疗；②首发精神分裂症者尽可能单一用药，且足量足疗程治疗；③疗效不佳者可酌情换用作用机制不同的药物或两种药物联合使用，难治性精神分裂症一般主张联合用药，且两种药物均要减量使用。

药物剂量遵循个体化原则，初始剂量一般从小剂量开始，逐渐增加至有效治疗剂量；老年、儿童患者从小剂量开始，一般为成人剂量的1/3；对兴奋躁动、不合作者可选择速溶片或注射针剂。

（三）临床常用的抗精神病药

1. 氯丙嗪 是临床应用最早的抗精神病药。具有显著的抗精神病作用，镇静作用强。主要用于治疗急、慢性精神分裂症，心境障碍的躁狂发作，尤其对阳性症状疗效显著。此外还有止吐、降温等作用。

2. 氟哌啶醇 主要特点为抗精神病作用强，疗效好，显效快。主要用于治疗精神分裂症。使用过程中锥体外系反应最常见，长期使用可引发迟发性运动障碍。

3. 利培酮 为非典型抗精神病药，口服后吸收迅速、完全。适用于急、慢性精神分裂症，可改善阳性症状、阴性症状、情感症状和认知功能，对激越、攻击行为、睡眠障碍等效果较好，但易引起高催乳素血症、体重增加及锥体外系副反应。

4. 氯氮平　非典型抗精神病药，多受体作用药，药理作用广泛，口服吸收快。主要用于治疗难治性精神分裂症，具有明显的抗精神病作用，同时很少引起锥体外系反应。该药最严重的不良反应是易引起白细胞减少。

5. 奥氮平　新型抗精神病药，化学结构和药理作用与氯氮平类似，对精神分裂症疗效较好，主要副作用为体重增加、嗜睡、便秘等，锥体外系反应少见，对血象无明显影响。

6. 喹硫平　适用于各种类型精神分裂症，对阳性、阴性症状均有效，同时能改善认知功能。尤其适用于对其他药物引起的锥体外系反应敏感、不耐受抗胆碱能反应和高催乳素血症的患者。本药可与心境稳定剂联合使用治疗双相情感障碍。使用过程中应逐渐加量，避免直立性低血压和晕厥的发生。

7. 阿立哌唑　治疗精神分裂症的疗效与氟哌啶醇相当，其激活作用有利于改善阴性症状和精神运动性迟滞，但用药初期易导致激越、焦虑等副作用，几乎不影响体重，较少发生锥体外系症状。

（四）不良反应与处理

多数抗精神病药会产生不同程度的不良反应，药物的不良反应除了药物因素外，还与患者的年龄、性别、遗传因素、过敏体质等因素有关。

1. 锥体外系反应　是典型抗精神病药常见的不良反应之一，发生率为50%～70%。包括以下四种表现。

（1）急性肌张力障碍　常在首次用药或用药1周内发生，男性和儿童较女性更常见。临床表现为面部肌肉痉挛，患者不自主地出现挤眉弄眼、吐舌、眼上翻、痉挛性斜颈，四肢与躯干扭转性痉挛，说话困难和吞咽困难等。处理：立即安抚患者，遵医嘱减少药物剂量，给予抗胆碱能药物、抗组胺类药物，如肌内注射东莨菪碱0.3mg或异丙嗪25mg，或换用锥体外系反应低的药物。

（2）静坐不能　在治疗1～2周后最常见，发生率约为20%，其中以氟哌啶醇发生率最高。临床表现有无法控制的激越不安，不能静坐，反复走动或原地踏步，重者出现冲动性自杀企图。处理：轻者安抚患者，转移患者注意力；重者则立即通知医生并遵医嘱使用苯二氮䓬类和β受体阻断剂，如阿普唑仑、普萘洛尔等，同时减少抗精神病药的剂量。

（3）类帕金森征　多在治疗1个月后出现，发生率约为30%。临床表现有静止性震颤，以上肢远端多见，如手部的节律性震颤呈“搓丸样”动作；患者肌张力增高，出现面具脸、慌张步态，重者可出现全身性肌强直、吞咽困难、构音困难、流涎、皮脂溢出等。处理：服用抗胆碱能药物，如盐酸苯海索。

（4）迟发性运动障碍　为长期应用抗精神病药后，出现异常不自主运动的综合征。用药时间越长，发生率越高。临床表现有不自主的、有节律的刻板式运动，以口、唇、舌、面部不自主运动最为突出，称为“口－舌－颊三联症”，有时伴有肢体或躯干的舞蹈样运动。处理：迟发性运动障碍尚无有效方法，重在早期预防，使用最低有效剂量或换用锥体外系反应低的药物。

2. 直立性低血压　多发生在抗精神病药治疗的初期，肌内注射半小时或口服1小时后，即可出现低血压反应，尤以注射给药发生率最高，使用氯丙嗪者容易出现。临床表现有患者突然改变体位时，出现晕厥无力、跌倒、心率加快、面色苍白、血压下降，重者可出现休克。处理：嘱咐患者变换体位如起床、如厕时，动作要缓慢，如感觉头晕时，应尽快平卧休息，以防意外发生；严重者遵医嘱使用去甲肾上腺素、间羟胺等升压药，禁用肾上腺素（肾上腺素可使β受体兴奋、血管扩张，从而加重低血压反应）。

3. 体重增加　抗精神病药在使用过程中可引起体重增加和血糖代谢紊乱等代谢异常，与食欲增加和活动减少有关，以氯氮平、奥氮平最为常见。处理：指导患者节制饮食，适当锻炼，定期监测体重、血糖和血脂。

4. 过度镇静 多为首次使用镇静作用强的药物，或剂量过大、服药次数过多而引起，老年患者易出现。临床表现包括乏力、嗜睡、动作缓慢、活动减少、对周围环境缺乏关注。处理：轻者可不予处理，随着治疗时间的延长，患者能够逐渐适应或耐受，重者则遵医嘱予以减药。

5. 胃肠道不良反应 临床表现为口干、恶心、呕吐、厌食、上腹饱满、腹泻、便秘。多数患者在治疗过程中症状可逐渐消失，反应严重者经减药或停药即可恢复。

6. 尿潴留 具有抗胆碱能作用的药物能抑制膀胱逼尿肌的收缩，抑制尿道括约肌松弛，引起尿潴留，常发生在治疗的初期。处理：鼓励患者尽量自行排尿；必要时遵医嘱使用新斯的明或行导尿术；做好患者的心理护理，消除紧张情绪。

7. 白细胞减少症 较少发生，以使用氯氮平者发生率较高，氯丙嗪偶有发生。常在治疗最初2个月内发生。使用这些药物者应定期监测血常规，注意预防感染，严重者尽快给予升白细胞药物。

8. 恶性综合征 是抗精神病药一种少见且严重的不良反应，发生率约为1%左右，死亡率高达20%，最常见于氟哌啶醇、氯丙嗪等药物治疗时。临床表现为高热、意识障碍、肌肉强直、自主神经功能紊乱；严重者可出现循环衰竭、急性肾衰竭。实验室检查可发现白细胞计数增高，肌酸磷酸激酶和肌红蛋白升高。处理：遵医嘱立即停用抗精神病药物；给予支持治疗，物理降温，调节水、电解质及酸碱平衡；给氧，保持呼吸道通畅，必要时人工辅助呼吸等。目前对恶性综合征尚无有效治疗方法，早期发现、及时处理是治疗原则。

知识链接

精神科的“青霉素”——氯丙嗪

在氯丙嗪发现之前，对精神病患者的治疗方法经历了中世纪的驱魔治疗、1918年的发热疗法、1920年的精神外科治疗、1933年的电休克治疗、1938年的胰岛素治疗等等，但都效果甚微。直到一个偶然的机会研究发现氯丙嗪能够使精神分裂症的症状有所缓解，由此诞生了“抗精神病药”这个崭新的药物品种，无数的精神病患者得到解放。氯丙嗪的发现和使用是精神病治疗史上的里程碑，也是精神医学史上的革命性事件，因此，有人称氯丙嗪为精神科的“青霉素”。

二、抗抑郁药

抗抑郁药（antidepressant drugs）是一类主要用来治疗和预防以情绪抑郁为主要症状的精神药物，但不会提高正常人的情绪。

（一）抗抑郁药的分类

抗抑郁药根据其作用机制的不同可分为以下几类：①三环类抗抑郁药（tricyclic antidepressants，TCAs）；②单胺氧化酶抑制剂（mono-amine oxidase inhibitors，MAOIs）；③NE和DA再摄取抑制剂（norepin-ephrine dopamine reuptake inhibitors，NDRIs）。④选择性5-HT再摄取抑制剂（selective serotonin reuptake inhibitors，SSRIs）；⑤5-HT与NE再摄取抑制剂（serotonin norepinephrine reuptake in-hibitors，SNRIs）；⑥5-HT阻滞和再摄取抑制剂（serotonin antagonist and reuptake inhibitors，SARIs）；⑦NE和特异性5-HT抗抑郁药（noradrenergic and specific serotonergic antidepressant，NaSSA）。

（二）抗抑郁药的临床应用

1. 适应证 适用于治疗各类以抑郁症状为主的精神障碍，如内源性抑郁、反应性抑郁、器质性抑郁及恶劣心境障碍等。还可用于治疗焦虑障碍、惊恐障碍、恐惧障碍等。小剂量的丙咪嗪可用于治疗儿童遗尿症，氯米帕明对治疗强迫症效果明显。

2. 禁忌证 严重心肝肾疾病、白细胞减少、青光眼、前列腺肥大、妊娠前3个月等禁用。

3. 使用原则 从小剂量开始，根据不良反应和临床疗效，1~2周后逐渐增加到最大有效剂量。老年、儿童及躯体状况较差者用药剂量酌情减低，加药速度稍缓。经过急性期的治疗抑郁症状缓解后，应以有效治疗剂量继续巩固治疗4~6个月。随后进入维持治疗阶段，一般维持6个月或更长时间。最终逐步减药、停药。

（三）临床上常用的抗抑郁药及使用剂量

具体见表4-1。

表4-1 常用抗抑郁代表性药物与治疗剂量

分类	代表性药物	常用治疗剂量
三环类抗抑郁药（TCAs）	丙咪嗪	100~300mg/d
单胺氧化酶抑制剂（MAOIs）	吗氯贝胺	300~600mg/d
NE/DA摄取抑制剂（NDRIs）	安非他酮	300~450mg/d
选择性5-HT再摄取抑制剂（SSRIs）	氟西汀	20~60mg/d
	舍曲林	50~200mg/d
	氟伏沙明	100~300mg/d
	艾司西酞普兰	10~20mg/d
5-HT和NE再摄取抑制剂（SNRIs）	度洛西汀	60~120mg/d
5-HT阻滞和再摄取抑制剂（SARIs）	曲唑酮	150~300mg/d
NE和特异性5-HT抗抑郁（NaSSA）	米氮平	15~45mg/d

（四）抗抑郁药常见的不良反应与处理

1. 抗胆碱能不良反应 常见于三环类抗抑郁药，出现时间早于药物发挥抗抑郁效果的时间。表现为口干、便秘、视物模糊等，一般随着治疗的延续，患者可耐受，症状会逐渐减轻。重者可出现尿潴留、肠麻痹。处理：减少抗抑郁药的剂量，必要时加拟胆碱能药对抗不良反应。

2. 中枢神经系统不良反应 多数三环类抗抑郁药有镇静作用，患者可表现为嗜睡、乏力，重者可诱发癫痫、共济失调等。处理：遵医嘱减少用药剂量，应用抗胆碱能药对症处理。当患者出现上述不良反应时应告知避免从事驾驶、机械操作等工作。

3. 心血管系统不良反应 是主要的不良反应，常见的有心动过速、直立性低血压，严重的引起二度和三度房室传导阻滞。处理：定期监测血压、检查心电图，发现异常遵医嘱减药或停药。

4. 高血压危象 单胺氧化酶抑制剂可引发此反应，主要表现为血压升高、头痛、皮肤潮红、出汗、抽搐、昏迷，重者出现脑出血。处理：立即停药，酚妥拉明50mg静脉注射，用药过程中应避免食用富含酪胺的食物，如奶酪、啤酒、鸡肝等。

5. 其他 过敏性皮疹、中毒性肝损害、性功能障碍、月经失调、体重增加等。处理：遵医嘱停药。

三、心境稳定剂

心境稳定剂（mood stabilizers）又称为抗躁狂药物（antimanic drugs），是治疗和预防躁狂发作的药物。常用的药物有锂盐（碳酸锂）和抗癫痫药（卡马西平、丙戊酸盐）。

（一）碳酸锂

碳酸锂（lithium carbonate）是锂盐的一种口服制剂，可促进5-HT合成和释放，有助于情绪稳定，为最常用的心境稳定剂。

1. 适应证 是目前治疗躁狂症和双相障碍的首选药，同时对躁狂症、双相障碍的躁狂发作或抑郁发作有预防复发的作用。此外，还可用于治疗精神分裂症伴有情绪障碍、冲动攻击行为者。

2. 禁忌证 急慢性肾炎、肾功能不全、心律失常、重症肌无力、早期妊娠以及低盐饮食者禁用。糖尿病、甲状腺功能减退、老年性白内障患者慎用。

3. 使用原则 小剂量开始，逐渐增加剂量，饭后口服。由于锂盐的中毒剂量与治疗剂量十分相近，在使用过程中应定期监测血锂浓度，以调整药量，尤其老年人和有器质性疾病患者。急性期治疗血锂浓度宜为0.6～1.2 mmol/L，超过1.4 mmol/L易产生中毒反应，尤其老年人和有器质性疾病患者易发生中毒；维持治疗保持血锂浓度在0.4～0.8 mmol/L。

4. 不良反应及处理 锂在肾脏与钠竞争重吸收，增加钠的摄入可减少锂的蓄积和不良反应。根据不良反应出现的时间可分为早期、后期不良反应和锂中毒先兆。

（1）早期症状 早期不良反应有乏力、嗜睡、手指震颤、厌食、上腹不适、恶心、呕吐、稀便、腹泻、多尿、口干等。处理：遵医嘱减少药物剂量，对症处理。

（2）后期症状 由于锂盐的持续摄入，患者出现多尿、烦渴、黏液样水肿、体重增加、手指细震颤等，粗大震颤提示血锂浓度接近中毒水平。处理：①用药前，护士要全面评估患者的躯体状况及肝、肾功能；②用药过程中，应鼓励患者多饮淡盐水或吃咸类食物，以增加钠的摄入；③必要时进行肾功能检测。

（3）锂中毒先兆 表现为呕吐、腹泻、粗大震颤、抽动、呆滞、意识障碍等。处理：应立即检测血锂浓度，如超过1.4mmol/L时应减量，如症状严重应立即停止使用锂盐治疗。

（4）锂中毒 中毒症状有共济失调、肢体运动协调障碍、肌肉抽动、言语不清，重者昏迷、死亡。处理：需立即停用锂盐，补充大量生理盐水或高渗钠盐加速锂盐的排泄，必要时行人工血液透析，注意水、电解质平衡。

（二）丙戊酸盐

丙戊酸盐（valproate）是一种广谱的抗癫痫药物，主要用于急性躁狂发作和双相情感障碍的治疗和预防。因丙戊酸盐主要在胃内吸收，一些患者可出现胃肠不适如恶心、胃痛和腹泻，常常发生于治疗开始阶段。其他的不良反应有镇静、体重增加、震颤以及脱发等。肝肾功能损害、胰腺疾病者慎用，对本药过敏者及孕妇禁用，老年患者酌情减量。

（三）卡马西平

卡马西平（carbamazepine）用于治疗急性躁狂和预防躁狂发作，尤其对锂盐治疗无效或不能耐受锂盐副作用的患者效果较好。不良反应：胃肠道反应、嗜睡、头昏、共济失调、反射亢进、肌阵挛等，严重时可出现意识障碍，少数患者会产生过敏，甚至出现剥脱性皮炎，偶有白细胞和血小板减少。禁忌证：青光眼、前列腺肥大、糖尿病、酒依赖者慎用，肝功能异常、白细胞减少者、孕妇禁用。

四、抗焦虑药

抗焦虑药（anxiolytic drugs）是一类用于消除或减轻焦虑、紧张、恐惧，稳定情绪、镇静催眠、抗惊厥作用的药物。20世纪60年代后，抗焦虑药物主要包括苯二氮䓬类和非苯二氮䓬类。

（一）分类

临床常用的抗焦虑药物分类、代表性药物及其治疗剂量见表4－2。

表4-2　常用抗焦虑药分类及使用剂量

分类	代表药物	常用治疗剂量
苯二氮䓬类	地西泮	5~15mg/d
	阿普唑仑	0.8~2.4mg/d
	艾司唑仑	2~6mg/d
	硝西泮	5~10mg/d
	劳拉西泮	1~6mg/d
	奥沙西泮	30~90mg/d
	咪达唑仑	15~30mg/d
非苯二氮䓬类	丁螺环酮	30~60mg/d
	坦度螺酮	30~60mg/d

（二）苯二氮䓬类药物

苯二氮䓬类药物可消除或减轻患者的紧张、恐惧及焦虑，是目前应用最广的抗焦虑药物。

1. 适应证　临床上用于治疗各种失眠、焦虑、紧张，各种躯体疾病或器质性原因所致的继发性焦虑障碍。

2. 禁忌证　严重心血管疾病、肾病、药物过敏或药物依赖、早期妊娠、青光眼、重症肌无力、使用酒精及中枢神经抑制剂时禁用，老年、儿童、分娩前及分娩中慎用。

3. 使用原则及方法　因该药半衰期较长，每日给药1次。治疗初期从小剂量开始，间隔3日或数日后再增加剂量，达到满意效果为止。急性期患者开始时剂量可稍大些，应根据患者的病情特点选择不同特性的药物，不提倡两种以上的药物同时使用。

4. 不良反应及处理　该药不良反应较少，最常见的不良反应有嗜睡、记忆力减退、运动协调性降低等。偶见兴奋、梦魇、谵妄、意识模糊等。妊娠头3个月内使用，有新生儿唇腭裂的报道。苯二氮䓬类药物可产生耐受性，长期应用可引起依赖性，突然中断药物可引发戒断症状。处理：遵医嘱使用本药，避免长期使用，如出现戒断症状及时就诊处理。

（三）非苯二氮䓬类药物

非苯二氮䓬类药物主要包括丁螺环酮、坦度螺酮。主要用于治疗广泛性焦虑障碍伴有其他情绪障碍者。手术前后使用能减轻焦虑，减少呕吐，降低麻醉和镇痛药物使用剂量。常见的不良反应为嗜睡、口干、高剂量时心神不定。严重的毒性反应罕见。

五、精神药物治疗的护理

（一）护理评估

1. 药物依从性评估　患者对服药治疗的态度；有无拒服药、藏药行为；有无对服药后不良反应的担忧；患者对药物治疗的关注点及对坚持服药的信心；能否按时复诊。

2. 生理状况评估　评估患者既往用药史；目前的意识状态、生命体征；全身营养状况；饮食、睡眠、排泄状况；生活自理状况等。

3. 精神症状评估　评估患者有无自知力；既往患病症状、严重程度、持续时间；病程长短、治疗情况等。

4. 药物不良反应评估　评估患者既往用药不良反应；患者对不良反应的耐受性；自我处理药物不良反应的经验；患者本次用药发生不良反应的可能性。

5. 药物知识评估　评估患者对疾病与用药关系的理解程度；患者对药物维持治疗重要性的认识情况；是否做好用药的准备及对坚持服药重要性的认识情况。

6. 社会状况评估　评估患者的家庭环境，各家庭成员对药物治疗的态度；患者在家中的地位、经济状况、受教育情况及工作环境、社会支持系统；家庭成员照顾患者治疗与用药的能力。

（二）护理问题

1. 不依从行为　与缺乏自知力、拒绝服药或不能耐受不良反应等因素有关。

2. 便秘　与药物不良反应、活动减少等因素有关。

3. 睡眠型态紊乱：失眠/嗜睡　与药物不良反应、过度镇静等因素有关。

4. 尿潴留　与药物不良反应、缺乏自知力、活动减少等因素有关。

5. 卫生/进食/如厕自理缺陷　与药物不良反应、运动障碍、活动迟缓等因素有关。

6. 有受伤的危险　与药物不良反应所致的步态不稳、共济失调、直立性低血压等有关。

7. 焦虑　与知识缺乏、药物不良反应等因素有关。

8. 知识缺乏　缺乏疾病、药物知识和预防保健相关的知识。

（三）护理目标

（1）患者的精神症状得到控制或缓解。

（2）患者的药物不良反应得到改善，意外事件得到及时防控。

（3）患者能坚持服药，治疗的依从性提高。

（4）患者基本生活自理能力恢复。

（5）患者能正确认识治疗的重要性。

（6）患者的睡眠状况逐渐恢复正常。

（四）护理措施

1. 基础护理

（1）保证室内空气清新　定时开窗通风，温湿度适宜，给患者创造一个安静、整洁、舒适的住院环境。

（2）保证患者营养及水分的摄入　鼓励患者多饮水，多食用高蛋白、粗纤维的食物，增强机体抵抗力；预防便秘的发生。

（3）增加活动量，以刺激食欲和增加肠蠕动　鼓励患者多参加工娱活动等康复活动，增加活动量，保持肠道功能。

（4）创造良好的睡眠环境　保持环境安静、避免强光刺激，护士在做各项操作时做到“四轻”。夜间加强巡视，注意观察患者的睡眠情况，及时为患者盖好被子，防止蒙头睡觉。对于入睡困难、早醒及其他原因导致睡眠障碍的患者，及时通知医生进行处理。

（5）与患者建立良好的护患关系，提高患者的依从性　尊重患者的人格，体谅患者的病态行为，主动关心、尽量满足患者的合理需求。根据患者不同时期的心理变化，做好相应的心理护理，取得患者的信任，建立良好的护患关系。

2. 给药护理

（1）给药前准确评估患者精神及躯体状况，告知口服给药的目的及注意事项。

（2）发药时为患者准备好温开水，确保药物服下，防止藏药。注意发放顺序，先发服药依从性好的患者，不合作的留在最后，必要时留观 20 分钟后再离开。

（3）长效缓释片不可碾碎服用，以免降低药效。同时注意药车不能随便放置，防止患者抢药或打砸药车。

（4）肌内注射时，须选择肌肉较厚的部位（通常选择臀大肌、臀中肌、臀小肌），注射时进针应深，且两侧交替选用，注射后勿揉擦。使用长效针剂者可选择“Z”字型注射法，减少药液外溢。

（5）静脉注射给药，速度必须缓慢，密切观察药物不良反应。

（6）注意观察患者给药后的不良反应，倾听患者的主诉，发现问题及时与患者的主管医生进行沟通。

3. 密切观察并及时处理药物不良反应　多数精神药物引起的不良反应在服药后1～4周出现，不良反应的严重程度与药量的多少、增减药物的速度、个体对药物的敏感性等因素密切相关。因此，护士要密切观察患者用药后的反应，尤其是对初次用药第一周的患者以及正处于加药过程中患者的病情观察。发现不良反应，应及时通知医生并采取相应措施。患者在不良反应的作用下，易产生沮丧、悲观等负性情绪体验，此时护士要密切观察患者的言谈举止，给予积极的心理支持护理，消除患者不安和恐慌心理，严防意外事件的发生。

4. 健康教育

（1）对患者的健康宣教　根据个体化用药方式进行针对性指导，教育内容包括：精神疾病与药物治疗的关系，不同阶段药物治疗的特点与要求，维持治疗对预防复发的重要性，药物的具体服用方法及注意事项，不良反应特点与监测等。

（2）对家属的健康宣教　为患者提供良好的家庭环境，减少不良刺激，提高服药依从性，保证维持治疗；帮助家属掌握药物中毒的症状和体征、简单的处理方法、疾病复发征兆、门诊随访要求等。

（五）护理评价

（1）患者精神症状是否得到控制。

（2）患者药物不良反应是否减轻或消失。

（3）患者是否能配合治疗，按时正确用药。

（4）患者的生活自理能力、睡眠情况是否得到改善。

（5）与用药有关的意外事件是否发生。

（6）患者对治疗及用药的认识情况是否得到提高。

第二节　精神障碍的物理治疗与护理

PPT

一、无抽搐电痉挛治疗与护理

电痉挛治疗（electric convulsive treatment，ECT）又称电休克治疗，是利用短暂、微量的电流刺激大脑，引起患者短暂意识丧失、皮质广泛性脑电发放和全身性抽搐发作，以达到控制精神症状的一种物理治疗方法。

无抽搐电痉挛治疗（modified electric convulsive treatment，MECT）是在电痉挛治疗的基础上进行的改良，即在ECT治疗前使用静脉麻醉剂和肌肉松弛剂对骨骼肌的神经－肌肉接头进行选择性的阻断，使电痉挛治疗过程中的痉挛明显减轻或消失，有效减少了骨折、关节脱位等并发症的发生，易被患者及家属接受，目前使用较广泛。

（一）适应证与禁忌证

1. 适应证

（1）严重抑郁、有强烈自伤、自杀行为及明显自责自罪者。

（2）躁狂症、兴奋躁动、冲动、伤人者。

（3）拒食、违拗和紧张性木僵者。

（4）精神药物治疗无效或对药物治疗不能耐受者。

2. 禁忌证　无抽搐电痉挛治疗没有绝对的禁忌证，下列为无抽搐电痉挛治疗的相对禁忌证。

（1）脑器质性疾病，如大脑占位性病变及其他增加颅内压的病变，新发的颅内出血。

（2）心血管疾病，如严重的冠心病、原发性高血压病、主动脉瘤、心肌病等。

（3）严重的骨、关节疾病。

（4）视网膜脱落。

（5）嗜铬细胞瘤。

（6）各种导致麻醉危险的疾病。

（二）无抽搐电痉挛治疗的护理

1. 护理评估

（1）生理状况评估　①评估患者现病史、既往躯体状况及用药史；②评估患者的意识状况、生命体征；③评估实验室检查结果，如心电图、脑电图以及影像学检查结果。

（2）MECT 治疗相关评估　评估患者是否符合 MECT 治疗的适应证，有无禁忌证，有无麻醉风险及其程度。

（3）其他方面　评估患者及家属对 MECT 治疗的认知情况，既往 MECT 治疗经历及其问题。

2. 护理问题

（1）有窒息的危险　与 MECT 及肌肉松弛剂对呼吸抑制有关。

（2）不依从行为　与缺乏 MECT 相关知识、对治疗恐惧有关。

（3）潜在并发症：骨折　与 MECT 中操作不当有关。

（4）思维过程改变　与治疗导致暂时性记忆丧失有关。

3. 护理目标

（1）患者精神症状得到控制，情绪稳定。

（2）患者生命体征平稳，未出现并发症。

（3）患者能正确认识 MECT，积极配合治疗。

4. 护理措施　在行 MECT 之前，应征得患者家属同意，并签署知情同意书。

（1）治疗前护理　①向患者和家属说明有关治疗的信息，解除紧张、恐惧情绪，以取得患者的合作；②治疗前一天协助患者洗头，清除头发油垢，以免影响治疗效果；③治疗前监测患者的生命体征，如体温在 37.5℃以上，脉搏 120 次/分以上或低于 50 次/分，血压超过 150/100mmHg 或低于 90/50mmHg，应及时通知医生禁用；④治疗前 8 小时遵医嘱停用抗癫痫药和抗焦虑药物；⑤治疗前禁食 6 小时、禁水 4 小时以上；⑥治疗前先排空大、小便，取出活动义齿、发夹、眼镜及各种装饰物品，解开领扣及腰带。

（2）治疗中护理　①治疗时给予患者心理安慰，减轻患者对治疗的恐惧；②协助患者仰卧于治疗台上，四肢保持自然伸直状态；③为患者开放静脉通道，遵医嘱准确给药，协助医师做好诱导麻醉；④待患者自主呼吸停止、睫毛反射消失时，应给予机械通气，置入牙垫，开始行 MECT 治疗；⑤痉挛发作时，监测患者血氧饱和度、心电图、脑电图，观察口角、眼周、手指、足趾的轻微抽动等；⑥治疗后，取出患者的牙垫，使患者头后仰，保持呼吸道通畅，持续给氧至患者自主呼吸恢复、呼吸频率均匀、睫毛反射恢复、血氧饱和度平稳；⑦待患者自主呼吸恢复、生命体征平稳后，拔除静脉穿刺针，转入观察区继续观察。

（3）治疗后护理　①治疗后，待患者意识完全恢复，无头痛、恶心、胸闷等不适感时，由护士协助返回病区。②回病房后要由护士专人看管，采取去枕平卧头偏向一侧，保持呼吸道通畅，注意保暖。③治疗后 2 小时内禁食禁水，待完全清醒后方可进食，进餐时护士要看护好患者，防止发生意外。可先少量饮水，无呛咳后再给予半流质饮食或软食，切忌大量、急切进食。④及时了解患者对治疗的感觉，观察患者治疗后的情绪状态及有无不良反应，如有不适立即报告医生进行处理。⑤治疗后少数患者可能出现较长时间的意识障碍，治疗全程要有家属或护士陪同并细心照顾患者，以免出现走失、摔伤、交通事故等意外。

（4）并发症及处理　MECT 并发症发生率较传统 ECT 低，且程度较轻。①头痛、恶心、呕吐、全身肌肉酸痛等：这些症状无须处理，适当休息后可缓解，不影响治疗；②呼吸暂停或延迟：由于使用麻醉剂和肌肉松弛剂所致，应立即进行有效的人工呼吸、氧气吸入；③记忆障碍：主要为近事记忆障碍，多数患者在治疗结束后可自行恢复；④骨折、下颌关节脱位：发生后立即对症处理；⑤意识模糊、兴奋不安：部分患者可发生，应安排专人看护，防止意外。

5. 护理评价

（1）患者的抑郁、躁狂、木僵等症状是否得到有效控制。

（2）MECT 后是否发生不良反应或反应是否较轻。

（3）MECT 后是否有并发症的发生。

（4）患者对 MECT 相关知识是否了解，是否愿意配合继续治疗。

二、经颅磁刺激治疗与护理

经颅磁刺激（transcranial magnetic stimulation，TMS）是在大脑特定部位给予磁刺激的一项技术。重复经颅磁刺激（repetitive transcranial magnetic stimulation，rTMS）是在 TMS 的基础上发展起来的新的神经电生理技术，通过改变刺激频率而分别达到兴奋或抑制局部大脑皮质功能，进而改善患者情绪以及精神症状目的。

（一）临床应用

用于治疗某些精神疾病，如抑郁障碍、精神分裂症、焦虑症，睡眠障碍，强迫障碍等。

1. 抑郁障碍　对抑郁障碍的治疗包括大脑皮层多个部位的刺激，如左背侧前额叶、右背侧前额叶、左前额叶等，rTMS 治疗可显著改善抑郁障碍患者的情绪、躯体化症状及睡眠障碍。

2. 躁狂发作　高频率 rTMS 刺激右侧前额叶背外侧皮质对躁狂发作有一定的控制作用。

3. 焦虑症　右侧前额叶背外侧皮质（DLPEC）是调节焦虑情绪的脑功能区域之一，使用 1Hz 频率的 rTMS 作用于患者右侧 DLPEC 两周后，焦虑症状得到显著缓解。

4. 创伤后应激障碍　应用 rTMS 高频刺激创伤后压力心理障碍症（post－traumatic stress disorder，PTSD）患者右侧额叶皮质，可有效缓解 PTSD 症状。

5. 精神分裂症　目前 rTMS 可有效改善精神分裂症的幻觉妄想等阳性症状和情感淡漠等阴性症状。

（二）禁忌证

癫痫发作史；严重的躯体疾病；植入心脏起搏器者；植入耳蜗电子设备；颅脑手术史，植入金属物者；妊娠期妇女。

（三）经颅磁刺激治疗的不良反应及护理

rTMS 不良反应常见的有头痛、头晕不适、纯音听力障碍、耳鸣等。研究认为 rTMS 引发的头痛是一种紧张性头痛，与头皮及头部肌肉紧张性收缩有关，可通过按摩得到缓解，或者遵医嘱在治疗前使用阿司匹林进行预防；耳鸣、纯音听力障碍可以通过佩戴耳塞预防。此外，高频 rTMS（ >10Hz）能诱发癫痫发作，特别对有癫痫家族史者要慎用，因此在治疗前需认真检查患者的脑电图是否异常，如有异常及时通知医生，尽量避免选择 rTMS 治疗。

三、音乐治疗与护理

音乐治疗是科学且系统地运用音乐的特性，协助个人在疾病或残障的治疗过程中达到生理、心理、情绪的整合，并通过和谐的节奏，刺激身体神经、肌肉，使人产生愉快的情绪，是患者在疾病或医疗过程中身心改变的一种治疗方式。

（一）音乐治疗的技术与方法

音乐疗法分为被动性、主动性和综合性三种。

1. 被动音乐疗法 即音乐欣赏疗法。患者在音乐治疗师的引导下，在感受音乐、欣赏音乐的过程中，通过音乐的旋律、节奏、和声、音色等因素来治疗身心障碍。被动音乐治疗强调治疗师的引导作用和欣赏音乐的环境设置。

2. 主动音乐疗法 即音乐演奏疗法。患者自己通过演唱歌曲及演奏音乐来调节情绪，逐步建立适应外界环境的能力，最大限度的调动身心各部分功能的发挥，最终达到康复的目的。

3. 综合音乐治疗 国外有音乐按摩治疗、音乐针灸治疗、音乐气功治疗、音乐电疗、音乐运动治疗、音乐感觉综合治疗等。还可以将心理治疗与音乐治疗相结合，治疗时先对患者催眠，使患者潜意识中的活动呈现出来，通过播放事先选好的音乐，边听边进行中性的引导，让患者产生想象，然后自由联想，不断报告其感受，患者跟着音乐走，音乐治疗师跟着患者走，使患者在不知不觉中充分进行自我认识，重新认识真实多彩的世界。

（二）音乐治疗的护理

1. 依据患者的心境选取音乐 不同的心情所需要的乐曲是不一样的。比如：忧郁时可选用莫扎特的《b 小调第四十交响曲》、西贝柳斯的《悲痛圆舞曲》；急躁和渴望时选用海顿的《皇家焰火音乐》、罗西尼的《威廉·退尔》等。

2. 依据患者的个性选用不同类型的音乐 要选择符合患者性情的音乐。比如：对于暴躁的人应引导听些《梅花三弄》《塞上曲》《空中鸟语》等；对于压抑的人平时应多听优雅乐曲如《春江花月夜》《月光奏鸣曲》等。

第三节 心理治疗及其在护理中的应用

PPT

心理治疗（psychotherapy）又称精神治疗，是治疗者运用心理学知识和技术，通过谈话、非语言沟通等方法，积极影响并改变患者的认知、情绪和行为等心理活动，达到减轻痛苦、治疗疾病、适应社会、促进康复的目的。

一、概述

心理治疗有广义和狭义之分。广义的心理治疗泛指通过各种方式和方法影响对方的心理状态，达到排忧解难、降低心理痛苦的过程。如医务人员与患者的接触过程中自觉地应用心理学原理和技术，以专业精神与态度，对患者产生积极的影响，这其中就含有心理治疗的成分。狭义的心理治疗指由经过专门训练的心理治疗师运用心理治疗的理论和技术，对患者进行帮助，以消除或缓解其心理问题或人格障碍，促进其人格向健康、协调方向发展的过程。

心理治疗的种类较多，根据其治疗对象、理论流派有不同的分类，不同的方法有各自的理论体系为指导。常用的分类方法有：依据治疗对象可分为个别治疗、夫妻治疗或婚姻治疗、家庭治疗、团体治疗；根据理论流派可分为精神分析及心理动力性治疗、认知－行为治疗、人本主义治疗等。

二、心理治疗在护理中的应用

心理护理指在护理的全过程中，护士通过各种方式和途径，积极地影响护理对象的心理活动，帮助他们在自身条件下获得最适宜的身心状态。

心理治疗的方法在护理工作中被广泛应用。最简单易行、应用最多且收效良好的是心理支持疗法，当患者出现情绪障碍或心理问题时，通过对患者施行心理上的安慰、指导、劝解、解释、保证、疏导和环境调整等方法，使患者情绪稳定、心理平静；通过实施松弛训练法，以帮助紧张、焦虑、恐惧的患者获得放松，缓解其心理压力；利用行为矫正法，有计划地帮助患者修正和消除不良生活习惯及不利健康行为。此外，治疗性的护患关系，其根本上是强调将患者看作是陷入困境且需要帮助的人，护士自身就是治疗工具，因此，护士与患者的接触具有广义心理治疗的意义。

PPT

第四节 精神障碍的康复护理

一、精神障碍的医院康复

（一）独立生活行为技能训练

独立生活行为技能训练的目的是帮助患者逐步掌握其生活技能。训练对象多为慢性衰退患者。训练内容包括：日常生活活动能力、自我照顾能力等。如通过模拟家庭训练和实地学习，学习日常生活技巧、个人卫生、仪表仪容的修饰、家务活动（清洁、做饭、购物）等。

（二）文体娱乐技能训练

文体娱乐技能训练的目的是提高患者的社会活动能力。护士要多鼓励患者参加各种文体活动，可转移患者对疾病的注意力，丰富其住院生活，增强住院体验感，包括读书、看画报、下棋、看电视、听音乐、唱歌、跳舞、开联欢会、做操、球类等文娱和体育活动。文体活动具有较强的吸引力，能唤起患者的愉悦感和满足感，对缓解疾病、促进康复具有十分重要的意义。

（三）药物治疗自我管理技能训练

精神障碍患者受疾病的影响，服药依从性普遍较低，指导患者正确管理药物，可帮助患者正确认识药物的重要性，能有效提高患者的服药依从性。

药物治疗的自我管理模式包括：①评估患者对服药治疗的态度；②指导患者学习抗精神病药物的相关知识；③教会患者自我评估药物对自身的作用及副作用，做好记录；④指导患者采取适当的措施应对药物副作用；⑤加强与医护人员的沟通，定时探讨药物自我管理过程中的相关问题。

（四）社会角色技能训练

社会角色技能训练的目的是防止患者社会交往能力的进一步下降，恢复和提高患者交往能力，增加参与社会生活的机会。通常通过设定场景、角色扮演、适当指导等方法，训练患者与人接触的技巧，提高患者言语与非言语的表达能力，使其能胜任正确的社会角色。

（五）人际交往技能训练

人际交往技能训练对精神障碍患者来说是一个相对较高层次的训练，目的是使患者正确认识自身的价值、期望值、社会的要求等，这就需要患者掌握各种社会技巧，才能更快地重返并适应社会。

人际交往技能训练从简单的训练内容入手，如怎样主动与他人打招呼。教患者掌握与他人交流时的一些技巧，如交流时的姿势、目光、面部表情、语调语速等。还应指导患者学会利用公共设施，如逛公园、看电影、购物等。通过学习这些技能，能够增加人际交往，循序渐进地提高社会功能。

（六）学习行为技能训练

学习行为训练的目的是帮助患者锻炼处理和应对各种实际问题的行为能力。学习行为训练内容包括：时事教育、卫生常识、一般科技知识的学习，提高患者的常识水平，培养学习新事物、新知识的习惯等。对学习形式和内容应进行认真的组织和选择，时间安排不易过长，内容要新颖、有趣味、易于学习和掌握。

（七）职业技能训练

职业技能训练是通过一些劳动活动，使患者具有一定的工作就业能力，培养劳动习惯，为患者重新回归社会做好准备。在职业技能训练中，护理人员应注意遵守下列原则：①提供与现实有密切联系的活动内容，尽可能使患者从中体验到责任感及患者所起的作用和贡献；②积极争取患者主动参与，尽量挖掘和发展患者的潜能；③鼓励和帮助患者在职业训练的活动中加强与他人的合作和建立良好的人际关系；④职业技能训练应根据患者的自我控制水平而定，量和标准要求要恰当，不宜过高或过低；⑤在职业训练中要注意安全，应有必要的监护措施。

二、精神障碍的社区康复

（一）精神障碍的社区护理

精神障碍患者的社区护理是以社区为单位，以精神医学的理论、技术为支持，有社区领导、卫生人员、社区志愿人员、患者、亲属等人员组成。

1. 精神障碍社区康复的目的

（1）积极开展精神疾病的预防　早发现并得到及时、系统的治疗，可有效防止精神残疾的发生。

（2）减轻精神残疾的程度　对已出现精神残疾的患者，应利用多种康复训练技能帮助患者逐步恢复生活自理能力，减轻精神残疾程度及家庭护理压力。

（3）提高患者社会适应能力　帮助患者与家人、社区成员建立彼此相互关心、帮助的和谐人际关系，同时增设健康教育、精神康复、疾病咨询等服务内容，提高患者的社会适应能力。

2. 精神障碍社区康复的原则

（1）早期性、连续性和终身性　从患者患病开始，持续地为患者提供康复护理，同时对一些不能恢复到病前状态的患者给以终身性的补偿护理。

（2）渐进性、全面性和综合性　为患者提供先易后难、先少后多、先急后缓，满足身心健康需求的、心理的、教育的、家庭的综合性康复护理。

（3）多重角色、主动性　在康复护理中融入教育者、治疗者、照顾者等角色，逐步实现由替代护理到促进护理再到自我护理的主动性护理活动。

（二）精神障碍的家庭护理

家庭护理是以家庭为单位，把家庭看成一个整体，并在家庭环境中进行心理治疗、康复治疗及各项护理的过程。

1. 家庭护理的目的 家庭护理具体的做法是以护理人员为主体，借助家庭内成员的沟通和互动，直接对患者实施护理或指导并协助家属进行护理，以期帮助患者更好地适应家庭生活。

2. 家庭护理的目标

（1）家庭成员能了解疾病的性质、能与工作人员共同制定康复计划并实施。

（2）家庭成员能尽早识别疾病复发的先兆。

（3）家庭成员能掌握服药的注意事项，协助并督促患者服药，及时识别药物的副作用并给予相应的处理。

（4）家庭成员能为患者提供适合的生活环境，能为患者安排合理的作息时间。

（5）患者的病情稳定。

（6）患者的社会功能（日常生活能力、学习工作能力、人际交往能力）逐渐恢复。

3. 家庭护理的内容

（1）日常生活的护理 包括督促或协助患者料理个人卫生，合理安排饮食，创造良好的睡眠环境，保证充足的睡眠，创造一个安静、安全、简洁的居家环境，减少不必要的危险物品，如刀、剪、铁器、药品等确保患者安全。

（2）精神症状的护理 观察患者的病情变化是家庭护理的一项重要内容。了解患者自身对疾病的认识情况，观察患者的睡眠、情绪变化、生活、学习情况、躯体状况等内容，并帮助患者保持睡眠充足、情绪稳定。如患者在以上方面存在异常时，应立即提高警惕，及时判断是否疾病复发，主动给予关怀和帮助，及时就医。

（3）药物护理 药物维持治疗是保持患者病情稳定、预防疾病复发的重要手段。由于精神障碍患者需长期用药，多数患者依从性较低，往往会出现停药、拒服药等现象。因此，家庭护理的重要内容是教会家属及患者药物治疗的相关知识，提高患者的服药依从性，保证患者居家过程中得到有效的维持治疗。

（4）心理护理 由于社会对精神障碍患者的种种偏见，导致患者在回归社会时面临巨大的心理压力，不利于疾病的康复。因此，医护人员及家属要努力做到尊重、关心患者，帮助患者建立良好的人际关系，经常与患者谈心，给其表达自身情感的机会。鼓励患者参加社交活动，同时教会患者应对应激事件的小技巧，减少负面情绪，学会自我安慰。

（5）意外事件的护理 部分精神障碍患者受症状影响，往往会出现一些突如其来的冲动、自伤、自杀等意外事件，使人防不胜防。因此，家庭成员在掌握家庭护理相关知识的同时，还要学会意外事件的紧急处理方法，在遇到意外事件时要冷静、积极地处理，必要时寻求帮助。

（6）健康教育 采取多种方式向患者及家属提供促进疾病恢复、预防复发等相关知识，使他们主动参与治疗巩固疗效、预防复发。

目标检测

一、最佳选择题

1. 碳酸锂治疗躁狂发作的有效浓度的上限是

A. 0.8mmol/L　　B. 1.2mmol/L
C. 1.4mmol/L　　D. 1.6mmol/L
E. 1.8mmol/L

2. 以下陈述错误的是

A. 精神障碍的躯体治疗主要包括药物治疗和电痉挛治疗

B. 药物是治疗严重精神障碍的主要方法

C. 电痉挛治疗在精神障碍急性期治疗中具有重要地位

D. 精神障碍的药物治疗可以说仍然是对症性的、经验性的

E. 胰岛素休克和神经外科治疗等仍是治疗重性精神障碍的主要措施

3. 有关碳酸锂中毒的描述，以下错误的是

A. 肾脏疾病的影响

B. 钠摄入减少

C. 中毒不引起昏迷或死亡

D. 患者自服过量

E. 年老体弱以及血锂浓度控制不当等

4. 对于抗精神病药物所致的锥体外系不良反应，错误的说法是

A. 表现为运动不能、肌张力高、震颤和自主神经功能紊乱

B. 最初始的形式是运动过缓，患者表现为写字越来越小

C. 应常规应用抗胆碱能药物以防止锥体外系症状的发生

D. 体征上主要为手足震颤和肌张力增高

E. 合并使用抗胆碱能药物盐酸苯海索有助于不良反应的消失

5. 某患者经常有藏药或拒服药行为，下列护理措施不恰当的是

A. 发药前做好解释工作

B. 服药时应仔细检查患者口腔、舌下等

C. 服药后应注意观察患者是否呕药

D. 应报告医生改变给药途径或治疗方法

E. 把患者保护性约束起来

6. 关于精神药物的给药护理措施，描述正确的是

A. 发药时，如患者不在，应将药物留在患者床上

B. 使用长效缓释片的患者，如果拒绝服药，可将药物研碎后强制患者服用

C. 肌内注射氟哌啶醇时，应选择臀大肌

D. 肌内注射氯硝西泮后，为加快药物吸收，可揉搓注射部位

E. 静脉滴注舒必利，速度宜快，每分钟100滴

7. 患者，男，36岁，无明显诱因出现行为紊乱、不语、拒食2周而入院。既往体健，体格检查及辅助检查无异常发现，目前最佳治疗方案为

A. 静脉滴注舒必利

B. 静脉滴注苯二氮䓬类

C. 肌内注射氟哌啶醇

D. 肌内注射氯丙嗪

E. 电痉挛治疗

8. 患者，女，34岁，已婚。3个月来一直情绪低落，做什么事都没兴趣，没有愉快感。什么也不想做，晚上睡眠质量也差。食欲差，不想吃饭，不肯吃饭。动作明显减少，常常念叨“对不起家人，拖累家人”。该患者目前最有效的干预手段是

A. 物理治疗

B. 心理治疗

C. 药物治疗

D. 支持治疗

E. 家庭治疗

二、问答题

1. 分析比较4类精神药物的不良反应及其处理措施的异同点。

2. 请结合文献查阅与实地调研，总结精神障碍患者不能坚持用药的原因有哪些？并探讨鼓励患者坚持用药的方法。

三、案例分析

情景案例：患者，男，25 岁，未婚。凭空闻声 5 年，自语、自笑，生活懒散，冲动伤人半年余入院。既往体健，病前性格内向、孤僻。精神检查显示有言语性与命令性幻听，思维内向性，情感淡漠，在幻听支配下有冲动行为。诊断为精神分裂症。入院后遵医嘱给予奥氮平 5mg 口服 bid，氟哌啶醇 10mg 肌内注射 bid。用药 1 周后，患者出现不能自控的来回踱步、不能静坐、出汗、肌肉紧张、烦躁不安等表现。

问题：

（1）该案例中患者出现了什么情况？应该如何处理？

（2）如何为该患者及其家属开展健康教育？

（司淑萍）

书网融合……

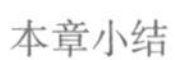
本章小结

微课

题库

第五章　神经认知障碍及相关疾病患者的护理

学习目标

知识要求：

1. 掌握　神经认知障碍的概念；神经认知障碍常见临床综合征的临床表现；神经认知障碍及相关疾病患者的护理。

2. 熟悉　与神经认知障碍相关疾病的特征性临床表现。

3. 了解　神经认知障碍常见临床综合征及相关疾病的病因与治疗。

技能要求：

熟练掌握神经认知障碍及相关疾病患者的护理评估方法；学会应用所学知识与技能为神经认知障碍及相关疾病患者提供优质的整体护理。

素质要求：

能尊重、关心、体谅患者，具备严谨的工作作风和高尚的职业情感。

神经认知障碍（neurocognitive disorders，NCDs）是一组获得性的，以谵妄、遗忘、痴呆等认知缺陷为主要临床表现的综合征，具有相对明确的病理与病理生理机制，涉及多种脑部和躯体疾病。随着人口老龄化快速发展以及先进医疗检查方法的不断进步，神经认知障碍也有增多的趋势，无论在精神专科医院，还是综合医院都可能遇到神经认知障碍的患者，这不仅要求护理人员对神经认知障碍及相关疾病应有充分的认识，而且还要掌握其护理要点。

案例引导

案例：患者，男，72岁，已婚，退休。进行性记忆和生活自理能力下降已两年。记忆下降逐渐明显，以致重复购买相同的物品，烧水忘了关火而将水壶烧干，并发展到遗失重要物品包括钱包和存折等。2个月前上街，出现找不到回家的路，以致家人四处寻找。过去注意仪表，病后却懒于洗澡换衣，最近连吃饭也要家人督促。记忆力检查提示近期记忆力较差。未发现典型的幻觉、妄想及抑郁、焦虑情绪等，但情感反应较简单、冷漠。

讨论：

1. 该案例中患者精神症状具有哪些特征？

2. 患者存在哪些护理问题？

第一节　概　述

PPT

由脑部疾病导致的精神障碍，包括脑变性疾病、脑血管病、颅内感染、脑肿瘤、癫痫等所致的精神障碍。躯体疾病所致的精神障碍是由脑以外的躯体疾病引起的，如躯体感染、内脏器官疾病等。需要注意的是由脑部疾病导致的精神障碍和躯体疾病所致精神障碍不能截然分开。神经认知障碍综合征症状不仅取决于器质性损害或脑功能异常，而且也与患者的病前人格、对疾病的反应与应对能力、家属的反应、社会支持以及患者周围的其他环境状况等密切相关。

一、常见临床综合征

神经认知障碍在临床上最为常见的三种临床综合征为谵妄、遗忘综合征和痴呆。

（一）谵妄

根据 ICD－11，谵妄（delirium）被定义为“以注意力障碍（指向、集中、维持以及注意的转移）和意识障碍（对环境定性能力的减弱）为特征，在短时间内产生并在 1 天内症状呈现波动变化的一组综合征，通常伴随着其他认知损伤，如记忆障碍、定向力障碍或言语紊乱、视觉空间、知觉感知障碍以及睡眠觉醒周期的改变等”。因通常起病较急且具有可逆性，也被称之为急性脑综合征（acute brain syndrome）。

1. 病因 导致谵妄的原因可以分为素质性因素和诱因，素质性因素包括高龄、功能性残疾、痴呆（往往未能及时识别）、严重的共病等，此外，男性、视听力受损、轻度认知损害、抑郁症状、实验室指标异常、物质滥用（如酒精）也会增加谵妄的风险。诱因包括：药物（尤其是镇静催眠药物、抗胆碱能药物）使用、麻醉、外科手术、严重的疼痛、感染、急性疾病或者突然加重的慢性疾病等。

2. 临床表现

（1）意识障碍 意识障碍是谵妄的核心症状，患者出现神志恍惚，注意力不集中，以及对周围环境与事物的觉察清晰度降低等表现。意识障碍的严重程度在 1 天内有显著的波动，有昼轻夜重的特点（又称“日落效应”），患者白天交谈时可对答如流，晚上却出现意识混浊。

（2）知觉障碍 知觉障碍是谵妄最常见的症状，如错觉或者幻觉，特别是视幻觉。多以恐怖性的视幻觉为主，如将输液器看成蛇，看到干净的床单上有许多虫子在爬，看到屋里有猛兽等。

（3）注意障碍 主要表现为定向、聚焦、维持以及变换注意力的能力下降，进而导致患者在对话过程中常停留在先前问题中，而不能随着问题的改变恰当转移注意力。

（4）睡眠－觉醒障碍 包括日间困顿、夜间激越、入睡困难以及整夜清醒；部分患者会有昼夜颠倒的情况。

（5）情绪行为障碍 情绪异常突出，如焦虑、抑郁、恐惧、愤怒、害怕、情感淡漠和欣快等。

（6）记忆障碍 以即刻记忆和近期记忆障碍最为明显，特别是新近发生的事情难以识记。好转后患者对病中经过大多不能回忆。

3. 治疗 包括病因治疗、支持治疗与对症治疗。病因治疗是针对原发脑部器质性疾病或躯体疾病的治疗；支持疗法包括维持水、电解质平衡，补充营养，营造良好的治疗环境，如医院病房应“昼夜分明”即白天光线充足，夜晚暗淡安静；对症治疗包括对于兴奋躁动或幻觉、妄想比较严重的谵妄，可给予抗精神病药物如氟哌啶醇或抗焦虑药治疗。

谵妄预后一般良好，病程短暂，多持续数小时、数天便可缓解，极少数超过 1 个月。常随原发病好转恢复，也可以因脑部发生不可逆的病变，或较长时间兴奋躁动，不进饮食而引起躯体功能衰竭。

（二）遗忘综合征

遗忘综合征（amnesic syndrome）又称柯萨可夫综合征（Korsakoff syndrome），是由脑部器质性病变所导致的一种选择性或局灶性认知功能障碍，以近事记忆障碍为主要特征或唯一临床表现的综合征，无意识障碍，智能相对完好。

1. 病因 引起遗忘障碍的常见原因是下丘脑后部和近中线结构的大脑损伤，双侧海马结构受损也可导致遗忘障碍。遗忘障碍的病因以酒精中毒最为常见，其他如胃癌、严重营养缺乏、脑外伤、脑血管性疾病、缺氧、一氧化碳中毒、脑炎及脑肿瘤等器质性疾病也可以是其发病原因。

2. 临床表现　主要表现为严重的记忆障碍，特别是近期记忆障碍。患者学习新事物很困难，记不住新近发生的事情。在智能检查时，当要求患者立即回忆刚才告知的地址或三件物品时问题不大，但10分钟后却难以回忆。患者意识清晰，其他认知功能仍可保持完好，常可伴有反应迟钝与缺乏主动性。

3. 治疗　主要是针对病因治疗，如酒精依赖所致者需戒酒，并补充维生素B_1；如系血管病变或颅内肿瘤所致，则应积极治疗原发病。此外，制定一些康复训练计划，如坚持记忆数字、阅读书报等，以训练记忆能力。

因本病已发生大脑局灶性器质性病理改变，尽管发现与治疗及时，预后仍欠佳。

（三）痴呆

痴呆（dementia）是一组较严重的、持续的认知障碍。临床上以缓慢出现的智能减退为主要特征，伴有不同程度的人格改变，但没有意识障碍。因为起病缓慢，病程较长，故又称慢性脑病综合征（chronic brain syndrome）。

1. 病因　痴呆可由多种原因所致，最常见的是神经系统退化性疾患，在老年期尤以阿尔茨海默病最为常见。其他如颅内占位性病变、脑外伤、脑炎、脑血管性疾患等，也常是其发病原因。

2. 临床表现

（1）记忆减退　痴呆发生多缓慢、隐匿，记忆减退是常见症状。早期出现近记忆受损，学习新事物的能力明显减退，严重者甚至找不到回家的路。随着病情的进展，远记忆也受损，思维缓慢、贫乏、抽象思维丧失，对一般事物的理解力和判断力越来越差，注意力日渐受损，可出现计算困难以及时间、地点和人物定向障碍。

（2）言语障碍　在疾病的初期，语言表达基本正常，随病情的发展，可逐渐表现为用词困难、命名不能，甚至语言重复、刻板、不连贯或发出无意义的声音，重度痴呆患者还表现出缄默。

（3）情绪与人格变化　患者情绪不稳，或勃然大怒或易哭易笑，焦虑不安不能自制。随着病情进展，则演变为淡漠、迟钝、抑郁消极或无动于衷。患者人格也会发生变化，表现为固执、多疑、斤斤计较，甚至会有违反道德准则的行为。

（4）日常生活能力受损　早期对自己熟悉的工作不能完成；晚期生活不能自理，运动功能逐渐丧失，甚至穿衣、洗澡、进食以及大小便均需他人协助。

3. 治疗　已明确病因者，应尽早去除病因。如抗感染、清除体内的毒物、颅内占位病变的切除、补充缺乏的维生素和营养物质等。其次，需评估患者认知功能和社会功能损害的程度，以及精神症状、行为问题和患者的照料环境等内容。

治疗的原则是提高患者的生活质量，减轻家庭负担。患者管理需从营造舒适环境、关注躯体疾病、对症药物治疗等几个方面综合考虑，包括提供充足的营养、适当运动、改善听力和视力及躯体疾病的治疗等。目前尚缺乏治疗认知功能障碍的特效药物。抗精神病药物可用于治疗精神病性症状、激越或攻击行为。但由于抗精神病药物可导致迟发性运动障碍，因此要从小剂量开始，缓慢加量；待症状缓解后需逐渐减量或停药。

二、与神经认知障碍有关的脑部疾病

（一）阿尔茨海默病

阿尔茨海默病（Alzheimer's disease，AD）是一组原因未明的原发性退行性脑变性疾病。常起病于老年期，隐匿起病，缓慢进展且不可逆，以智能损害为主。病理改变以大脑皮质弥散性萎缩，脑回变窄，脑沟增宽，脑室扩大，神经元大量减少为主，并可见老年斑（senile plaque，SP），神经原纤维缠结等病变。

1. 病因及发病机制 近年来，对本病的病因研究有重要突破，应用分子遗传学和连锁分析方法发现，本病是一种遗传性疾病，在某些患者的家庭成员中，患病的危险性高于一般人群。此外发现唐氏综合征的群体患病危险性增加，存在着潜在的家族性联系。两种病的脑部显示了相同的神经病理学改变。其他有关病因的假说有：正常衰老过程的加速；铝或硅等神经毒素在脑内的蓄积；免疫系统的进行性衰竭；机体解毒功能减弱以及慢性病毒感染等可能与本病的发生有关。高龄、丧偶、低教育水平、独居、经济窘迫和生活颠簸者患病的机会较多，心理社会因素可能是本组疾病的发病诱因。

2. 临床表现 起病隐匿，老人及其家属均不能追溯到准确的起病日期；病程进展缓慢，整个病程经历 5 年以上，甚至达 7～11 年之久，难以缓解或终止进展。主要表现为认知功能的改变，根据病情演变，大致分为三期。

（1）第一期（遗忘期） 主要表现为：①记忆力减退，常是本病的首发症状，尤其是近事记忆下降，不能学习和保留新信息，例如常常忘记刚说过的话、做过的事和存放的东西；②语言能力下降，很难找出合适的词汇表达思维内容，甚至出现孤立性失语；③抽象思维和判断能力受损；④空间定向不良，易于迷路；⑤情绪不稳，情感可较幼稚，或呈童样欣快，情绪易激惹，出现抑郁、偏执、急躁、缺乏耐心、易怒等；⑥人格改变，如主动性减少、活动减少、孤僻、自私、对周围环境兴趣减少、对人缺乏热情，敏感多疑。病程可持续 1～3 年。

（2）第二期（混乱期） 表现为：①大脑皮质的功能明显受损，认知能力进一步减退，完全不能学习和回忆新事物，远事记忆受损，但并未完全丧失。②注意力不集中。③定向力进一步丧失，常去向不明或迷路，并出现失语、失用、失认、失写、失计算。④人格进一步改变，如兴趣更加狭窄，对人冷漠，甚至对亲人漠不关心，言语粗俗，无故打骂家人。缺乏羞耻感和伦理感，行为不顾社会规范，不修边幅，不知整洁，将他人之物据为己有，争吃抢喝类似孩童，随地大小便，甚至出现本能活动亢进，当众裸体，严重者可发生违法行为。⑤行为紊乱，如精神恍惚，无目的性翻箱倒柜，爱藏废物，视作珍宝，怕被盗窃，无目的徘徊、出现攻击行为等，也有动作每日渐少、端坐一隅、呆若木鸡者。⑥日常生活能力下降，如洗漱、梳头、进食、穿衣及大小便等需别人协助。此期是本病护理照管中最困难的时期，多在起病后的 2～10 年。

（3）第三期（极度痴呆期） 表现为：①生活完全不能自理，二便失禁；②智能趋于丧失；③无自主运动，缄默不语，成为植物人状态。常因吸入性肺炎、压疮、泌尿系感染等并发症而死亡。此期多在发病后 8～12 年。

3. 治疗要点 目前尚缺乏特效治疗。其主要治疗原则包括治疗行为方面的症状，如改善患者的认知功能，降低疾病的进展速度，延缓疾病发生等。

（1）心理社会治疗 鼓励患者尽可能地参加各种社会活动；处理自己的日常生活；提供职业训练、音乐治疗和群体治疗等，以延缓衰退速度。调整环境，防止摔伤、自伤、外出不归等意外发生。

（2）药物治疗 用于改善认知功能和促进脑部代谢的药物有多奈哌齐、核糖核酸、氧化麦角碱、石杉碱甲以及胆碱前体地阿诺等；钙离子拮抗剂，如氟桂利嗪、尼莫地平等可有帮助。一般患者不需要服用抗精神病药物，如有精神兴奋或抑郁、行为紊乱、难以管理者，可给予少量抗精神病药，但需注意不良反应，当症状改善后，宜及时停药。

（二）血管性神经认知障碍

血管性神经认知障碍（vascular neurocognitive dementia）是一组由脑血管病变导致的神经认知功能障碍，分为轻度和重度，其中重度血管性神经认知障碍又称为血管性痴呆（vascular dementia，VD）。VD 作为脑血管病的结局，急性或亚急性起病，病程的进展具有明显的阶梯性、波动性，有时可以在较长的时期内处于稳定阶段，有的患者可因脑血流供应的改善而出现记忆改善或好转。本节主要介绍 VD。

1. 病因及发病机制 VD 可由缺血性卒中、出血性卒中及全脑性缺血缺氧所引起，其症状和体征因卒中病灶的部位、大小和数量不同，认知功能损害也不一致。VD 的危险因素可能包括高龄、文化程度低、高血压、糖尿病、高脂血症、脑卒中史、卒中病灶部位较大、卒中合并失语等。脑血管性病变是 VD 的基础，脑组织大面积梗死和某些重要的脑功能部位单发性梗死可能导致痴呆。

2. 临床表现 早期特征性症状为头痛、头晕、失眠或嗜睡、易疲乏、肢体麻木等躯体不适，患者的情绪不稳，容易激惹，可因微不足道的诱因而引发哭泣或大笑，偶尔出现忧郁、焦虑、猜疑及妄想等；晚期自控能力丧失，出现强制性哭笑或情感淡漠，个人生活不能自理，部分患者可出现感知觉障碍和思维障碍。与 AD 比较，VD 起病较急，认知功能损害局限，记忆缺损也不太严重，病程呈阶梯式恶化且波动较大，自然病程 5 年左右。

3. 治疗要点 目前无特效药物治疗。有高血压及动脉硬化者可对症处理。有急性缺血发作者，应积极治疗，控制其发作。为改善认知功能，可服用吡拉西坦、吡硫醇及核糖核酸等。高压氧治疗对部分早期患者有一定疗效。精神症状明显时，可合用少量抗精神病药治疗。

（三）其他脑部疾病所致神经认知障碍

1. 颅内感染所致神经认知及精神障碍 颅内感染可有病毒、细菌感染，以病毒感染多见。起病呈急性或亚急性，多数患者有呼吸道或胃肠道感染病史，早期出现头痛、呕吐、精神萎靡、乏力，继之表现为意识障碍，表情呆滞少语，理解困难、记忆缺损、注意涣散、定向障碍和大小便失禁等。也可伴有兴奋躁动、幻觉、缄默、违拗、木僵等。还可出现肢体不自主运动、锥体束征、肌张力增高、步态不稳或轻瘫以及抽搐发作等神经系统体征。如能及时诊断及合理治疗，本病一般预后良好，多数患者可获痊愈或显著进步。治疗采用抗感染药物及中药，合并地塞米松、甘露醇等抗炎和脱水处理，亦有用板蓝根及大蒜注射液等抗病毒制剂。抗精神病药物仅用于对症处理。

2. 梅毒所致神经认知及精神障碍 神经梅毒症状变化多样。最主要的为麻痹性痴呆，男性多见，精神症状出现于梅毒感染后 5～25 年。早期有情绪和性格改变，如易激惹，情绪不稳或冷漠无情，缺乏羞耻感。症状明朗化后，则以痴呆为主要表现，可伴有欣快和夸大妄想，或以抑郁为主，偶尔有类似躁狂发作或精神分裂症。待病情进一步发展，痴呆加重，伴有痉挛性瘫痪，共济失调及抽搐发作。如不经治疗，可因并发症而死亡，及时应用抗生素等治疗能阻止病情发展，可获得缓解。

3. 创伤性脑损伤所致神经认知障碍 脑外伤所引起的精神障碍比较常见。急性脑外伤患者可伴有意识障碍，在清醒过程中，可能出现紧张恐惧、兴奋不安、言语零乱、定向丧失和幻视等，称为外伤性谵妄。在急性期后或间歇一段时期后，患者会出现头痛、头晕、易疲劳、易激惹、注意力不集中、记忆减退、自主神经功能失调等症状，一般可持续数月。少数患者病情迁延不愈。部分严重脑外伤患者可逐渐发展为痴呆综合征。脑外伤后必须及早进行治疗，并评定患者躯体和社会功能受损程度，且给予适当的心理治疗。

4. 癫痫性神经认知及精神障碍 本病可发生在癫痫发作前、发作时和发作后。癫痫发作前，患者可出现全身不适、易激惹、情绪忧郁、心境恶劣等，亦可表现为短暂的各种异常体验，如视物变形、错觉或幻觉，继而有癫痫发作。癫痫发作后常出现意识模糊，定向障碍，或出现惊恐、易怒以及躁动、攻击、破坏等行为。少数癫痫患者在反复多年发作之后，在意识清醒情况下发生联想障碍、强制性思维、被害妄想和幻听等类似偏执型精神分裂症的症状。部分癫痫患者在长期发作后，逐渐发生性格改变，表现为以自我为中心、好争论。少数患者因癫痫频繁发作，可发生认知和智能改变，尤其是初发年龄越小，对智能影响越大，出现癫痫性痴呆。本病的治疗，应根据不同情况区别对待。有智能障碍和性格改变的患者，应加强教育和管理，并进行心理治疗和工娱治疗等康复措施。

5. 颅脑肿瘤所致神经认知及精神障碍 颅脑肿瘤患者可出现精神障碍。部分患者以精神症状为其首发症状，容易误诊。精神症状不仅与肿瘤部位及其生长速度有关，亦与是否有颅内压增高有关。生长快且伴有颅内压升高者，可表现为急性脑病综合征，而进展缓慢者常导致认知功能障碍和痴呆综合征。

局灶性病变可仅累及一部分功能，如感知、记忆、思维或情绪等。在精神科临床工作中，对患者出现无端的性格改变，要考虑是否为脑肿瘤或其他器质性精神障碍。

（四）躯体疾病所致神经认知障碍

躯体疾病所致神经认知障碍是指由于各种原因引起的躯体疾病影响脑功能变化所致的认知功能障碍。各种躯体疾病所致的认知功能障碍无特异的症状，一般具有以下共同特征：第一，精神症状一般多发于躯体疾病高峰期，亦有以精神症状为首发者，如系统性红斑狼疮；第二，精神症状多与躯体疾病的严重程度相关；第三，精神症状多具有昼轻夜重的波动性及随着躯体症状的轻重而多变；第四，病程和预后主要取决于原发躯体疾病的状况及处理是否得当；第五，患者除表现明显的精神症状外，多伴有躯体和（或）神经系统的病理体征及实验室的阳性发现。

1. 躯体感染所致神经认知障碍 躯体感染所致神经认知障碍是指由病毒、细菌、螺旋体、真菌或其他微生物、寄生虫等所致全身性感染，如败血症、梅毒、伤寒、麻疹、人类免疫缺陷性病毒（HIV）感染等所致的精神障碍，颅内无直接感染的证据。多数躯体感染患者出现的精神症状轻微且短暂，如注意力不集中、轻度意识障碍、焦虑、抑郁、易激惹、失眠或嗜睡和精神易疲劳等。少数患者出现严重的精神障碍。在急性感染过程中，常表现为意识障碍和谵妄等综合征；而在慢性感染中，主要表现为遗忘综合征或痴呆综合征。躯体感染所致神经认知障碍常起病较急，病程发展起伏不定，精神症状通常与感染密切相关，感染性疾病好转后，精神症状亦会随之好转。及时发现原发感染性疾病是正确诊断的关键。若患者出现意识障碍和急性认知功能障碍，尤其是定向障碍和意识混浊，应引起充分注意。由于精神症状可加重躯体疾病的症状，如激越行为可使心血管系统疾病恶化等，因此，早期诊断、早期治疗非常重要。

2. 其他躯体疾病所致神经认知障碍

（1）常见的内脏器官疾病所致神经认知障碍 机体重要内脏器官如心、肺、肝、肾等严重疾病可以继发脑功能紊乱引起精神障碍。如肺性脑病、肝性脑病等。

（2）常见的内分泌疾病所致神经认知障碍 机体内分泌功能亢进或低下可以影响中枢神经系统，致使脑功能紊乱。如甲状腺功能亢进患者可出现精神运动性兴奋，严重者可有幻觉和妄想等症状。

（3）结缔组织疾病所致神经认知障碍 结缔组织疾病常有多系统、多脏器受累，症状复杂多变，常伴发神经精神障碍。系统性红斑狼疮累及中枢神经系统时，可产生神经精神症状，且常出现于疾病晚期。以急性脑器质性精神障碍较多见，可有认知功能损害，甚至发展为痴呆。

知识链接

轻度认知障碍

轻度认知功能障碍（Mild cognitive impairment，MCI）是指记忆力或其他认知功能进行性减退，但不影响日常生活能力，且未达到痴呆的诊断标准。轻度认知障碍是介于正常衰老和阿尔茨海默病之间的过渡状态。资料表明，轻度认知障碍具有发展为痴呆的较高危险性。因此，自20世纪90年代初开始，轻度认知障碍已成为痴呆早期诊断和早期干预的研究对象。

国际上研究轻度认知障碍的重点，集中在轻度认知障碍与阿尔茨海默病之间的连接上。如携带载脂蛋白E4等位基因的轻度认知障碍老人，发展为阿尔茨海默病的可能性极大。轻度认知障碍老人脑脊液中tau蛋白含量增加，血清β淀粉样蛋白（Aβ）总量，尤其是Aβ40/Aβ42的比值异常可作为轻度认知障碍的诊断标志，对轻度认知障碍转化为阿尔茨海默病具有重要预测价值。

第二节 神经认知障碍及相关疾病患者的护理程序

微课

PPT

神经认知障碍及相关疾病患者的护理重点是评估原发疾病的症状和体征、精神症状，及早排除危象发生，加强基础护理与安全护理，防范意外伤害发生，强化自理能力及认知功能训练。

一、护理评估

（一）生理状况评估

1. 躯体状况评估 评估患者的意识状态、生命体征、全身营养状况、睡眠状况、饮食状况、排泄状况、生活自理状况等。

2. 既往健康状况评估 评估患者的患病史、家族史、药物过敏史、以往治疗情况，了解患者的既往治疗及用药情况、药物不良反应等。

（二）精神症状评估

1. 一般情况评估 评估患者有无意识障碍及其程度，有无定向力障碍，与周围环境接触如何，对周围的事物是否关心，主动接触及被动接触状况，合作情况等。

2. 情感活动评估 可通过交谈启发了解患者的内心体验，观察患者有无情绪低落、焦虑、忧郁、紧张、恐惧；对周围环境的反应能力，有无情绪不稳、易激惹等。

3. 认知活动评估 评估患者有无错觉、幻觉，患者的思维活动情况，有无妄想；评估患者的注意力和记忆力；智能方面有无智能减退或痴呆；评估患者对自己精神症状的认识能力。

4. 意志行为活动评估 观察患者有无兴奋躁动、吵闹不休，甚至冲动、伤人或自伤等行为；将患者发病前后的人格加以比较，以了解患者有无人格改变。

（三）心理状况评估

评估患者病前个性特征，病前是否发生过严重生活事件，家庭成员之间关系是否融洽、患者在家中的地位，患者对待疾病的态度如何。

（四）社会状况评估

评估患者的家庭环境、家庭功能、工作环境，患者的社会支持系统等。

二、护理问题

1. 营养失调：低于机体需要量 与患者饮食不定和自我照顾能力下降有关。

2. 不依从行为 与患者否认疾病，患者或家属对治疗缺乏信心、知识缺乏有关。

3. 进食自理缺陷 与认知障碍有关。

4. 穿着/修饰/卫生自理缺陷 与认知障碍有关。

5. 睡眠型态紊乱 与疾病所致脑部损害有关。

6. 有受伤的危险 与智能障碍、人格改变等有关。

7. 有暴力行为的危险（针对他人） 与被害妄想、人格改变等有关。

三、护理目标

（1）患者能自主进食，能正常摄入足够的营养。

（2）患者表现合作，并能理解不合作的后果。

（3）患者的生活自理能力提高。

（4）患者的睡眠改善。

（5）患者自身未发生受伤。

（6）照顾者和周围人未发生受伤、患者所处环境未受破坏。

四、护理措施

（一）基础护理

多数患者因原发病或意识障碍而不能料理个人生活，且容易并发压疮、呼吸道感染和泌尿系统感染，所以做好基础护理十分重要。

1. 治疗和休养环境 创造舒适的治疗与休养环境。

2. 器质性疾病的观察 根据病情需要，观察患者的生命体征、意识状态、颅内压、缺氧程度、出入液量等。

3. 生活护理 做好晨晚间护理，帮助患者整理好日常个人卫生，保持床单清洁、整齐、干燥，防止压疮，根据天气变化及时给患者增减衣物、被服，防止受凉，预防患者继发感染。

4. 饮食护理 结合原发疾病的情况，为患者提供易消化、营养丰富的饮食。同时注意水分的摄入。对吞咽困难、不能进食者，及时给予鼻饲饮食或静脉补充营养液，以保持营养代谢的需要。

5. 睡眠护理 评估患者睡眠状况，减少或去除影响睡眠的诱发因素，为患者创造良好的睡眠环境；为患者建立有规律的生活，白天安排适当的活动，避免睡前兴奋，减轻焦虑，促进夜间睡眠。

6. 排泄护理 观察患者大小便情况。尿潴留时应注意及时给予导尿。长期导尿者，要防止泌尿系统感染。保持大便通畅，对便秘者，应增加粗纤维饮食，必要时遵医嘱给予缓泻剂或灌肠。对认知障碍的患者，每日定时送其到卫生间，帮助患者认识并记住卫生间的标志和位置，训练患者养成规律的排便习惯。

（二）安全护理

1. 评估可能受伤的因素 观察和了解患者有无暴力和冲动行为，以及造成受伤的因素，尽量减少或去除危险因素的发生。

2. 加强安全护理 应将患者安置在易观察、安全无危险物品的房间。并在工作人员的视线范围内活动，定时巡视，必要时专人陪护。与兴奋躁动的患者分开管理，为患者提供舒适、安静的环境，减少不良刺激和环境造成对患者的潜在危险影响。

3. 严密观察病情 密切监测患者生命体征的变化、意识状态、皮肤黏膜情况等。发现异常情况时应立即报告医生，并做好抢救准备。

4. 采取适当措施，防止发生意外 对有不同程度意识障碍的患者，应安置于重病室，由专人监护，防止摔伤、坠床，必要时予以保护性约束。患者癫痫大发作时要防止下颌脱臼、舌咬伤，保护好四肢，防止骨折或者摔伤。对烦躁不安、躁狂状态的患者，必要时安置于重病室，重点监护，可暂行保护性约束。约束期间，应经常检查患者的安全、肢体血液循环、躯体舒适度等情况。对抑郁状态的患者，应将其置于护理人员易观察及安全的环境中，避免单独居住、单独活动，防止患者消极自杀。鼓励患者参加工娱活动，以促进疾病的康复。

（三）症状护理

（1）提供关心、问候、周到有耐心的护理，维护患者的尊严。

（2）协助患者制订日常生活时间表，尽量保持规律性生活方式。

（3）帮助患者日常活动和个人卫生料理，穿衣、洗澡、如厕等，对自理能力不足者，按严重程度分别进行生活料理操作训练，由简而繁，重复强化，帮助患者保持现有的自理能力。

（4）严禁单独活动，必要时采取保护性约束，或专人护理。

（5）密切观察躯体及精神症状，及时捕捉危象发生先兆。其他症状护理详见“第三章精神科护理技能”中的“第四节精神障碍患者意外事件的防范与护理”。

（四）药物护理

1. 建立信任的护患关系 促进患者的合作和提高治疗的依从性。

2. 加强药物治疗中的基础护理，满足患者生理需要 如因药物不良反应而导致吞咽困难的患者，应注意预防噎食，避免进食有骨头的食物，必要时专人喂食。对于便秘患者应加强定时排便习惯的训练，鼓励患者多运动。对尿潴留患者应及时处理，给予诱导排尿，必要时给予导尿。对直立性低血压、运动不能的患者应指导其活动或起床时动作要慢，以防跌伤。

3. 认真执行服药制度，保证治疗的安全和效果 严格执行查对制度，看患者服药到胃。

4. 做好用药的宣教与指导工作 护士应主动介绍用药知识、服用方法、保管方法以及一般药物副反应的观察和处理方法。使患者了解用药的目的，主动配合治疗，减轻对药物副作用的焦虑和担心，提高患者自我控制能力和责任感。

5. 密切观察患者用药后的反应 包括药物治疗的效果及不良反应，为医生用药和调整剂量提供参考依据。对严重心血管系统的不良反应或恶性综合征等应高度警惕。

（五）心理护理

1. 入院阶段 神经认知障碍的患者，可有各种心理反应，如焦虑、恐惧、易激惹、孤独感、消极心理等。护士应主动介绍自己，帮助患者尽快熟悉环境和适应病后所需的生活方式；要关心患者，耐心做好安慰、劝导等护理工作，给予心理支持；建立相互信任的治疗性人际关系，主动发现患者的身心需要，尽可能地予以满足；鼓励患者表达自己的想法和需要，给予他们宣泄感情的机会；建立起有利于治疗和康复的最佳心理状态。

2. 治疗阶段 帮助患者了解疾病的病因、临床表现、疾病的进展情况以及治疗、护理、预防的方法，解除其顾虑和紧张；让患者了解用药的计划和药物治疗的必要性，以及有关药物的不良反应；让患者知道神经认知障碍有昼轻夜重、呈波动性的特点，使患者有心理准备，防止因病情变化而引起精神困扰。

3. 康复阶段 评估患者知识缺乏的程度及相关因素，了解患者的特长、兴趣和认知能力，因人而异地制定健康教育目标及活动计划；指导患者应付、适应个人健康情况，尽快适应病后的生活方式；为患者提供每日社会活动的信息，增加其兴趣，并帮助患者参与适合其认知水平的社会活动；鼓励患者与社会接触，使其最大限度地保持和恢复现存的沟通能力和社会功能；鼓励患者自我料理个人生活，并有计划地进行生活能力的教育、培养和康复训练。

（六）健康教育

1. 患者的健康教育 教会患者与疾病有关的自我护理方法，鼓励其增加自我护理的独立性，避免过分依赖他人。指导患者掌握完成特定康复目标所需要的技术方法。告知患者用药的注意事项、有关药物不良反应的处理方法。嘱咐患者多与社会接触交往，保持乐观情绪。

2. 家属的健康教育 强调患者出院后仍需要继续治疗，应坚持服药，不要随意增减药量或突然停药，并定期到医院复诊。为患者安排规律的生活，合理饮食，保证睡眠。如遗留智力减退、行为障碍、人格改变或痴呆等后遗症状，则应加强教育，协助患者克服各种困难，使其最大限度地恢复社会功能，重建社交能力。观察患者用药后反应，妥善保管好药物，防止患者过量服药，发现患者有躯体不适或病情波动应及早就医。

五、护理评价

（1）患者的生理需要是否得到满足。

（2）患者的危险因素是否消除或减少，是否出现了暴力、出走行为以及相关并发症。

（3）患者是否得到足够的营养。

（4）患者的合作程度是否提高。

（5）患者的生活是否能够自理。

（6）患者是否能够评价自身状况，是否能正确表达自我需要。

目标检测

一、最佳选择题

1. 谵妄的核心症状是

A. 意识障碍　　B. 知觉障碍

C. 注意障碍　　D. 睡眠－觉醒障碍

E. 情绪行为障碍

2. 以下关于谵妄的说法不正确的是

A. 可伴有注意力障碍　　B. 可伴有意识障碍

C. 起病较急　　D. 通常不伴随其他认知损伤

E. 具有可逆性

3. 以下关于遗忘综合征说法正确的是

A. 智能减退明显　　B. 主要表现为严重的记忆障碍

C. 有意识障碍　　D. 以远事记忆障碍为主要特征

E. 如果发现与治疗及时，预后良好

4. 以下关于痴呆说法正确的是

A. 无日常生活能力受损　　B. 一般无言语障碍

C. 记忆减退是常见症状　　D. 早期出现远记忆受损

E. 不会伴有情绪与人格变化

5. 患者，女，72 岁。因记忆力进行性下降、失语、经常外出后迷路不归，诊断为阿尔茨海默病，治疗该疾病目前最常用的药物是

A. 氯米帕明　　B. 阿米替林

C. 氟西汀　　D. 多奈哌齐

E. 丁螺环酮

6. 下列不属于血管性痴呆的临床特点的是

A. 具有脑血管病　　B. 痴呆发生于卒中后 3 个月内

C. 痴呆发生于卒中后 3 个月后　　D. 认知功能突然恶化

E. 认知功能呈波动性、进展性发展

7. 患者，男，70 岁，诊断为阿尔茨海默病。对其患者进行护理时，错误的做法是
A. 鼓励患者多料理自己的生活
B. 反复强化训练患者大脑
C. 多鼓励患者回忆往事
D. 患者外出时无需陪伴
E. 保证夜间休息
8. 患者，男，三年前被诊断为阿尔茨海默症，近期患者经常四处徘徊，无目的走动，社区护士提醒主要照顾者应对患者的外出高度关注，因为患者此时最可能发生
A. 走失
B. 情绪高涨
C. 攻击他人
D. 摔伤
E. 失忆
9. 患者，男，因老年性痴呆入住在老年病房。一天深夜，护士发现患者在走廊里溜达，他说在找他妻子。护士的做法应当是
A. 采取就事论事的态度帮助患者回到房间
B. 提醒患者待在自己的房间里
C. 提醒患者现在在哪里，评估其为什么睡眠困难
D. 让患者睡在休息室里，这样不会打搅他人
E. 立即给予安眠药

二、问答题

简述阿尔茨海默病与血管性痴呆的鉴别要点。

三、案例分析

情景案例：患者，男，67 岁，工人，初中文化。4 年前家人发现其经常丢三落四，东西放下即忘。近 2 年来忘事更严重，外出买菜忘记将菜带回家，在小区散步，找不到回家的路。不会穿衣，常将双手插入一个袖子中，或将衣服穿反，或将内衣扣与外衣扣扣在一起，家人纠正，他反而生气。不知主动进食，或只吃饭，或只吃菜。常呆坐呆立，从不主动与人交谈，不关心家人。入院前 3 天无目的地外出走失，被家人找回送入医院。头颅 CT 示弥漫性脑萎缩，脑沟增宽，脑室扩大。神经心理检查：MMSE：17 分；Hachinski（HIS）缺血评分：1 分。诊断为阿尔茨海默病。

问题：

（1）如何指导其家人应对出现的情况？

（2）如何保证该类患者的安全？

（杨支兰）

书网融合……

本章小结

微课

题库

第六章 物质使用或成瘾行为所致障碍患者的护理

学习目标

知识要求：

1. **掌握** 物质使用或成瘾行为患者的护理措施。
2. **熟悉** 物质使用或成瘾的基本概念。
3. **了解** 酒精、大麻、阿片类物质使用的治疗及预后。

技能要求：

识别酒精、大麻、阿片类等物质使用的临床表现，为患者制定护理计划，实施护理措施。

素质要求：

明确物质使用或成瘾行为的危害，为群众进行健康科普工作。

物质使用相关的成瘾问题是世界范围内的公共卫生和社会问题。根据联合国的统计，全球非法药物（包括大麻）年滥用人数高达2亿，约占世界人口的3.4%。《2021年中国毒品形势报告》显示：截至2021年底，全国累计发现，登记吸毒人员295.5万名，其中2021年新发现吸毒人员48万名。登记18岁以下吸毒人员2.9万名，18岁到35岁吸毒人员165.9万名，35岁以下青少年占在册吸毒人员总数的57.1%。滥用毒品导致的精神失常、行为失控、暴力攻击、自杀自残、毒驾肇事等极端事件以及家破人亡、妻离子散等人间悲剧时有发生。此外，饮酒、吸烟及其他物质依赖人群也成为了较严重的社会和医学问题。

案例引导

案例：患者，男，47岁，初中未毕业，30多年前开始饮酒，每次饮酒量大约200ml，一般饮白酒，20多年前开始逐渐形成规律性饮酒，每天固定中晚餐时饮酒两顿，近7年开始不分顿次饮酒，有时半夜起来喝酒，酒后进食减少，家人劝阻不能听从，自己偷着买酒喝。如不能及时饮酒便会难受、烦躁不安、双手抖动、出汗多，饮酒后能缓解症状，工作能力逐渐下降。近日，出现酒后乱语，怀疑妻子有外遇，情绪不稳定，常有冲动行为，被家人强行送入院治疗。

讨论：

1. 该案例中患者应考虑什么诊断？
2. 该患者目前存在哪些护理问题？
3. 护士如何帮助患者改变其不良行为？

第一节 概 述

微课

PPT

一、基本概念

（一）成瘾性物质

1. 概念 成瘾性物质（addictive substance）又称为精神活性物质（psychoactive substance）是指来

自体外，能影响人的精神活动（如情绪、行为、意识状态等）并可形成依赖的一类化学物质。使用这些物质的人可获得或保持某些特殊的心理、生理状态。毒品是社会学概念，指具有很强成瘾性、非医疗使用、法律禁止的化学物质，我国的毒品主要指阿片类、可卡因、大麻、苯丙胺类兴奋药等。

2. 分类 根据药理特性，精神活性物质分为7类。①中枢神经系统抑制剂：如酒精、巴比妥类、苯二氮䓬类等，能抑制中枢神经系统，有镇静、催眠或抗惊厥的作用；②中枢神经系统兴奋剂：如可卡因、咖啡因、苯丙胺类等，能兴奋中枢神经系统，使人情绪高涨，增强人体活动；③大麻：主要成分为四氢大麻酚，是世界上最古老的致幻剂，适量吸入或食用可使人欣快，增加剂量可使人进入梦幻状态；④阿片类：包括天然、人工合成或半合成的阿片类物质，如海洛因、阿片、吗啡、美沙酮、哌替啶等；⑤致幻剂：如麦角酸二乙酰胺、仙人掌毒素、氯胺酮等，能改变意识状态或感知觉；⑥挥发性溶剂：如甲苯、丙酮、三氯甲烷、汽油等；⑦烟草。

（二）依赖与滥用

1. 依赖（dependence） 是一组认知、行为和生理症状群，使用者明知使用成瘾物质会带来健康问题，却依然继续使用，结果导致耐受性增加、戒断症状和强制性觅药行为。强制性觅药行为是指使用者不顾一切后果而冲动性使用药物，是自我失去控制的表现。

物质依赖通常可分为躯体依赖（physical dependence）和心理依赖（psychological dependence）。躯体依赖又称生理依赖，是由于长期反复用药所产生的一种病理性适应状态，表现为耐受性增加和戒断症状。心理依赖又称精神依赖，是指使用者对精神活性物质强烈的渴求，以期获得服用后的欣快感或特殊满足感。

2. 滥用（abuse） 又称有害使用，是一种适应不良方式，由于反复使用精神活性物质，导致躯体或心理方面明显的不良后果，如不能完成重要的工作，影响了学业，损害了身体健康甚至导致法律问题等。滥用强调的是不良后果，而无明显的耐受性增加或戒断症状，反之则是依赖状态。《美国精神障碍诊断与统计手册（第五版）》（DSM-5）将滥用与依赖合并，称之为物质使用障碍。

（三）耐受性

耐受性（tolerance）是指长期使用某种物质后，使用者须增加剂量才能达到与初期使用时的相同效应，或使用原来剂量达不到使用者所追求的效果。如患者会表现为吸毒量越来越大，毒瘾越来越重。

（四）戒断状态

戒断状态（state of withdrawal）是指停止或减少使用精神活性物质或使用拮抗剂所致的特殊心理生理症状群或社会功能受损，是产生躯体依赖的特征性表现。不同精神活性物质所致的戒断症状也各不相同，一般表现为与药理作用相反的症状。

知识链接

物质依赖与脑内的“犒赏系统”

生理心理学研究发现，通过电刺激、化学刺激能激活脑内犒赏系统，产生快感。犒赏的生物学机制主要是多巴胺系统及内源性阿片肽系统。成瘾物质如阿片类药物（如海洛因、吗啡等）、中枢兴奋剂（如苯丙胺类、可卡因类）对大脑有着强烈的犒赏作用，其犒赏机制均涉及中脑边缘系统，神经递质多巴胺（DA）在药物所产生的犒赏中也起着重要作用。其他药物，如酒精、巴比妥类等，尽管有不同药理作用，也能直接或间接使DA水平升高。由于长期使用药物，脑内DA水平下降，DA功能减退与戒断时强烈的渴求有关。阿片类则与脑内阿片受体相结合，具有强大的镇痛作用、情绪效应和成瘾性。

二、酒精使用所致障碍

酒精是世界上最为广泛的成瘾物质，酒精中毒（alcoholism）已成为全球普遍关注的、严重的社会问题和医学问题。根据 WHO 的报告，饮酒与 64 种疾病及伤害有关，因饮酒而造成的疾病主要集中在肿瘤、心血管系统疾病、消化系统疾病、交通伤害、意外伤害、蓄意伤害等方面。在美国，酒精依赖的终身患病率为 14%，男性是女性的 3 倍，在综合医院的住院患者中，25% ~50% 是酒精依赖患者。另据 2019 年中国精神障碍流行病学调查显示，酒精使用障碍终身患病率为 4.67%，位列所调查的七大类 36 小类精神障碍中的第三位。过量饮酒不仅损害人们的身心健康，导致躯体多系统的并发症，而且给家庭、社会带来了沉重的负担。

（一）临床表现

1. 酒精所致精神障碍

（1）急性酒精中毒

1）普通醉酒：又称单纯性醉酒，为一次过量饮酒后出现的中毒状态。主要表现为情绪兴奋，欣快，话多，对熟人更加融洽，对陌生人也无拘无束，表情满意，精力充沛和幸福感。同时伴有心率加快，面色潮红，呼吸急促及各种反射亢进。此时意识无改变，不影响社会功能。

2）异常醉酒：又称病理性醉酒，系酒精引起的特异质反应。多见于对酒精耐受性很低的人，往往在一次少量饮酒后突然醉酒，并出现严重的意识障碍，同时有紧张恐惧，或惊恐、极度兴奋或有攻击行为；并可有错觉、幻觉及片段妄想，以被害妄想多见。常急剧发生，一般持续数十分钟到数小时，最后大多陷入酣睡即所谓麻醉样的睡眠，遗留完全性遗忘或岛性记忆。

（2）戒断症状

1）单纯性戒断症状：长期大量饮酒以后停止或者减少饮酒几个小时以后，就会出现手、舌、眼睑的抖动，恶心、呕吐、失眠、头痛、焦虑、情绪不稳定和自主神经功能亢进的症状，比如心跳加快、出汗，少数患者还可以有短暂性的幻觉或者是错觉。

2）震颤谵妄：是一种严重的戒断表现，甚至会有生命危险，长期大量饮酒者突然断酒 48 小时后就会出现，主要表现为意识模糊、分不清东南西北、不识亲人、情绪激越、极不安宁、大喊大叫，还会出现幻视，尤其以恐怖性的幻视多见。另一重要特征为全身肌肉粗大的震颤，同时伴有发热、大汗淋漓、心跳加快。

3）癫痫样发作：多于停止饮酒 12 ~48 小时后出现，往往是以癫痫大发作为主。

（3）记忆及智力障碍

1）Korsakoff 综合征：表现为近记忆障碍，常伴有错构和虚构、定向障碍和欣快症。严重者智能减退，多伴有周围神经炎等症状和体征。

2）Wernick 脑病：表现为眼球震颤、眼球不能外展和明显的意识障碍，伴定向障碍、记忆障碍、震颤谵妄等，大量补充维生素 B_1，可使眼球的症状很快消失，但记忆障碍的恢复较为困难，部分患者转为 Korsakoff 综合征，成为不可逆的慢性病程。

3）酒精中毒性痴呆：在长期、大量饮酒后出现的持续性智力减退，表现为短期、长期记忆障碍，抽象思维及理解判断障碍，人格改变，部分患者有皮层功能受损表现，如失语、失认、失用等。酒精中毒性痴呆一般不可逆。

（4）其他精神障碍

1）酒精中毒性幻觉症：一般在突然减少或停饮后 48 小时内发生。通常以幻视为主，幻视内容多为原始性幻视或各种动物；幻听以评论性和命令性幻听多见，内容对患者不利。

2）酒精中毒性妄想症：在意识清晰情况下出现嫉妒妄想与被害妄想，内容十分荒谬，受其支配可出现攻击、凶杀等行为。

3）酒精所致人格改变：以自我为中心，自私、孤僻、不修边幅、无责任感、不关心他人，行为标准下降，丧失对家庭和社会的责任感。

4）酒精所致情感障碍：以情绪低落，焦虑不安的严重抑郁症状为主。

（二）治疗

1. 急性酒精中毒　给予洗胃、吸氧、保暖、输液及对症治疗等内科常规治疗。首次给予阿片受体拮抗药纳洛酮0.4mg静脉注射，中、深度昏迷患者给予纳洛酮0.8mg静脉注射（其中休克患者首次给予纳洛酮1.2mg静脉注射并进行扩容、纠酸等治疗）。每隔0.5~1小时，根据患者的昏迷程度及对纳洛酮的敏感程度决定是否重复给药，直至患者完全清醒。

2. 戒断症状的处理

（1）单纯戒断症状　临床上常用苯二氮䓬类药物来缓解酒精的戒断症状，首次要足量，有利于抑制戒断症状。同时苯二氮䓬类药物既可预防震颤谵妄，又是患者出现震颤谵妄时的首选镇静药；如患者出现精神症状，则选用氟哌啶醇镇静。

（2）震颤谵妄　给予安静的环境，光线不宜太强。如有明显的意识障碍、行为紊乱、恐怖性幻觉错觉，需要专人看护，以免发生意外，注意保温，预防感染。首选苯二氮䓬类药物帮助患者镇静，地西泮每次10mg，2~3次/日，如果口服困难应选择注射途径。此外，可用氟哌啶醇控制患者的精神症状。

（3）酒精性幻觉症、妄想症　大部分的戒断性幻觉、妄想症状持续时间不长，用抗精神病药物治疗有效，可选用氟哌啶醇或奋乃静口服或注射，剂量不宜太大，在幻觉、妄想控制后可考虑逐渐减药，无需长期维持用药。

（4）酒精性癫痫　不常见，可选用丙戊酸类或苯巴比妥类药物，原有癫痫史的患者，在戒断初期就应使用大剂量的苯二氮䓬类或预防性使用抗癫痫药物。

3. 戒酒硫治疗　戒酒硫（tetraethylthiuram disulfide，TETD）能抑制肝细胞乙醛脱氢酶，预先给予TETD，能使酒精代谢停留在乙醛阶段，出现显著的体征或症状，饮酒后约5~10分钟之后即出现面部发热，不久出现潮红，血管扩张，头、颈部感到强烈的搏动，出现搏动性头痛；呼吸困难、恶心、呕吐、出汗、口渴、低血压、直立性晕厥、极度的不适、软弱无力等，严重者可出现精神错乱和休克。因此，患有心血管疾病和年老体弱者应禁用或慎用。在应用期间，除必要的监护措施外，应特别警告患者不要在服药期间饮酒。

4. 对症与支持治疗　对合并有胃炎和肝功能异常者，一般使用治疗胃炎药和护肝药物。对于兴奋躁动、幻觉妄想明显者，可给予小剂量抗精神病药物。对情绪抑郁者，可给予抗抑郁药治疗。此外，因多数患者有不同程度的神经系统损害以及营养缺乏，可给予促进神经营养的药物，同时补充大量维生素（尤其是B族维生素）；注意维持水、电解质平衡。

5. 行为治疗　可借助个别治疗或集体治疗方式，进行厌恶疗法（经典的条件反射法、惩罚法和回避训练法）治疗，通过酒精刺激和电刺激引起患者的反应，达到厌恶饮酒的效果。但实施厌恶疗法应该注意相关技术性问题和伦理道德问题。

三、尼古丁使用所致障碍

烟草致依赖的主要化学成分为尼古丁，尼古丁使用所致障碍（disorders due to use of nicotine）是我国精神活性物质使用障碍中最常见的一种。我国目前有超过3亿吸烟者（主要为男性）。据世界卫生组织统计，全球每年吸烟相关死亡人数为600万，我国每年吸烟相关疾病死亡人数约100万。

（一）临床表现

1. 依赖 是由反复或持续性使用尼古丁所致的难以控制的吸烟行为，常伴随主观上对吸烟的强烈渴望或渴求（心理依赖），也可出现躯体性依赖。症状持续至少12个月，如果每天或几乎每天吸烟，满1个月即可诊断。

2. 过量中毒 主要表现为坐立不安、精神运动性激越、焦虑、冷汗、头痛、失眠、心悸、皮肤感觉麻木、恶心呕吐、腹部绞痛、意识混乱、内容怪异的梦、口唇烧灼感、唾液增多等，症状持续时间短且随着尼古丁从体内的清除而逐渐减轻。

3. 戒断症状 主要表现为烦躁或抑郁心境、失眠、情绪易激惹、沮丧、愤怒、焦虑、注意集中困难、坐立不安、心动过缓、食欲增加、体重增加，以及对香烟（或其他含尼古丁产品）的渴求，也可出现一些躯体症状，如咳嗽、口腔溃疡。通常会在停止使用后的2小时内出现，24~48小时达到顶峰，并在几天到几周内消退。

（二）治疗

1. 药物治疗

（1）尼古丁替代疗法（nicotine replacement therapy，NRT） 产品包括：尼古丁透皮贴剂、尼古丁咀嚼胶等。NRT通过提供尼古丁减少吸烟的欲望或缓解戒断症状，可以将戒烟率提高1倍。使用NRT应不少于8周，建议12周。

（2）安非他酮缓释片 是一种具有多巴胺能和去甲肾上腺素能的抗抑郁药。安非他酮缓释片为口服药，剂量150 mg/片，至少在戒烟前1周开始服用，疗程为7~12周。常见不良反应包括口干、失眠、头痛和眩晕等。

（3）酒石酸伐尼克兰片 是一种选择性的尼古丁乙酰胆碱受体的部分激动剂。戒烟日之前1~2周开始治疗，疗程为12周，也可再治疗12周后考虑减量。常见不良反应包括失眠、味觉不灵、恶心、胃肠胀气以及便秘等。

2. 非药物治疗

（1）5A干预 包括：①询问（Ask），向所有的吸烟者询问他们在过去的吸烟情况；②建议（Advise），对个人和团体提供恰当的建议，建议每个吸烟者尽早戒烟；③评估（Assess），评估这些吸烟者尝试戒烟的意愿；④帮助（Assist），通过提供咨询服务和（或）使用药物来帮助这些吸烟者；⑤安排（Arrange），安排随访、复吸预防或重新戒烟。

（2）5R干预 主要用于戒烟动机较低的吸烟者，以增强其戒烟动机。5R步骤包括：①相关性（Relevance），鼓励患者找出与需要戒烟个人相关问题；②风险（Risk），找出继续吸烟相关的危害与风险；③奖励（Reward），要求患者找出戒烟的益处；④阻碍（Roadblock），要求患者找出戒烟过程可能遇到的阻碍；⑤重复（Repetition），重复评估戒烟动机，如果没有动机，重复上述干预措施。

（3）ABC干预模式 包括：①询问（Ask）并记录每个人的吸烟状况；②提供简要建议（Brief advice），以帮助每位吸烟者戒烟；③强烈鼓励每位吸烟者使用戒烟支持（Cessation support）并为他们提供帮助。为每位愿意接受戒烟支持的患者转诊至戒烟中心或提供戒烟支持。

（4）筛查、简短干预和转诊治疗（screening，brief intervention and referral to treatment，SBIRT） 主要步骤为：自我报告工具和（或）生物标志物筛查；通常5~30分钟，以患者为中心、以强化为基础的简短干预；根据患者准备程度，转诊至戒烟专科治疗。

3. 预防复吸 包括处理复吸相关的高风险情境，处理戒断症状，阻止“偶吸”行为转变为“复吸”行为，管理体重等。随访可提高戒烟率。可采取面对面或使用电子邮件、短信、微信等方式进行随访。

四、大麻使用所致障碍

大麻属于草本植物。在20世纪60年代开始在世界范围内被广泛滥用。2019年联合国报告全球约2亿人使用大麻，大麻成为使用最广泛的非法成瘾物质。大麻中含有400种以上化合物，其中精神活性物质最主要的成分是四氢大麻酚（THC）。大麻使用所致障碍（disorders due to cannabis）表现为大麻使用的模式和结果。大麻产生的精神效应开始是一种极度地陶醉感，表现为欣快、人格解体，随即全身松弛，伴有感知障碍。

（一）临床表现

1. 急性精神作用 吸食大麻后会感到欣快、时间和空间变形、正常体验变得强烈，有些人会出现性欲增强。初次使用可能不适。大剂量使用可出现幻觉、谵妄等。

2. 致依赖作用 较其他成瘾物质而言，大麻的成瘾性相对较低。在经常使用大麻的人群中，约有20%达到依赖程度。多数成瘾者戒断后会表现焦虑、情绪低落等症状。

3. 慢性精神作用 人格改变最为常见，长期使用大麻者表现呆板、迟钝、不修边幅，可有记忆力、计算力、判断力下降等认知损害。

4. 躯体症状 可引发呼吸系统、心血管系统等疾病，如：咳嗽、气喘、肺部感染及血压、心率增加。

（二）治疗

1. 急性中毒的治疗 大麻急性中毒一般无需特殊处理，症状30分钟达高峰，约3小时消失。对有躁动激越者，可给予氟哌啶醇治疗；若有幻觉、妄想等精神病性症状，可给予奥氮平、喹硫平等。

2. 戒断症状的治疗 长期、大量使用大麻的患者停用后，1周内缓解，不会出现严重的戒断症状，不需特殊处理。除有严重睡眠障碍或焦虑者，可少量给予苯二氮䓬类镇静催眠药。

3. 心理治疗 采用认知行为治疗、支持性治疗，改变其用药行为。

五、阿片类使用所致障碍

阿片类使用所致障碍（disorders due to use of opioids）表现为阿片类使用的模式和结果。阿片类物质是指包括所有天然、合成在内的，对机体产生类似吗啡效应的一类药物，包括阿片、阿片中提取的生物碱吗啡、吗啡衍生物海洛因，以及人工合成的哌替啶、美沙酮、芬太尼等。阿片类药物可通过口服、吸入、静脉注射等途径给药。其药理作用有镇痛、镇静作用，抑制呼吸中枢、咳嗽中枢，抑制胃肠蠕动，兴奋呕吐中枢和缩瞳作用，能引起人的欣快感等。

（一）临床表现

1. 阿片类物质急性中毒 是指由于过量使用阿片类物质所致的一种临床急症。轻度表现为出现欣快感、脉搏增快、头痛、头晕。中度表现为出现恶心、呕吐，失去时间和空间感觉，肢体无力、呼吸深慢，瞳孔缩小、对光反射存在。重度的典型表现为昏迷、呼吸极慢甚至抑制、针尖样瞳孔（瞳孔缩小），称为三联征；以及有皮肤湿冷、脉搏细速、腱反射消失等表现。

2. 阿片类物质依赖 阿片类物质依赖综合征是一组认知、行为和生理症状群，包括躯体依赖和心理依赖，具有以下表现及特点：①对阿片类物质具有强烈的渴求以及相关行为失控；②使用剂量越来越大，产生耐受性；③减少或者停止使用会出现戒断症状，再次使用同类物质可缓解。

3. 阿片类物质戒断 典型的阿片类物质戒断综合征包括主观症状和客观体征：①主观症状表现为发冷、发热、疲乏、纳差、恶心等；②客观体征表现为体温升高、血压升高、呼吸及脉搏加快、瞳孔扩大、流泪等。常见药物（如吗啡、海洛因）的戒断综合征一般在停药后 8~12 小时出现，高峰期在48~72 小时，持续 7~10 天。

4. 阿片类物质所致其他障碍 阿片类物质使用可导致人格改变、情绪障碍、睡眠障碍、性功能障碍等。此外，由于不洁注射，还可继发感染，传播肝炎、艾滋病、梅毒等。

（二）治疗

1. 急性中毒 及时抢救，保持呼吸道通畅，氧气吸入，维持水、电解质平衡，用阿片受体拮抗剂纳洛酮肌内或静脉注射，可有效改善过量中毒的中枢神经体征。同时严密观察生命体征，心、脑、肺功能，做好相应处理。

2. 戒断症状的治疗

（1）替代治疗　利用与毒品有相似作用的药物来替代毒品，以减轻戒断症状的严重程度，使患者能较好的耐受。随后在一定的时间（14~21 天）内将替代药物逐渐减少，最后停用。目前常用的替代药物有美沙酮和丁丙诺啡。

（2）非替代治疗　可使用 α_2 受体激动剂可乐定，不良反应为低血压、口干和嗜睡，剂量必须个体化。中草药、针灸也有一定疗效。与替代治疗相比，戒药后前 3 天中草药在缓解戒断症状方面效果较差，但能有效促进机体的康复、促进食欲；其应用优势是不存在撤药困难问题。

3. 药物维持治疗

（1）美沙酮维持治疗　使用美沙酮补充海洛因依赖者体内内源性阿片肽量的不足，使海洛因依赖者恢复其正常的生理及心理功能。

（2）丁丙诺啡和复方丁丙诺啡/纳洛酮制剂维持治疗　可分为诱导期、稳定期和维持期。

4. 防止复吸、社会心理干预

（1）阿片类阻滞剂　是通过阻滞阿片类的欣快作用，消退已经形成的条件反射。此类药物主要为纳洛酮和纳曲酮，后者口服有效。但仅有 30% 的戒毒者能坚持使用此类药物。

（2）社会心理治疗　多数研究表明，心理社会干预针对复发问题有良好的疗效。认知行为治疗的主要目的在于纠正导致适应不良行为的认知方式，改变吸毒的行为方式，帮助患者应付急性或慢性渴求，促进患者社会技能恢复，强化患者不吸毒行为。群体治疗使患者有机会发现他们之间共同的问题、制订出切实可行的治疗方案，促进他们相互理解，学习正确表达自己的情感、意愿，使他们有机会共同交流戒毒成功的经验和失败的教训，也可以在治疗期间相互监督、相互支持，有助于预防复吸、促进康复。家庭治疗则强调人际间、家庭成员间的不良关系是导致吸毒成瘾、治疗后复吸的主要原因，这就需要促进患者与家庭成员间的情感交流以达到防止复吸的目的。

六、镇静催眠药或抗焦虑药所致障碍

镇静催眠药或抗焦虑药使用所致障碍（disorders due to of sedatives, hypnotics or anxiolytics）表现为镇静、催眠药或抗焦虑药使用模式和结果。目前临床主要使用巴比妥类和苯二氮䓬类，两者均能抑制中枢神经系统的活动。

（一）临床表现

1. 巴比妥类 是较早的镇静催眠药，可解除紧张，获得欣快感，容易产生精神依赖，程度比吗啡、可卡因轻。因耐受性的增高，剂量日趋增大，长期反复使用可产生躯体依赖。一次过量服用可引起急性中毒或慢性中毒。

（1）急性中毒　当吞服过量的巴比妥药物会引起急性中毒，其严重程度与吞服剂量直接相关。轻者表现为入睡后呼之能应，醒后反应迟钝，言语不清，定向力、判断力轻度障碍；重者则出现昏迷，反射消失，瞳孔缩小或散大，呼吸浅慢，或出现陈氏呼吸，脉搏细速，血压下降，如不及时抢救，最后因呼吸和循环衰竭而死亡。

（2）慢性中毒　长期大量服用巴比妥类镇静药可出现智能障碍，思考困难，记忆力、计算力、理解力明显下降，学习能力下降。此外，还常出现消瘦、乏力、食欲下降，胃肠道功能不良，面色灰暗，出虚汗，有的患者还伴有中毒性肝炎及神经系统体征。

（3）戒断症状　巴比妥类的戒断症状较严重，其严重程度取决于滥用的剂量和时间的长短，严重时危及生命。在突然停药的 12 ~ 24 小时内，陆续出现厌食、虚弱无力、头痛失眠、焦虑不安，继而出现肢端粗大震颤。当停药 2 ~ 3 天，戒断症状可达高峰，出现呕吐、心动过速、血压下降，四肢震颤加重，全身肌肉抽搐，引起癫痫大发作，精神病性症状，意识障碍，甚至死亡。

2. 苯二氮䓬类　其主要作用是抗焦虑、松弛肌肉、抗癫痫、催眠等。这类药物安全性好，即使使用过量，也不致有生命危险，目前应用范围已远远超过巴比妥类药物。

（1）中毒症状　长期服用苯二氮䓬类药物会产生程度不等的慢性中毒症状，如口干口苦、困倦、注意涣散、反应迟钝、精细动作不能、肝功能异常、性功能障碍等。中枢神经系统抑制症状较轻，仅表现为头晕、嗜睡、言语含糊不清、意识模糊、共济失调等，极少出现长时间深度昏迷、呼吸抑制等严重症状。

（2）戒断症状　与巴比妥类相比，苯二氮䓬类戒断症状较轻，如果在服用治疗剂量的药物 3 个月后突然停药，可能出现一定的戒断症状，如出汗、焦虑、失眠、头痛、耳鸣、震颤、肌阵挛、癫痫发作。

（二）治疗

1. 急性中毒　巴比妥类药物中毒首要采取的措施是洗胃、吸氧、维持生命体征及促进代谢，静脉输液加速药物排泄。氟马西尼可用于地西泮类药物的过量中毒。

2. 脱瘾治疗　巴比妥类与苯二氮䓬类药物的脱瘾治疗均可采取逐渐减少剂量，或用长效制剂替代，然后再逐渐减少长效制剂的剂量。

七、中枢神经兴奋剂所致障碍

中枢神经系统兴奋剂又称精神兴奋剂，其使用范围非常广泛，包括咖啡和茶中含有的咖啡因，但引起普遍关注的主要是可卡因和苯丙胺类药物。可卡因和苯丙胺类兴奋剂具有类似的药理作用，我国可卡因滥用情况远低于西方国家，但苯丙胺类药物滥用在我国日益增加，势头迅猛，超过了海洛因、可卡因等麻醉品，仅次于大麻。其主要包括苯丙胺、甲基苯丙胺或甲基卡西酮等，兴奋剂所致障碍（Stimulant - induced disorder）表现为兴奋剂使用的模式和结果。

（一）临床表现

1. 急性中毒　中毒初期表现明显的欣快、情绪不稳、激越、失眠、易激惹等类轻躁狂样症状；随后可出现幻觉、妄想、注意力涣散、持续言语、刻板动作、暴力倾向。严重者可出现意识障碍。同时可出现血压升高、头痛、恶心、呕吐、瞳孔扩大、心律失常、循环衰竭、出血或凝血功能障碍、昏迷，甚至死亡。

2. 依赖　反复、持续使用兴奋剂后，使用者出现对中枢神经兴奋剂的躯体和精神依赖。个体尽管明白使用中枢神经兴奋剂带来明显问题，但还在继续使用，并成为生活优先活动，停止或减少使用剂量的时候出现心理或躯体的不适症状，因此呈现强迫性觅药行为。此症状至少持续 12 个月，或者每天使用连续 1 个月即可诊断为依赖。

3. 戒断症状　常见症状包括烦躁不安、睡眠问题、疲劳、焦虑或抑郁情绪、精神运动迟滞等。通常发生在停止或减少使用药物后 4 小时至 1 天，持续时间一般为 1 ~ 2 周。

4. 精神病性障碍 常见的症状包括生动鲜明的幻听、幻视，并有被害妄想、关系妄想、言语紊乱、行为紊乱或紧张等，患者在精神症状的影响下可出现明显的兴奋、激越、冲动、攻击行为。大多数患者经过治疗10天内症状会逐渐消失，持续时间大多不超过1～6个月。

（二）治疗

1. 急性中毒 对于中枢神经兴奋剂中毒的患者应严密监测生命体征，建立静脉通道，保持呼吸道畅通，维持电解质平衡，在使用药物后4小时之内可通过催吐或促排泄减少吸收。对于兴奋躁动明显者可给予氟哌啶醇，出现惊厥时可给予地西泮，同时及时处理并发症。

2. 依赖 目前尝试很多药物治疗中枢神经兴奋剂依赖，但是未发现具有稳定疗效的药物，所以目前尚无有效治疗药物。

3. 戒断症状 一般而言，中枢神经兴奋剂戒断症状较轻，不需要特殊药物治疗。在戒断期，患者若出现明显的抑郁、焦虑时，可考虑使用抗抑郁药物；对于伴有失眠患者，建议使用去甲肾上腺素和特异性5－羟色胺再摄取抑制剂；对于失眠较严重的患者短期内使用地西泮对症治疗。

4. 精神病性障碍 对于不合作患者，可选择肌内注射抗精神病药物，如氟哌啶醇、齐拉西酮等。口服给药优先考虑使用第二代抗精神病药，如利培酮、帕利哌酮、喹硫平、奥氮平等。对于多次复发，且有明显的行为紊乱、幻觉、妄想的患者，可考虑延长抗精神病药物的治疗时间。

八、致幻剂使用所致障碍

致幻剂（hallucinogen）是一类使人产生幻觉的化合物。根据化学结构，广义上分为两类：吲哚烷胺类和苯烷胺类。致幻剂的使用历史可以追溯到几千年前，那时致幻剂来源于植物，1938年，瑞士化学家Hofmann人工合成了现代致幻剂——麦角酰二乙胺（LSD），成为致幻剂的代表。LSD效力非常大，很小的剂量就足以产生完全的致幻效果。

（一）临床表现

1. 急性中毒 表现为欣快、愉悦，可出现空间时间定向障碍、人格解体、情绪变化、非真实感，最常见的是幻觉或错觉，尤其是丰富生动的视幻觉，可伴有听力迟钝或敏感、活动增加、高度警觉、过激反应。

2. 慢性中毒 表现为近记忆和注意力减退，妄想，可因妄想而出现暴力行为，甚至是自杀，出现类似精神分裂症的症状。

3. 依赖 不同的致幻剂有不同程度的耐受性，产生耐受和形成依赖的特点及兴奋剂类似，主要以心理依赖为主。

4. 戒断症状 与兴奋剂类似，表现焦虑抑郁情绪，非真实感，人格解体以及睡眠饮食增加，持续数日或较长。

（二）治疗

对于应用致幻剂产生不良反应的患者，首先应给予心理支持治疗，说明异常思维和感觉都是药物引起的，这样能帮助患者应付致幻剂所致的不良反应。对于大量服用致幻剂者，最常用的治疗方法是缓慢撤药。当致幻药急性中毒时，使用氯化铵，以酸化尿液，加速排泄，维持水、电解质平衡，必要时血液透析。对于出现精神分裂样症状时，可以给予小剂量的抗精神病药物、抗焦虑药和抗抑郁剂如氟哌啶醇、地西泮等。

致幻剂所致精神障碍的治疗是个长期治疗的过程，除了对症及支持治疗外，还需社会心理干预，例如认知治疗、行为治疗、躯体治疗、家庭治疗等，以减轻心理及生理上的依赖。

第二节 物质使用或成瘾行为所致障碍患者的护理程序

PPT

一、护理评估

（一）生理状况评估

评估患者的一般状况，包括生命体征、营养、饮食、睡眠和排泄等情况。评估患者有无营养不良、极度消瘦等；有无戒断症状，如打哈欠、流涕、情绪不稳、焦虑、头痛、心动过速、恶心、呕吐、厌食、震颤、共济失调等；有无神经系统阳性体征；有无感染、消化道疾病、肝肾功能损害、性病等并发症；有无性功能下降，如阳痿、闭经等。

（二）精神症状评估

评估患者有无感知觉、思维障碍，如震颤、谵妄时可出现幻觉，酒精中毒性嫉妒妄想；有无记忆、智能及定向障碍；有无自知力障碍。评估患者有无物质中毒或戒断时的恶劣情绪，如焦虑、抑郁、紧张、恐惧不安、易激惹和情绪不稳。评估患者有无意志活动减退、缺乏等。

（三）心理状况评估

评估患者人格特征，有无人格不成熟或人格缺陷，如经受不住失败与挫折，持破罐破摔的态度；有无出现易冲动、不经考虑便行动、反社会倾向。评估患者自信心及决策能力，有无自卑、退缩、仇恨心理等。

（四）社会状况评估

评估患者有无社会功能受损，如工作、学习效率、人际交往与沟通能力是否下降。评估患者受教育程度、经济及社会支持系统状况。评估患者家庭关系是否融洽，有无子女受虐、婚姻破裂等。评估家庭成员有无物质使用或成瘾行为者，家庭成员及亲友是否关心支持患者。

此外，还应评估患者用药史，包括用药种类及其药量、方式、持续时间、间隔时间等；评估患者饮酒史，包括饮酒种类及量、饮酒模式等。患者既往治疗及药物不良反应情况。

二、护理问题

1. 急性意识障碍 与酒精或药物过量中毒、戒断症状等有关。

2. 营养失调：低于机体需要量 与以酒精、药物取代摄取营养的食物等有关。

3. 感知紊乱：视觉、触觉、听觉紊乱 与酒精或药物过量中毒、戒断症状等有关。

4. 思维过程改变 与严重中毒，神经系统损害有关。

5. 有暴力行为的危险（针对自己或针对他人） 与酒精或药物中毒、戒断症状，或个人应对机制无效有关。

6. 焦虑/恐惧 与自我概念紊乱、角色功能、健康状态受到威胁，缺乏问题解决技巧，无法控制物质使用有关。

7. 睡眠型态紊乱 与物质依赖所致欣快作用，行为模式异常，戒断症状等有关。

8. 社交障碍 与戒断症状、行为方式不被认同、人格改变有关。

9. 自我概念紊乱：低自尊 与缺乏正向反馈和社会支持、家庭关系不良有关。

三、护理目标

（1）急性中毒患者能保持生命体征稳定，避免发生并发症。

（2）患者基本生理需要能得到满足，自理能力得以提高。

（3）患者能有效控制情绪和行为，避免发生暴力行为。

（4）患者戒断症状得以控制，睡眠型态恢复正常。

（5）患者逐步主动行使社会职能，承担社会责任。

（6）患者建立正向自我概念和积极的应对方式。

四、护理措施

物质使用或成瘾行为所致障碍患者常常由于戒断症状、使用过量、中毒等原因导致躯体问题和精神行为异常，因而在护理过程中既要做好基础护理和心理护理，又要及时察觉异常的精神活动，有的放矢地采取相应措施。

（一）基础护理

基础护理主要包括饮食和睡眠护理。物质使用或成瘾行为所致障碍者饮食无规律，大多食欲下降，厌食，戒断症状重时甚至拒绝饮食，因而营养不良，抵抗力低下。护士应观察患者每餐进食情况，给予清淡易消化、富含营养的食物，鼓励患者多饮水，多吃蔬菜、水果，选择富含维生素 B_1 的饮食如豆类、全麦和坚果类。物质戒断后往往存在顽固性失眠，可根据实际情况合理使用镇静催眠药改善睡眠，但应避免镇静药物依赖，帮助患者建立规律的作息时间，睡前避免情绪波动，夜间保持环境安静，培养患者良好的睡眠习惯。

（二）安全护理

严格安全检查，加强危险物品的管理，必要时给予隔离或保护性约束。严格杜绝毒品、酒精及酒类饮料的来源，防止患者和家属带入病房。戒断症状严重患者，难以克制生理上的痛苦和心理上的依赖，要求提前出院或想逃跑，因此要密切关注其言谈举止，掌握其心理活动，保证患者人身安全。此外，部分物质使用或成瘾行为者可能合并肺结核、肝炎、梅毒、艾滋病等情况，应加强隔离措施，防止交叉感染。

（三）症状护理

1. 戒断症状护理 密切观察戒断症状的发生情况，适时用药。一般情况下脱瘾者流泪、流涕、哈欠之后相继出现全身症状，以全身酸痛、心悸、胸闷、发热、发冷，出汗居多，护理时要密切观察，尽早准确发现症状，防止戒毒者夸大症状，以求最好的给药时间，减轻患者痛苦。患者在戒断症状期间应卧床休息，避免剧烈活动，减少体力消耗，站立时要缓慢，不应突然改变体位，防止跌倒和坠床的发生。对有震颤、恐惧或抽搐等症状者应妥善处理。此外，精神活性物质滥用者大多有长期的吸烟、饮酒史，应耐心指导其戒烟、戒酒。

2. 过量中毒护理 首先要确认是何种药物，再给予适当的处理方法，如洗胃、给予拮抗剂等。密切观察患者的生命体征变化，保持水、电解质及能量代谢的平衡。保持呼吸道通畅，做好口腔护理及皮肤护理，预防并发症。在患者急性期过后，应评估其过量使用精神活性物质的外部环境及心理状态，给予进一步的健康教育和指导。

3. 幻听和情绪护理 患者有幻听症状，护理人员应以平静、理解的态度为其介绍环境并给予恰当保证，以减轻患者焦虑，尽量不与患者争辩。当患者情绪不稳，易激惹，接触中要注意方式方法，既要坚持原则，又要正确疏导，避免产生冲突。

（四）药物护理

向患者及家属讲解药物治疗的重要性、药物的服药方法与注意事项。发药时严格遵守查对制度，按时给药，看服到口。注意观察治疗效果和不良反应，出现眩晕、心悸、面色苍白、皮疹、吞咽困难、意识模糊等情况，应及时报告医生，予以处理。对于拒绝服用药物的患者，护理人员应了解拒绝用药的原因，通过耐心沟通和观察，想方设法劝说患者服药；对于不听从劝说的患者，遵医嘱采取必要措施。使用苯二氮䓬类药物治疗时，要注意用药时间不宜太长，以免发生对该药物的依赖。

（五）心理护理

由于多数成瘾者常常有心理障碍或个性的改变，所以心理护理相当重要。在心理护理过程中，首要的是建立良好的护患关系，尊重但不迁就患者；加强认知干预，让患者认识物质滥用的危害，自觉抵制毒品；指导患者正确运用应对机制，建立正确的心理防御机制；正确处理患者的常见心理问题：如否认、依赖、低自尊、易激惹、觅药和再犯行为等。积极调动其家庭和社会支持资源，让患者感知温暖，建立正性情感，帮助患者改善自尊，提高患者自我控制力和意志力，在患者对疾病有正确认识时，护士对其进行自我肯定训练，帮助改变负向评价，重建自尊和自信。

（六）健康教育

1. 加强物质使用或成瘾行为的精神卫生宣传　对高危人群进行物质滥用危害性的宣传，提高对有成瘾性物质的警惕性。提倡文明饮酒、不酗酒、不空腹饮酒，避免以酒代药导致酒瘾。

2. 加强源头管理，严格执行药政管理法　加强公共娱乐场所的物质滥用监管力度。坚决打击非法种植和贩运毒品的违法行为。医疗机构加强药品管理和处方监管，严格掌握精神活性药物的临床适应证。

3. 加强心理健康教育　加强高危人群的评估与管理，减少生活事件和家庭、环境的不良影响导致物质滥用。

五、护理评价

（1）患者营养状况是否得到改善。

（2）患者能否有效控制情绪和行为，有无发生暴力行为。

（3）急性中毒患者是否保持生命体征平稳，有无并发症发生。

（4）患者戒断症状是否得到控制，睡眠型态是否恢复正常。

（5）患者自理能力是否改善，生理需要是否得到满足。

（6）患者是否建立正向的自我概念和积极的应对机制，是否建立有效的人际关系。

目标检测

一、最佳选择题

1. 下列不属于酒瘾患者特点的是

A. 渴望饮酒或努力觅取酒　　B. 可以控制饮酒量

C. 多数曾多次试图戒酒而失败　　D. 常在清晨饮酒，或随身带酒频繁饮用

E. 情绪不稳

2. 阿片类物质易成瘾，吗啡 30mg 肌内注射连续多长时间便可成瘾

A. 1 周　　B. 2 周

C. 3 周　　D. 4 周

E. 5 周

3. 震颤谵妄一般在停饮后多长时间出现

A. 24h　　B. 36h

C. 24～36h　　D. 48h

E. 48h 以上

4. 下列关于耐受性的描述不正确的是

A. 有长期持续的使用某物质史

B. 耐受性是不可逆的

C. 若要达到预期的效应，则需要明显地增加该物质的剂量

D. 若仅使用相同的剂量则效果明显降低

E. 改变精神活性物质使用途径也是耐受性的表现

5. 成瘾者的护理目标，比较实际和正确的不包括

A. 包括长期目标和短期目标　　B. 让患者参与制定护理目标

C. 制定目标时优先考虑患者的生理状况　　D. 永远戒除，一次到位

E. 给予心理支持

6. 在终止饮酒 2 天后，患者出现激越症状，凭空听到其他患者称他是同性恋，而意识清晰，定向力完整，患者可能出现了

A. 精神分裂症　　B. 震颤、谵妄

C. 酒精中毒性幻觉症　　D. 药物中毒

E. 焦虑障碍

二、问答题

1. 简述酒精所致精神障碍患者常见的临床表现及护理问题。

2. 试述酒精戒断症状及其护理措施。

三、案例分析

情景案例：患者，男，32 岁，销售员，离异。因受好奇心驱使于半年前和朋友一起开始吸食麻果，后改为烫吸，2 周后成瘾。吸食后感觉精神振奋，大脑反应灵敏，全身飘逸，有一种常人难以体验到的快感。不吸时则情绪低落，心烦、失眠、打哈欠、流涕、头晕、脑胀、恶心、呕吐、坐卧不安。近日入院接受脱毒治疗。精神检查：意识清晰，定向力完整，无幻觉、妄想，情绪低落，易激惹，对麻果仍有强烈欲望。

问题：

（1）患者最可能的医疗诊断是什么？

（2）请根据护理程序，为该患者拟订一份护理方案。

（刘　蕾）

书网融合……

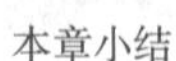

本章小结

微课

题库

第七章 精神分裂症患者的护理

学习目标

知识要求：

1. 掌握 精神分裂症的概念和临床特征；精神分裂症的护理评估；护理措施。
2. 熟悉 精神分裂症的临床分型；治疗原则；护理问题。
3. 了解 精神分裂症的致病因素及预后。

技能要求：

培养早期识别精神分裂症的能力，应用护理程序为患者提供优质、全面、安全的护理。

素质要求：

对精神分裂症患者保持尊重的态度，并具有同理心，为患者和家庭成员实施疾病知识教育，促进其融入社会。

精神分裂症（schizophrenia）是一组病因未明的重性精神障碍，常表现为感知觉、思维、情感、意志行为等多方面的障碍，其症状特征为精神活动脱离现实、与周围环境不协调，一般无智能缺损及意识障碍。多起病于青壮年，病程迁延呈慢性化倾向，部分患者最终导致精神衰退。1911 年瑞士精神病学家布鲁勒（E. Bleuler）经过细致的临床学研究后指出，情感、联想及意志障碍是本病的原发症状，而核心问题是人格的分裂，因此，提出了“精神分裂”的概念，并正式命名为“精神分裂症”，随之得到了精神病学家的广泛认同并沿用至今。

案例引导

案例：患者，男，28 岁，职员。因“坚信有人要害自己，3 次自杀未遂”而被家人送到医院治疗。一年前患者因被单位评为“先进个人”受到同事议论，又因与女朋友闹矛盾后逐渐出现精神异常。经常怀疑别人在背后说他坏话，对他不怀好意，甚至故意冲他吐唾沫，有时则自言自语自笑。近半年来，脑子里总听到陌生人与之对话，有男有女，或命令他“去跳楼！”，或指责他“还不快死？”，患者病前性格敏感多疑，胆小怕事。其外祖母曾患精神病。患者生活自理差，洗漱、更衣需督促，对今后无打算，否认自己有病。记忆、智能未见明显缺陷。

讨论：

1. 该案例中患者存在哪些精神症状？
2. 此时应考虑什么诊断？
3. 按照护理程序，如何为该患者拟定护理方案？

PPT

第一节 概 述

精神分裂症是常见的重性精神障碍，见于各种社会文化和不同的地理区域人群。该病在成年人中的终身患病率为 1% 左右，发病年龄高峰男性为 15 ~ 25 岁，女性稍晚。1993 年全国大样本流行病学调查显示，精神分裂症时点患病率为5.31‰，终身患病率为6.55‰；2019年全国精神障碍流行病学调查显示，精神分裂症及其他精神病性障碍终身患病率为7.5‰，30天患病率为6.1‰，两次流调数据差别不大。目前在我国精神卫生机构中，精神分裂症住院患者达70%以上。大多数流行病学调查结果显示，精神分裂症的患病率城市高于农村，女性高于男性，其发病率与家庭经济水平呈负相关。由于精神分裂症患者起病年龄较轻，其社会功能损害和慢性反复发作的病程导致的疾病总负担不断增加，给患者及其家庭的生活质量造成了严重影响，因此该病已被全球精神卫生中心作为关注与防治的重点疾病。

精神分裂症的病因和发病机制至今尚未明确，多数学者认为其发病因素是多方面的，与生物因素和心理社会因素关系密切，如遗传、神经生化异常、神经发育异常、免疫异常、宫内感染和产伤、个性特征、环境影响等，其中遗传和环境因素在疾病的发生发展过程中起着重要作用。

一、临床表现

精神分裂症的临床表现复杂多样，不同个体、所处疾病阶段不同，其临床表现可能会有较大差异，但都有一个共同的特点，就是“精神活动的分裂”，即认知、情感、意志行为的不协调和脱离周围环境与现实。持续性妄想、幻觉，思维障碍，被影响体验，被动体验，被控制体验是精神分裂症的核心表现，通常这些症状持续至少1个月。

（一）前驱期症状

前驱期症状是指在明显的精神症状出现之前，患者所表现的一些非特异性症状。前驱症状可持续数周、数月甚至数年，大多数前驱期症状是在诊断确定以后回顾性的认定。

前驱期症状可以概括为以下几个方面：①情绪的改变，抑郁、焦虑、情绪不稳定、易激惹等；②认知的改变，患者会出现一些古怪或异常的观念和想法；③对自身及外界的感知改变；④行为改变，如社会功能的退缩、兴趣丧失；⑤躯体的改变，睡眠和饮食的改变，患者出现虚弱感，有头痛、背痛、消化道不适等症状；⑥部分青少年患者以突然出现强迫症状为首发症状。

由于精神分裂症的早期表现不具特异性，且患者在其他方面基本保持正常，故处于此期的患者常易被人忽视，随着疾病的发展逐渐出现典型的精神分裂症状后才引起重视。

（二）显症期症状

1. 阳性症状 是指异常心理过程的出现，普遍公认的阳性症状包括幻觉、妄想、言语和行为紊乱。

（1）幻觉 幻觉以言语性幻听多见，患者在意识清楚的情况下反复出现持续性的、顽固性的幻听，是该病重要的精神病性症状。幻听的内容与形式因人而异，可为命令性幻听，其内容为命令患者必须执行某项活动；可为评论性幻听，患者能听到有人对他正在思考的内容和正在进行的活动发出评论；可为议论性幻听，以两人或多人交谈声为主，多为耳语、谩骂、叫喊、威胁等，其内容常常令患者不愉快。也可为非语言性幻听，如患者自诉听到了机器的轰隆声、乐曲声、鸟叫声等。还可出现思维鸣响，即患者想到什么，其思考的内容马上在脑海或心里变成了声音。

除幻听外，部分患者还可出现幻视，偶见幻触、幻嗅和幻味。幻视的内容常单调离奇、形象逼真，如看见半边脸、一只手、亡人的影子、骷髅等。幻触、幻嗅和幻味不经常出现，这些症状一旦出现要与中毒、躯体疾病、物质滥用等相鉴别。

（2）妄想 属于思维内容障碍。妄想是精神分裂症患者出现频率最高的精神病性症状之一。临床上以被害妄想、关系妄想最为多见，患者常坚信自己被人陷害、跟踪、监视，将环境中一些不相关的事物都认为与之有关，如患者起初只是觉得邻居和同事的行为举止是针对自己的，逐渐则认为所到之处（不论大街上、公共汽车里、商店里）人们的谈话都在议论他，甚至报纸新闻、广播内容也含沙射影地在评论他。此外，还可出现夸大妄想、疑病妄想、嫉妒妄想、钟情妄想、非血统妄想或物理影响妄想等。

（3）思维联想障碍 主要表现为思维散漫、思维贫乏和思维破裂。精神分裂症患者如果出现言语内容散漫，东扯西拉，主题与主题之间无关联，提示思维散漫；其联想数量减少，概念和词汇减少，感到脑中无物没有思想，则为思维贫乏。严重时，患者可出现思维破裂，即指患者在意识清楚的情况下，整个联想过程破裂，缺乏内在意义上的联系和逻辑性。同时思维云集、思维中断、思维扩散等也是精神分裂症联想障碍的表现形式之一。

（4）思维逻辑障碍 主要表现为语词新作、病理性象征性思维、逻辑倒错性思维。患者自创一些符号或新词，把两个或几个概念无关的词句拼凑起来，赋予特殊的意义，即语词新作。患者用一些简单的词句或动作来表达某些特殊的、只有患者自己能够理解的意义，即病理性象征性思维，如患者看到邻居打球回来裤腿一高一低，他认为这是暗示“做人有高有低”。患者的思维无前提或无依据，因果倒置，逻辑推理荒谬离奇，即逻辑倒错性思维，如一位女患者自诉“我整个人乃至血液里都充满了聪明，又浓又稠，我必须生个孩子，把我的聪明分给他一半”。

（5）行为障碍 可表现为单调重复、杂乱无章或缺乏目的性的行为，可以是单个肢体的细微运动或涉及躯体和四肢的粗大动作，也可以表现为仪式化的行为（作态），但旁人无法理喻。有的患者可出现无故发笑、独处、发呆、退缩及冲动行为等，有的患者会表现为刻板动作，即持续单调地重复做一个动作，或出现无目的、无意义的模仿动作。有的患者在精神症状的影响下，四处奔波，行踪诡秘不为人知。有的患者可表现为紧张综合征，患者可以长时间保持缄默，减少随意运动或精神运动无反应，处于亚木僵状态；病情严重时则长时间保持一个姿势，不语、不动、不食，对任何刺激不起反应，进入木僵状态，持续一段时间后，患者有时又突然转为兴奋状态，出现无目的地冲动伤人行为。

（6）情感反应不协调 患者对客观刺激做出不相称的情绪反应，如在亲人去世的时候兴高采烈，在喜气洋洋的气氛下号啕大哭，情感倒错，浑然不能自知。有的患者情绪表现为反应过度，即对一些小事表现出极端的兴奋、愤怒或焦虑。

临床上通常将思维形式障碍、思维过程障碍、行为障碍（怪异行为和紧张症行为）以及不适当的情感称为瓦解症状群。

2. 阴性症状 是指正常心理功能的缺失，主要涉及情感、社交和认知方面的缺陷，其中意志减退、快感缺乏是最常见的阴性症状。

（1）意志减退 患者对有目的性的活动缺乏兴趣和动力，患者活动减少，行为被动、退缩，对日常的社交、工作、学习缺乏应有的要求，对即将参与的活动缺乏期待快感，不主动与人来往，对生活、劳动缺乏积极性，行为懒散，无故旷课、旷工。严重时整日呆坐或卧床，无所事事，患者可长年累月不梳洗、不理发，不注意仪表，丧失了日常生活自理能力。

（2）快感缺乏 表现为持续存在的、不能从日常活动中获得愉快感，尤其是对即将参与的活动缺乏期待感，从而降低患者参与活动的动机。约半数精神分裂症者有此症状。

（3）情感迟钝 患者表现为不能理解和识别别人的情感表露和（或）不能正确表达自己的情感。如患者讲话时语调平淡，茫然地凝视前方，与人交谈时几乎不与对方进行眼神接触，对一些重大负性生活事件如丧失亲人、失业等无动于衷，丧失了与周围环境之间的情感联系。患者在情感反应性、面部表情、目光交流、体态语言、语音语调、亲情交流等方面均存在缺陷，这种症状是社会功能不良、治疗效果差的重要预测因子。

（4）社交退缩 主要为对社会关系的冷淡、对社交兴趣的缺乏。如患者难以感知至亲情与友爱，少与家人、亲友互动，缺乏性兴趣。

（5）言语贫乏 患者表现为言语减少或缺乏，回答问题内容简单空洞，属于阴性的思维障碍。

3. 自知力障碍 绝大多数精神分裂症患者会存在不同程度的自知力缺乏，不承认自己有病，不愿接受治疗，甚至拒绝、逃避治疗。当病情好转时，自知力恢复，患者才逐渐变得依从性增强，主动配合治疗。

4. 焦虑、抑郁 部分精神分裂症患者会有焦虑、抑郁症状，精神分裂症伴发焦虑和抑郁与患者的住院时间、社会关系支持、疾病状况等因素有关。抑郁情绪反应明显的患者虽然预后较好，但自杀倾向、物质滥用情况更为明显。

5. 激越症状 主要表现为以下两种情况。

（1）攻击暴力 部分患者可表现激越，冲动控制能力减退及社交敏感性降低，轻者可能表现为随意抢夺别人手中的食物、随意变换电视频道或将物品随意扔在地上，严重者可出现冲动攻击与暴力行为。

（2）自杀 20%～50%的精神分裂症患者在其疾病过程中会出现自杀企图。自杀行为多出现在疾病早期或在入院、出院不久时发生。引发自杀最可能的原因是抑郁症状导致，如对事情的期望值较高、病后失落感严重、对治疗失去信心等。

二、治疗及预后

精神分裂症的治疗以抗精神病药物治疗为主，同时辅以支持性的心理社会干预、工娱治疗等措施，有助于降低复发率、最大限度地改善患者的社会功能，提高患者的社会适应能力。对部分药物治疗效果不理想和（或）有木僵违拗、频繁自杀、攻击冲动的患者，急性期可以考虑单用或合用无抽搐电痉挛治疗。

（一）药物治疗

1. 一般原则 药物治疗应系统而规范，强调早期、适量、足疗程的“全病程治疗”和单一用药、个体化用药的用药原则。一旦明确诊断应及早用药治疗，降低未治率。不论是急性期、巩固期还是维持期治疗，原则上要单一用药，作用机制相似的药物原则上不宜合用。对于出现抑郁情绪、兴奋冲动或睡眠障碍的患者可酌情选用抗抑郁药、心境稳定剂或镇静催眠药。治疗从小剂量开始逐渐加至有效推荐剂量，药物剂量增加速度视患者特质及药物特性而定，强调个体化用药原则。

2. 疗程与剂量 精神分裂症的药物治疗分为急性期、巩固期和维持期治疗。

（1）急性治疗期 一般4～6周。此期药物应达治疗剂量，以尽快控制症状，防止疾病所致的继发性伤害。有些患者、家属甚至医生过分担心药物的不良反应，采取低剂量用药，使患者的症状长期得不到有效控制，不利于患者社会功能的恢复，故应注意避免。

（2）巩固治疗期 至少为6个月。此期药物剂量与急性期相同，以防止疾病复发、协助患者恢复病前社会功能为目的。

（3）维持治疗期 维持治疗可有效预防复发，改善患者社会功能，提高生活质量。维持治疗时间目前尚无统一规定，多数建议首次发病、缓慢起病的患者或多次复发者，药物维持治疗至少持续5年或更长，甚至终身服药。此期药物剂量可酌情减少，通常为巩固治疗期剂量的1/2～2/3，亦应遵守个体化用药原则。停药之前，应缓慢逐渐减量，直至患者生理、心理状况和社会功能稳定；对急性发作、缓解迅速彻底的患者，维持治疗时间可相应缩短，但应告知患者及家属停药可能的后果、复发症状及其应对措施。

3. 常用药物 临床上推荐以非典型抗精神病药物（如奥氮平、利培酮、氨磺必利等）作为一线药物，因其可通过作用于DA受体和5－HT受体发挥作用。氯氮平有较明显的镇静和抗精神病性症状的作用，锥体外系副反应轻，可作为二线药物使用，但由于氯氮平诱发不良反应较其他抗精神病药物多见，建议谨慎使用。典型抗精神病药物如氯丙嗪、奋乃静、舒必利在我国不少地区仍广为使用，亦可作为首选药物。另有研究显示，在阳性症状的总体控制方面，奥氮平、氨磺必利、利培酮可能优于其他第一代、第二代抗精神病药。具体选药原则需结合患者个体对药物的反应、副作用大小、药物的依从性、长期治疗计划、年龄、性别及经济状况等情况而定。

（二）无抽搐电痉挛治疗

对于出现冲动伤人、木僵或亚木僵、拒食、严重抑郁、自杀倾向的患者可以选择电痉挛治疗，以缩短病程，快速控制症状。国内电痉挛治疗 1 个疗程为 8～12 次。目前临床上使用改良的无抽搐电痉挛治疗，比传统的有抽搐电痉挛治疗适应证范围更广，安全性更高。

（三）心理与社会干预

1. 心理治疗　精神分裂症的发生、发展与人的心理密切相关，虽然患者接受药物治疗可以消除一些精神病性症状，但仍然存在认知、行为以及个性等方面的问题，因此在给予药物治疗的同时，心理治疗不可或缺。心理治疗不但可以改善患者的精神症状，恢复其自知力，提高治疗依从性，也可改善家庭成员间的关系，促进患者与社会的接触。行为治疗是一类心理治疗技术的总称，如行为塑造法、暴露疗法、厌恶疗法、松弛训练等，都有助于纠正患者的某些功能缺陷，提高人际交往技巧，帮助个体获得一定的社会技能，促进其适应生存必需的社会环境。

2. 家庭干预　家庭治疗是促进精神分裂症患者心理与社会康复的重要治疗措施，通过向家庭成员开展心理教育、指导家庭成员学习危机干预等方式，帮助家庭成员发现存在已久的沟通和相处问题，解决日常生活中遇到的问题，提高患者认识疾病的能力和治疗的依从性。

3. 社区康复　社区康复对精神分裂症的康复有着重要的意义，一方面可通过建立个案管理的长效机制，对患者进行跟踪、促进和回馈；另一方面让患者和家属可以接受到社会援助和长期心理支持，如开通心理热线进行危机干预，提供社会技能训练和职业康复等，帮助患者提高社会调适能力和生存能力，从而促进患者身心的全面康复。

知识链接

精神分裂症患者的职业康复

职业康复对从业年龄的精神分裂症患者的精神康复有着重要意义，它将帮助患者达到尽可能高的职业功能水平。常见的职业康复方法有 4 种。①庇护性工场：为尚未进入职业竞争的患者提供较好的工作环境，布置简单任务，工作时间短，职业压力小；②过渡性职业：适于重症患者住院治疗病情基本缓解，出院后一时难以进入社会竞争性就业者，一般由地区福利部门和社区服务相关部门组织建立，如“日间康复站”“工疗站”和“农疗站”等；③职业俱乐部：主要帮助患者寻找合适的工作，如填写应聘申请表、面试演练、角色扮演及录像反馈等；④职业支持：提供职前培训及职业场合的社交技能指导，交通及在岗状况的支持，同时，接受精神科持续性治疗服务。

（四）预后

精神分裂症未治疗期（duration of untreated psychosis，DUP）是指出现精神分裂症特异性症状到患者接受抗精神病药物治疗之间的一段时间。精神分裂症未治疗期对精神分裂症患者的预后、用药剂量及社会功能恢复都有影响，有研究显示精神分裂症早期干预和治疗对于精神分裂症患者疾病进程的延缓及长期预后有较好的效果。

影响精神分裂症预后的相关因素有起病急性、中年以后发病、病程短暂、伴有明显情感症状、病前无明显个性缺陷、社会适应能力良好、有明显诱发因素、早期系统规范治疗者预后良好；反之则预后不良。此外，患者的预后还与家庭和社会支持有较密切的关系。

第二节 精神分裂症患者的护理程序

微课

PPT

精神分裂症患者受症状的影响，内心体验与外部表现不协调，表现行为异常，同时伴有不同程度的社会功能损害，给临床护理工作带来一定的难度。护理人员应利用护理程序为精神分裂症患者提供系统护理，目的是促进精神分裂症患者社会功能的恢复，提高其生活质量。

一、护理评估

护理人员可以从患者的语言、表情、行为中获得直接的资料，也可通过患者的书信、日记、绘画作品等资料中了解。但精神分裂症患者在显症期时一般不愿暴露自己的思维内容，护理人员可通过医生、家属或朋友提供的信息侧面了解患者的心理情况，并运用治疗性沟通技巧，勤于观察，全方位的收集患者的相关资料。

（一）生理状况评估

评估患者的生命体征、意识状态、饮食与营养、睡眠、排泄、个人卫生、生活自理能力等基本情况。患者是否出现生命体征异常及意识状态的改变；饮食习惯及进餐情况，营养摄入量是否正常，体重是否正常；患者是否出现睡眠障碍、排泄困难；能否自我照顾、保持个人卫生与形象等。

（二）精神症状评估

评估患者的精神状况，包括：①感知觉状况，重点评估患者有无知觉障碍，如幻听、幻嗅等；②思维状况，重点评估患者有无思维障碍，如被害妄想、关系妄想、思维破裂等；③情感状况，评估患者的情绪如何，是否与周围环境协调，有无情感淡漠等；④意志行为状况，评估患者的意志能力是否减退及其行为表现，有无行为的异常，如违拗、空气枕头，有无攻击、自杀、伤人行为；⑤自知力状况，评估患者有无自知力，是否承认有病及配合治疗。

（三）心理状况评估

评估患者的心理状况，包括：①病前个性特点，患者病前性格特征，内向还是外向；有何兴趣爱好。②病前生活事件，近期（发病6个月内）有无重大应激性生活事件发生，出现应激性生活事件后应付悲伤和压力的方式方法。③住院态度，患者及家属对此次住院的态度，患者是否主动接受治疗，是否承认自己有病及积极治疗的依从性程度如何。

（四）社会状况评估

评估患者的社会状况，包括：①病前的人际关系，包括与家人、朋友、同事、同学、男女关系等其他交往情况及有无特别亲密或异常的关系；②病前的社会交往能力，包括是否善于与人交往，人际关系如何，能否胜任其工作及各种社会角色；③患者的社会支持系统，包括支持的资源、性质和数量，是否得到家人、同事、朋友的照顾和支持及婚姻状况；④患者的经济状况，能否承担此次和后续的治疗费用，治疗费用的支出态度。

二、护理问题

1. 有暴力行为的危险（对自己或他人） 与幻觉、妄想、情绪不稳、自知力缺乏等有关。

2. 有自杀的危险 与幻觉、被害妄想、命令性幻听、情感障碍、抗精神病药物有关。

3. 思维过程改变 与妄想、自知力缺乏等有关。

4. 营养失调：低于或高于机体需要量 与食欲亢进或木僵状态有关。

5. 进食自理缺陷 与行为退缩，意志活动减退有关。

6. 沐浴/穿衣/卫生自理缺陷 与行为退缩，意志活动减退有关。

7. 不依从行为 与自知力缺乏、木僵、违拗、担心药物耐受性等有关。

8. 睡眠型态紊乱 与精神症状、药物不良反应等有关。

9. 个人应对无效 与妄想、精神障碍、环境接纳欠佳有关。

三、护理目标

（1）患者住院期间不发生伤害他人或自己，以及破坏环境的行为，学会控制情绪的方法。

（2）患者能够被动地与医护人员进行有效沟通，逐步达到主动沟通的目的。

（3）患者能自觉规律进餐，保证机体每日所需，不拒食、不抢食。

（4）患者住院期间在护理人员的帮助下进行生活康复技能训练，保持个人卫生整洁，并最大限度地形成良好的生活自理模式。

（5）患者能对疾病有正确的认识，自知力部分或全部恢复，能主动服药，正确理解疾病与治疗的关系。

（6）患者在住院期间睡眠质量得到改善，学会应对失眠、促进睡眠的方法，必要时给予药物治疗。

四、护理措施

（一）基础护理

1. 保持个人卫生 进行卫生宣教和指导，帮助患者进行理发、洗澡、修剪指甲等，督促患者早、晚刷牙及日常洗漱，保持床铺整洁干燥，帮助其养成良好的卫生习惯。生活不能自理者，每日给予口腔护理，随时更换衣物，协助其做好日常生活护理；卧床患者定时帮助翻身，防止压疮的发生。

2. 保证营养摄入 精神分裂症患者因受精神症状支配存在各种形式的进食障碍，因此应根据不同情况采取针对性的饮食护理措施，保证患者的营养所需。

（1）评估进食障碍的表现 有被害妄想、幻嗅等症状的患者害怕食物有毒，不敢进食；有行为紊乱、意向倒错的患者不知进食或者暴饮暴食，甚至吞食异物；服用抗精神病药物后出现吞咽困难，易导致噎食；有自罪妄想的患者通过拒食或吃剩饭来达到减轻罪过的目的；有命令性幻听的患者受幻听影响不进食；木僵的患者精神活动严重抑制无法进食等。

（2）饮食原则 能进食的患者宜进高蛋白、高碳水化合物，低脂、低盐饮食。木僵或意识障碍的患者，遵医嘱给予鼻饲流质饮食或静脉补充营养。

（3）饮食护理方法 住院期间采用集体进餐制，集体进食有助于观察患者进餐情况。对有被害妄想、幻嗅的患者可采取示范法，让其他患者先进食，再鼓励其进食。对不能自主进食的患者应给予喂食，给患者喂食时，护理人员必须有耐心，禁止强制进食，以防止损伤口腔、牙龈。对拒食者尽量耐心劝说，分析患者拒食的原因，采用不同的劝食方法，逐渐增加其进食量。对坚决拒食或营养摄入不足的患者，可鼻饲流质或给予静脉营养；对恶心或呕吐患者，应鼓励其少食多餐、细嚼慢咽、吃清淡饮食，严重者遵医嘱调整用药；对木僵患者不宜强行喂食，可将饮食放于患者近侧，等待患者自动进食，不进食者可鼻饲。进餐期间，严密观察进餐情况，嘱患者细嚼慢咽，以防噎食。

3. 保证良好睡眠 睡眠障碍是精神分裂症患者最常见的症状之一，睡眠质量的高低常预示病情的好坏。良好的睡眠可促进病情早日恢复，因此应重视睡眠护理。

（1）营造良好的睡眠环境　护理人员需合理地控制室内的温、湿度，每天定时开窗通风，确保病房中的空气流通。保持病室干净整洁、减少噪音，避免光线过强或直射脸部，营造良好的病房环境和睡眠环境。

（2）安排合理的作息时间　向患者解释合理作息的重要性，鼓励并指导患者按时作息，午休时间不宜过长，白天病情许可情况下可参加适量的工娱活动，有利于促进夜间正常入睡。

（3）养成良好的睡前习惯　做好睡前护理，睡前2小时少喝水，不喝浓茶、咖啡，不做易兴奋的活动，避免声、光等刺激。睡前进行放松练习，如听舒缓的音乐、腹式呼吸、肌肉松弛法等。有条件时可睡前用温水泡脚。入睡困难者遵医嘱给予催眠药物。

（4）加强夜间巡视　夜间是精神病患者最易发生意外的时段，护士应提高警惕，加强巡视，观察患者睡眠情况，防止患者蒙头睡觉和假睡，杜绝意外发生。

4. 做好排泄护理　观察患者大、小便情况及排泄习惯，督促患者定期排便，防止尿潴留和便秘现象。

（二）安全护理

1. 患者的安全管理　责任护士应掌握患者的病情、诊断及治疗情况，做到重点患者心中有数，病房应勤加巡视，病房设施要安全，门窗应随手关锁。对出现过兴奋冲动、自伤或伤人的患者应安置在重点病室；对有严重自杀倾向的患者设专人护理，使其24小时在护理人员视线范围内活动；对于使用约束带进行约束或保护的患者要加强看护，叮嘱家属床旁不可无人看护，防止其他患者对其进行伤害行为；对不合作的患者要适当限制其活动范围，防止暴力行为、出走或自伤自杀等急危事件的发生；对去户外接受其他治疗的患者途中应加强看护，请假离院、出院时必须有家属陪伴。返回病室后密切注意其心理和情绪动向，必要时重点检查有无藏匿现象。

2. 环境设施的安全管理　病区设施应尽量简单安全，病区门窗必须牢固，墙上无暴露的钉子、电线，电源插座有保护装置等。定期检查门窗、水管等设备，发现损坏及时修理。病区内的病历、药品、器材、玻璃制品一律上锁管理，交班时均要清点实物，一旦缺少及时追查，严防患者擅自取药、藏药或拿走其他危险物品。

3. 危险物品的安全管理　住院期间禁止患者或家属携带刀、剪、绳、玻璃制品、金属器械、打火机等危险物品至病房或存留在患者身边。指甲刀、剃须刀和缝针必须在护士的看护下使用，用后及时收回。每日实行安全检查，重点检查患者床铺内、床垫下、床头柜内和衣服内有无暗藏危险物品。患者入院、会客、请假离院返回或外出活动返回时均需做好安全检查，严防危险品带进病室。在治疗和护理过程中使用的物品要清点数量和种类，如使用约束带时应班班交接，防止患者获得后作为自伤和伤人的工具。

（三）症状护理

1. 幻觉状态的护理　护士应严密观察患者的言语、行为和情绪变化，评估患者幻觉的类型、内容和性质。根据不同阶段，采取不同护理方法：①治疗初期，当患者诉说幻觉体验时，护士应认真倾听不要急于否定，禁止对患者的幻觉进行批评和嘲笑，用同理心给予安慰，接受和理解患者的幻觉感受，稳定患者的情绪，切忌为了附和患者而对出现的幻觉表示认同。②治疗中期，随着病情好转，可通过行为治疗、工娱活动等方法分散患者对幻觉的注意力，逐渐诱导患者怀疑幻觉的现实性，使其对幻觉产生动摇。如患者再次出现幻听，可带患者证实有无客观事物的存在或可明确告之这些声音别人听不见、实际上也不存在。③治疗后期，自知力逐渐恢复时，应帮助患者逐渐正确认识幻觉，与其讨论分析可能产生幻觉的诱因，并鼓励患者参加工娱活动，回到现实生活中，减少幻觉的发生频率。④护理人员不在患者面前议论是非或低声交谈，以免患者猜疑，加重患者症状。

2. 妄想状态的护理　处于妄想状态的患者大多意识清晰，对其妄想内容坚信不疑，无自知力，入院初期对医护人员怀有敌意，因此在护理过程中，护士首先要运用沟通交流技巧取得患者信任，与其建立良好的治疗性护患关系，以不批判的态度了解患者存在的异常思维内容。其次在交谈中注意耐心倾听，主动观察患者非言语行为所传递的信息，从而全面了解其妄想内容，进行对症护理。①有被害妄想的患者，认为吃药打针都是谋害他的方法，故拒绝治疗，不安心住院，护士应态度和蔼，耐心说服解释，并重点观察，防止发生急危事件。②有关系妄想的患者，会把周围不相关的人和事都关联起来，因此护士在与其接触时一定要谨慎，不要在患者视线范围内与他人耳语、低笑，防止患者多疑。如果患者的妄想泛化至某位工作人员或病友时，要注意避免直接接触，病友可调至其他病室，以防发生意外。③有疑病妄想的患者，常感觉躯体不适，怀疑自己患了不治之症，护士应耐心倾听，除说服解释外，可鼓励患者多参加工娱活动，转移患者的注意力。④有自罪妄想的患者，常无休止地参加劳动，借机赎罪，此时护士要及时劝阻，防止其体力过度消耗。

3. 木僵状态的护理　出现木僵的患者，应保证患者安全，将患者置于单间隔离室，防止其他患者对其进行伤害和干扰，严密观察病情变化，监测某些患者从木僵状态转为兴奋状态，防止发生意外，并按木僵状态的护理常规实施整体护理。

4. 自知力障碍的护理　多数精神分裂症患者因为自知力缺乏而对治疗不合作，此时应首先关心体贴患者，耐心向患者及家属讲解疾病知识、用药的必要性、不配合治疗会造成的后果。劝说无效时，在征得监护人同意的前提下，遵医嘱给予强制治疗，保证治疗的顺利进行。当患者逐渐恢复自知力后，鼓励患者克服抗精神病药的不良反应，提高治疗的依从性。

（四）药物护理

1. 服药依从性的管理　由于精神分裂症患者自知力不完整，因此药物应用护理中应加强依从性的管理，遵医嘱持续用药，防止断药、停药，从而导致复发，确保药物治疗到位。①对合作的患者，发药时做到三到（到手、到口、到胃），服药后检查口腔，防止患者藏药、吐药或蓄积顿服；②对不合作的患者，做好耐心解释劝说工作，尽量取得患者的配合，使治疗工作得以顺利进行；③对严重不配合治疗的重症患者，必要时采取强制性手段，以保证患者有效的药物治疗。

2. 发药的管理　发药前严格执行查对制度，发药时使用正确的给药途径与方法。使用多种药物治疗时，应了解用药的原因，注意药物间的配伍禁忌，并向家属及患者讲解用药目的、方法和注意事项。

3. 用药后的观察与处理　用药后应密切观察患者的治疗效果及不良反应，客观评价患者的精神症状改善情况及出现的躯体症状。如出现明显药物不良反应必须采取相应措施，如患者出现吞咽困难时应协助进餐，防止患者噎食；出现直立性低血压时应指导患者起床、变换体位的方法，避免跌倒；出现严重锥体外系反应时需通知医生并及时处理。

（五）心理护理

1. 建立良好的护患关系　护理人员要充分尊重患者，采用平等的姿态与其交流，让患者真正感受到护理人员对其病情的理解和同情。恰当地运用沉默、倾听等沟通技巧，与患者建立良好的治疗性护患关系，取得患者的信任。

2. 因人因时的动态护理　新入院时患者多数无自知力，护士应态度和蔼，主动关心患者，耐心倾听其诉说和体验，不与患者争辩病态表现，满足其合理需求，帮助其适应新环境，接受住院治疗的事实。治疗期间的患者会有精神症状的反复，护士应仔细观察，了解其心理活动，引导患者认识幻觉、妄想等精神症状的危害性，主动配合药物治疗和心理治疗。出院前患者的心理活动较为复杂，护士可使用针对性强的个性心理护理方法，如从患者熟悉的病友中寻找康复效果较好的案例，介绍出院后服药、生活作息、娱乐的经验，与患者一起制订合理的休养计划，鼓励其树立战胜疾病的信心。此外，还要争取家庭和社会的恰当支持。

（六）健康教育

精神分裂症是一种慢性、预后欠佳的精神疾病，该病有反复发作的特点，复发次数越多，对患者的社会功能造成的影响越大，因此护士应对患者及家属进行出院后的健康教育。①指导患者合理用药，使患者认识到坚持服药是预防复发的关键，督促患者按时服药，不能擅自减药、停药，坚持定时门诊复查，在医生的指导下调整药物剂量；②向家属讲解疾病知识和规范治疗的重要性，嘱咐药物由家属保管，加强患者和患者家属精神卫生知识的宣传，向患者家属介绍药物的毒副作用以及简单的处理方法和急救措施，嘱咐家属尊重患者，给予患者良好的家庭氛围；③指导患者养成良好的作息规律，保证良好的睡眠，教会患者及家属识别病情变化或发作先兆，如性格反常、失眠、情绪不稳、再次出现幻觉或妄想等；④给予患者适当的家庭支持和社会支持，有条件的情况下，鼓励患者参加生活技能训练、社会交往技能训练和药物治疗的自我管理训练等；⑤以患者的具体病情为依据，针对其实施多元化、个体性的健康宣教，将疾病知识详细告知患者及家属，使其树立正确的疾病认知，能够积极地应对病情。

五、护理评价

（1）患者在住院期间是否发生暴力行为，是否发生自杀意念和自杀行为。

（2）患者是否掌握有效沟通的方法，是否提升社会交往技能。

（3）患者住院期间是否自觉按时、定量进餐，体重是否控制在正常范围内。

（4）患者在护理人员协助下是否保持个人卫生整洁，个人自理模式是否建立。

（5）患者精神症状是否得到有效控制，自知力是否恢复。

（6）患者行为紊乱是否控制，睡眠型态是否恢复正常。

（7）患者对疾病的认识状况、所用药物的相关知识、是否能配合治疗和护理工作。

目标检测

一、最佳选择题

1. 关于精神分裂症患者的饮食护理措施中，叙述错误的是

   A. 不能自行进食的患者应做好喂饭，必要时给予鼻饲或输液

   B. 开饭时要巡视病房，防止遗漏

   C. 重点患者要专人照顾，加强观察

   D. 采用单独进餐的方式

   E. 尽量满足患者饮食要求，提供可口的食物

2. 护理木僵患者时，应注意

   A. 安排在光线明亮的单人隔离室内

   B. 安排在光线柔和的单人隔离室内

   C. 安排在光线明亮、色彩鲜艳的病室内

   D. 患者拒食时强行喂食，保证营养

   E. 安排患者在大厅

3. 精神分裂症患者出院后，应该
   A. 立即停药，避免药物蓄积
   B. 采取隔离措施，避免伤人毁物
   C. 为避免受到歧视，尽量不要去医院复诊
   D. 与正常人一样，参加各种活动
   E. 指导患者根据病情自行调整药物
4. 关于精神分裂症的预后，错误的是
   A. 发病年龄越早，预后越好
   B. 病前性格健全，预后较好
   C. 无明显发病诱因，预后较差
   D. 病程长，发病迟，未及时治疗效果差
   E. 任何精神分裂症都不会痊愈
5. 精神分裂症患者的发病期大多在
   A. 儿童期
   B. 少年期
   C. 青年期
   D. 中年期
   E. 老年期
6. 某患者问护士是否听到一个不存在的男人正在跟他讲话的声音。下面哪项回答是最好的
   A. “除你之外，你的房房间里没有任何人啊”
   B. “是的，我听到了，但我不听他的”
   C. “不，你不可能听到他的声音”
   D. “他告诉你什么了”
   E. “不，我没听到他的声音，但我知道你听到了”
7. 某高中学生，受到老师批评后，逐渐出现敏感多疑，认为同学及老师在谈论自己，认为学校有人要害自己、跟踪自己，想什么别人都知道，失眠，不敢上学。首先考虑的诊断是
   A. 应激特有相关障碍
   B. 分离性障碍
   C. 精神分裂症
   D. 精神障碍
   E. 紧张症
8. 患者，女，无明显诱因出现失眠，发脾气，对周围的事情不感兴趣，工作不能按时完成，在家有时对楼下说话，问其不回答，偶有自言自语，该患者入院后的护理诊断主要是
   A. 睡眠型态紊乱
   B. 思维过程改变
   C. 营养失调
   D. 有出走的危险
   E. 疼痛

二、问答题

简述影响精神分裂症预后的因素，并以此来分析患者的治疗与护理重点。

三、案例分析

情景案例：患者，男，31岁，职员，未婚。1年前无明显原因出现多疑、敏感，走在路上感觉路人在背后议论他，回到家认为邻居三三两两地躲着他，低声耳语，说他坏话。近1个月来，患者又认为邻居安装了高科技仪器在控制他的脑子，令其头痛；保安走过面前时，他觉得是邻居请的公安局人员在跟踪监视他，随时都会抓他，患者非常苦恼，觉得生不如死。为此，患者两次拿刀找邻居算账，被家人及时制止。近2天，患者拒食，原因是他听到有声音在提醒他“饭里有毒，千万别吃!”。家人劝说无效，遂送医院就诊。精神检查：意识清晰，定向力良好，表情狐疑，下颚紧绷，医生与其谈话时，语声偏低，反应慢，很少抬头看医生。否认自己有病。

问题：

（1）患者最可能的医疗诊断是什么？

（2）请根据护理程序，为该患者制订一份护理方案。

（时忠丽）

书网融合……

本章小结

微课

题库

第八章　心境障碍患者的护理

学习目标

知识要求：

1. 掌握　心境障碍的概念；心境发作的类型及临床表现；心境障碍患者的护理评估；护理措施。

2. 熟悉　心境障碍的临床分型；治疗原则。

3. 了解　心境障碍的治疗和预后。

技能要求：

能应用心理护理技能解决心境障碍患者躁狂发作和抑郁发作的精神心理问题。

素质要求：

能理解心境障碍患者的情绪特征，尊重并关爱患者，努力养成良好的专业素养为患者提供整体护理。

心境障碍（mood disorder）又称情感性精神障碍（affective disorder），是指由各种原因引起的以显著而持久的心境或情感改变为主要特征的一组疾病。其临床特征以情感高涨或低落为主要症状，伴有相应的认知和行为改变。心境障碍多为间歇性病程，具有反复发作的倾向，部分可有残留症状或转为慢性病程。近年来，因抑郁障碍的高患病率以及高自杀率，其造成的疾病负担在所有精神疾病负担中占比最大，并已成为重要的公共卫生问题。

案例引导

案例：患者，男，18岁，在校大学生。1个月前出现自觉脑子聪明，数分钟能记住上百个电话号码；兴奋，话多，夸大，例如认为能创立服装品牌，买豪车，当画家；注意力随境转移，如想到河南，诉“有河就有南，男人的男，河南有信阳，相信太阳”等。精力旺盛，活动增多，例如买彩票、购物、钓鱼、开饭店、搞装潢、做大生意等。爱花钱，一天内买了两部手机，办了6张信用卡。行为轻佻，主动与人搭讪握手，时常不分场合讲男女之事；睡眠需求少，晚上只睡1~2小时。1周前出现心情差、不想说话、感自卑、经常唉声叹气、愁眉不展、时常哭泣；对什么事情都不感兴趣；认为自己毫无价值，对不起亲人；不想做事，不愿与人交往，几乎不出门；时常感到疲乏，伴食欲下降，甚至有轻生想法。

讨论：

1. 该案例中患者具有哪些精神症状？

2. 如何运用护理程序对该患者实施护理？

3. 如何为该患者及其家属开展健康教育？

第一节 概 述

按ICD－11分类，心境障碍包括抑郁障碍和双相障碍。抑郁障碍包括单次发作抑郁障碍、复发性抑郁障碍、恶劣心境障碍、混合性抑郁和焦虑障碍。双相障碍包括双相障碍Ⅰ型、双相障碍Ⅱ型及环性心境障碍。根据心境发作的特定类型及随时间变化的模式定义不同的心境障碍。主要的心境发作类型有：躁狂发作、抑郁发作、混合发作以及轻躁狂发作。

心境障碍的病因和发病机制尚不明确，众多研究提示心境障碍的发生与生物、心理和社会因素有密切关系。家系研究显示心境障碍患者亲属患病的概率高出普通人群的10～30倍，血缘关系越近，患病率越高。神经生化因素研究显示，5－羟色胺功能活动增加或降低分别可能与躁狂或抑郁发作有关，去甲肾上腺素和多巴胺的功能异常也可导致同样的结果。性别、年龄、种族、婚姻、人格特征、社会阶层、经济状况和文化程度等因素与心境障碍的发病也有一定的关系。

一、心境发作类型与临床表现

（一）躁狂发作

躁狂发作（manic episode）的典型症状是情感高涨、思维奔逸、意志活动增强等“三高”症状，可伴有精神病性症状（如夸大妄想、被害妄想）、冲动行为等。

1. 情感高涨 情感高涨是躁狂发作的基本症状。典型表现为患者自我感觉良好，主观体验特别愉悦，无忧无虑，感到生活幸福快乐；表现为笑逐颜开，洋洋自得，整日兴高采烈。患者高涨的情绪具有一定的感染力，诙谐幽默的言语常常博得周围人的共鸣，引发阵阵欢笑。部分患者可表现为易激惹，出现破坏或冲动伤人的行为。有的患者表现情绪不稳并伴有敌意，情绪变幻莫测，时而愉悦欢快，时而激动暴怒，但持续时间较短，易转怒为喜。

2. 思维奔逸 患者的思维联想速度明显加快，思维内容丰富多变，自觉脑子变得聪明，反应敏捷。有时觉得自己言语表达跟不上思维的速度，常表现为说话口若悬河、滔滔不绝、手舞足蹈、眉飞色舞，即使口干舌燥、声音嘶哑，仍要讲个不停，但讲话内容肤浅，且凌乱不切实际，常给人信口开河之感。患者的注意力常随境转移，思维活动易受周围环境变化的影响，致使言语和行为的内容频繁转换，从一个主题很快转换到另外一个主题。可出现“音联”或“意联”、“随境转移”，严重者可出现思维破裂。

3. 意志活动增强 患者自觉精力旺盛，能力超强，爱好广泛，好交际，想多做事，做大事业，想有所作为，常有很多计划或打算，因而表现活动明显增多，整日忙碌不停，但做事多虎头蛇尾，有始无终。有的表现为爱管闲事，好打抱不平，爱与人开玩笑；喜欢追逐异性，打扮夸张，任意挥霍钱财，行为轻率鲁莽，不计后果，自控能力差。患者无疲倦感，声称“浑身有使不完的劲”，严重者可出现攻击或破坏行为。

4. 夸大观念及夸大妄想 在心境高涨的背景下，患者常出现涉及健康、容貌、能力、地位和财富等的夸大观念，表现言辞夸大，自我评价过高，如自认为才华横溢、出身名门、权位显赫、腰缠万贯、神通广大等。严重时可发展为夸大妄想，但内容多与现实接近。有时在夸大观念或夸大妄想的基础上可出现关系妄想和被害妄想，但持续时间一般较短。

5. 躯体症状 由于患者自我感觉良好，精力充沛，故很少有躯体不适的主诉，常表现为面色红润、双眼有神、心率加快等交感神经功能兴奋症状。睡眠需求减少，食欲及性欲亢进。由于患者长时间处于极度兴奋状态，体力消耗过度，容易引起失水、体重减轻等症状。年老体弱患者可能会因摄入不足导致虚脱或衰竭。

6. 其他 躁狂发作时患者的主动和被动注意均有增强，但不能持久，易为周围事物所吸引。部分患者有记忆力增强，但无重点，常常充满许多细节琐事。在发作极为严重时，患者呈极度兴奋躁动状态，可有短暂、片段的幻听，行为紊乱而毫无目的，伴有冲动行为。多数患者在疾病的早期即出现自知力受损或丧失。

（二）抑郁发作

抑郁发作（depressive episode）在临床上有多种表现，典型症状为情绪低落、思维迟缓、意志活动减退“三低”症状，可伴有躯体症状、认知功能减退、自杀观念和行为。患者的社会功能有不同程度的损害。

1. 情绪低落 患者自觉情绪低沉、忧伤苦闷，情感基调低沉灰暗。抑郁障碍患者常自觉生活索然无味、苦不堪言，有度日如年、生不如死之感。自诉“高兴不起来”“活着没意思”等，整日愁眉苦脸、唉声叹气。典型的抑郁发作患者其情绪低落具有晨重夜轻的特点。

2. 思维迟缓 患者思维联想速度减慢，反应迟钝，思路闭塞，思考问题困难，自觉“脑子像生锈的机器不能转动了”。临床表现为主动言语减少，语速减慢，语音低沉，严重者出现应答及交流困难，工作和学习能力下降。

3. 意志活动减退 患者意志活动呈显著而持久的抑制，表现为行动缓慢，生活被动，懒散，不愿做事，甚至整日呆坐不语或整日卧床，不愿与外界接触，回避社交。严重时不修边幅，甚至发展为不语、不动、不食，可达木僵状态，称为“抑郁性木僵”。

4. 兴趣缺乏 患者对曾经喜欢的各项活动兴趣显著减退甚至丧失，如患者在发病前非常喜欢从事各种体育运动，但现在一点儿兴趣都没有了。

5. 快感缺失 患者丧失了体验快乐的能力，不能从平时从事的活动中体验到乐趣。有的患者能参与一些活动，比如看电视、听广播、看书读报等，但其目的主要是为了能从悲观失望中摆脱，或者消磨时间，毫无快乐可言。

6. 负性认知模式 患者常出现无望、无助和无用的“三无”症状。无望主要表现为患者对未来感到渺茫，悲观失望，预见未来会出现各种不幸，认为自己无出路；无助表现为患者常产生孤立无援之感，对自身现状缺乏改变的信心和决心，认为治疗无用；无用主要表现为患者认为自身毫无价值可言，一无是处，常自责自罪，严重者可出现罪恶妄想。

7. 躯体症状 主要有睡眠障碍、食欲紊乱、精力减退、体重下降、性欲减退等。睡眠障碍主要表现为入睡困难、早醒或易醒多梦，最具特征性的是凌晨早醒，醒后难以再入睡。自主神经系统功能紊乱表现为各种躯体不适，主要有头痛、全身疼痛、心悸、胸闷、气短、肠胃功能紊乱、腹胀便秘、尿急尿频等。

8. 自杀观念和行为 患者感到生活中的一切都没有意义，有自杀意图，觉得死才是最好的归宿。可有自杀计划和行动，反复寻求自杀。在临床上自杀被认为是严重抑郁的一个标志，至少有25%的抑郁症患者有自杀企图或行为。有的患者会出现“扩大性自杀”，患者认为活着的亲人也十分痛苦，可在杀亲人后再自杀。有的患者为掩饰其自杀行为常面带笑容，称为“微笑抑郁”，有这种情况的患者通常自杀成功率极高，需高度重视。

9. 精神病性症状 一般在抑郁存在一段时期后可出现幻觉或妄想。内容可与抑郁心境相协调，如罪恶妄想，伴嘲弄性或谴责性幻听；也可与抑郁心境不协调，如被害妄想，没有情感色彩的幻听等。

知识链接

抑郁障碍的病因及发病机制

抑郁障碍病因及发病机制复杂，可能与遗传、神经生化、神经内分泌、神经影像学、心理社会因素均有一定的关系。机制目前尚未明确。神经生化相关研究认为5-羟色胺能（5-HT能）、去甲肾上腺素能、多巴胺能神经系统与抑郁障碍的发病密切相关。神经内分泌研究集中在下丘脑-垂体-肾上腺轴（HPA轴）、下丘脑-垂体-甲状腺轴（HPT轴）的功能改变。

5-HT直接或间接调节人的心境，其功能活动减退与抑郁障碍有关。根据症状的数量、类型及严重程度可将抑郁发作分为轻度、中度和重度抑郁。轻度和中度抑郁通常不会出现幻觉和妄想等精神病性症状，但躯体症状易见，社会功能也存在一定程度受损。重度抑郁常伴有精神病性症状，社会功能受损严重或基本丧失。不同程度之间的区分有赖于复杂的临床诊断，包括日常生活中的各种表现，但不同的严重程度之间不存在明显的界限，且在不同时段可相互变化。

（三）混合发作

混合发作表现为躁狂和抑郁症状在一次发作中同时出现，临床上较少见。通常在躁狂和抑郁快速转相时发生，例如一个躁狂发作的患者突然转为抑郁，几小时后又再复躁狂，给人以“混合”的现象。患者既有抑郁，又有躁狂的表现，如一个活动明显增多、讲话滔滔不绝的患者，同时存在严重的消极抑郁的想法；又如有抑郁心境的患者可伴有言语和动作行为的增多。一般情况下这种混合状态持续时间较短，多数患者较快转入躁狂相或抑郁相。

（四）轻躁狂发作

轻躁狂发作（hypomanic episode）的临床表现为持续至少数天的情绪高涨、精力充沛、活动增多、夸大和易激惹。其症状的严重程度与躁狂发作相比较轻，社会功能轻度受损。轻躁狂发作不伴精神病性症状，不伴社会功能严重损害，不需要住院治疗。

二、心境障碍临床类型

根据心境发作的类型及随时间变化的模式，心境障碍分为抑郁障碍和双相障碍。

（一）抑郁障碍

1. 单次发作抑郁障碍（single episode depressive disorder） 表现为1次抑郁发作，既往无抑郁发作史。

2. 复发性抑郁障碍（recurrent depressive disorder） 表现为至少出现2次以上的抑郁发作，2次发作间隔的至少数个月内没有显著的心境紊乱。

3. 恶劣心境障碍（dysthymia） 是一种以持续至少2年的心境低落状态为主的轻度抑郁，常伴有焦虑、躯体不适和睡眠障碍，从不出现躁狂，社会功能不受明显影响，且抑郁程度一般较轻。恶劣心境由于长久难以治愈，患者深感痛苦，多主动寻求治疗。恶劣心境与患者的性格及生活事件有较大关系。

4. 混合性抑郁和焦虑障碍（mixed depressive and anxiety disorder） 表现为在至少2周的大多数日子里同时存在抑郁和焦虑症状，且抑郁症状和焦虑症状群的严重程度及持续时间均达不到抑郁障碍和焦虑障碍的诊断标准。

（二）双相障碍

1. 双相障碍Ⅰ型（bipolar disorder type Ⅰ，BD-Ⅰ） 是指至少符合1次躁狂发作或混合发作、又有重性抑郁发作的情绪障碍。

2. 双相障碍Ⅱ型（bipolar disorder type Ⅱ，BD－Ⅱ） 是指至少出现1次轻躁狂发作和1次抑郁发作的情绪障碍。

3. 环性心境障碍（cyclothymia） 是指情感高涨与低落反复交替出现，但程度较轻，且均不符合躁狂或抑郁发作的诊断标准。其主要特征为持续性的心境不稳定，病程期较长，可一次持续数年，呈慢性病程，但有时存在相对正常的间歇期，且可稳定数月。环性心境障碍的心境不稳定通常与人格特征密切相关，但与生活应激无明显关系。

三、治疗及预后

（一）药物治疗

1. 躁狂发作的药物治疗 以心境稳定剂为主。

（1）锂盐 目前在临床上常用碳酸锂作为治疗躁狂发作的首选药物，它既可以治疗躁狂的急性发作，也可以用于缓解期的维持治疗；锂盐对典型心境发作、有明显缓解期的双相障碍Ⅰ型患者疗效更佳；一般从小剂量开始，7～10天内显效，疗程至少1年，药物宜饭后服用，以减少对胃肠的刺激。由于锂盐的治疗剂量比较接近于中毒剂量，因此在治疗过程中应定期监测血锂浓度，血锂浓度上限不宜超过1.4mmol/L，老年患者血锂浓度不宜超过1.0mmol/L。锂盐的不良反应主要有：恶心、呕吐、腹泻、多尿、多饮、手抖等。锂盐中毒则可有意识障碍、共济失调、高热、反射亢进、血压下降，心律失常、少尿或无尿等，必须立即停药，及时抢救。因此，需要密切观察患者服药后的不良反应和病情变化，尤其是年老体弱者更要慎重。

（2）抗癫痫药 一般在锂盐治疗效果不佳或有其他禁忌时选用，对于具有混合特征、快速循环特征的患者疗效较佳；主要有丙戊酸盐和卡马西平，也可与锂盐联用，但剂量应适当减少。

（3）抗精神病药 对部分伴有突出行为紊乱的患者，有时需要合并抗精神病药，如氯丙嗪、氟哌啶醇、氯氮平、利培酮和奥氮平等，往往能较快地控制躁狂发作。抗精神病药物剂量视病情严重程度及药物不良反应而定。

2. 抑郁发作的药物治疗 目前临床上常用的抗抑郁药，见表8－1。

表8－1 常见抗抑郁药物的种类及代表药物

种类	代表药物
选择性5－HT再摄取抑制剂	氟西汀、舍曲林、帕罗西汀、西酞普兰和艾司西酞普兰
5－HT和NE再摄取抑制剂	文拉法辛、度洛西汀、米那普仑
NE和特异性5－HT能抗抑郁剂	米氮平
NE与DA再摄取抑制剂	安非他酮
多模式抗抑郁剂	伏硫西汀
三环类抗抑郁剂	阿米替林、多塞平、丙咪嗪
四环类抗抑郁剂	马普替林、米安色林

总体来说，上述药物的疗效相当，但各有特点，每种药物的有效率为60%～80%。新一代抗抑郁剂的副作用一般明显小于传统的抗抑郁药物（如三环类和四环类药物），药物起效时间约2～4周。在选择药物时要全面考虑患者症状特点、年龄、躯体状况、药物的耐受性、有无合并症，因人而异地个体化合理用药。同时，剂量逐步递增，尽可能采用最小有效量，使不良反应减至最少，以提高服药依从性。

3. 双相障碍的药物治疗 无论双相障碍为何种临床类型，均应以心境稳定剂（如锂盐、丙戊酸盐、卡马西平、拉莫三嗪等）为主要治疗药物，当抑郁发作明显时可在心境稳定剂使用的基础上谨慎联用抗抑郁药物。需要注意的是，双相障碍通常会以循环的方式反复发作，因此需要坚持长期治疗的原则以阻断反复发作。

（二）改良电痉挛治疗

对于躁狂症状严重、极度兴奋躁动、对锂盐治疗无效或不耐受的患者及伴有明显精神病性症状者，可单独应用或与药物治疗合并使用。有强烈自杀观念和企图、明显自责自罪、拒食、违拗和木僵者，以及对药物治疗效果欠佳或不耐受的抑郁患者，治疗效果好、见效快。通常隔日一次，8～12 次为一个疗程。合并药物治疗的患者应适当减少药物剂量。

（三）心理与社会干预

1. 躁狂发作的心理与社会干预 目前对躁狂发作患者的心理与社会干预主要配合药物治疗使用，单独使用疗效并不明显，一般适用于恢复期。常用的有行为治疗、认知治疗等。对于兴奋性高、意志增强的患者，应给予适当的娱乐活动以稳定其情绪、转移其病态的反应；对于易激惹的患者，应以疏导的方法向其解释，以转移其冲动行为；对于患者提出的要求，如合理的应尽量予以满足。患者的自知力恢复后，可采用认知疗法进行干预，纠正其不良的认知模式，消除不合适的行为模式。

2. 抑郁发作的心理与社会干预 对于有明显心理社会因素作用的抑郁发作、轻度抑郁发作和恢复期的患者，采取适当的心理与社会干预方法，可以提高患者治疗的依从性，从而增强和稳定治疗效果。干预方法多以支持性心理治疗为主，主要包括认知治疗、人际交往治疗、婚姻家庭治疗、行为治疗等一系列治疗技术。可以通过认知治疗，挑战抑郁障碍患者对自我、周围环境的不合理信念，帮助患者识别和矫正其对环境中负面信息过度关注，纠正其认知扭曲，以建立灵活、积极的思考方式，学习新的应对方式；通过人际交往治疗，可以帮助改善患者的心理适应能力和人际交往能力；通过婚姻家庭治疗，使患者获得更多的心理社会支持，提高患者的生活满意度，从而减轻抑郁症状；通过行为治疗，使患者反复训练、学习适应新环境，以矫正不良行为，构建积极的行为模式。

（四）预后

多数心境障碍患者经系统治疗后，预后较好，其临床症状可基本缓解或完全消失，社会功能恢复，一般不会出现明显的精神衰退。预后与反复发作、慢性化病史、躯体疾病、阳性家族史、病前适应不良、缺乏社会支持、治疗不恰当等因素有关。15%～20% 的患者可慢性化，残留有易激惹、情绪不佳和躯体不适等症状，社会功能不能恢复到病前水平。

PPT

第二节　心境障碍患者的护理程序

微课

对心境障碍患者进行护理时，应从患者的生理、心理、社会文化等多层面进行观察和系统分析，根据患者的自身情况制定科学规范的护理方案，以保证患者的安全及生理方面的需求，并推进治疗的顺利进行。

一、护理评估

对心境障碍患者的护理评估，不仅需要了解患者的个人史、家族史、既往史、发病规律、临床表现、用药情况、治疗经过，实验室检查和其他辅助检查（心理测评量表）等情况，还应从生理、精神、心理、社会状况等方面进行具体的评估与分析。

（一）生理状况评估

1. 躁狂发作的生理状况评估 评估患者的生命体征、意识状态；患者是否因自我感觉良好而忽视躯体不适，常处于面色红润、心率加快、瞳孔轻度扩大和便秘等交感神经兴奋状态；评估患者营养状况，饮食有无暴饮暴食、食欲旺盛，体重是否减轻；患者睡眠需要是否减少；患者照顾个人卫生、生活自理能力如何；性功能是否亢进。

2. 抑郁发作的生理状况评估 评估患者的生命体征是否正常；患者是否自我感觉躯体不适，疲乏无力、胸闷气短，具备各种躯体症状，有无肺炎或其他感染；评估患者营养状况，有无食欲减退、胃肠不适、体重减轻或增加；评估患者是否存在入睡困难、早醒、多梦等睡眠障碍；有无便秘、排尿困难或尿潴留；性功能是否下降或性生活乐趣缺失。

（二）精神状况评估

1. 躁狂发作的精神状况评估 重点评估患者的思维、情感、意志活动等方面，如患者是否存在思维奔逸、自我评价过高、夸大妄想等，是否存在心境高涨、活动明显增多、精力旺盛等，评估患者睡眠需要情况，重点评估患者有无外逃、冲动、伤人、毁物等企图和行为。此外，评估患者对疾病的自知力以及对治疗护理的配合情况。除了对患者进行精神检查之外，还需要使用量表进行评估。常用量表有Young 躁狂评定量表（YMRS）、Bech－Rafaelsen 躁狂量表（BRMS）。

2. 抑郁发作的精神状况评估 重点评估患者抑郁表现、程度、周期和持续时间。如患者是否存在抑郁心境、思维迟缓，是否存在无价值感、无望无助感、幻觉、妄想、自杀意念等，是否存在兴趣缺乏、有无明显活动减少、回避社交、懒散少动以及个人卫生失去自理能力。特别注意评估是否具有消极观念、行为及潜在的危险程度，评估患者对疾病的认识态度以及自知力状况。除了对患者进行精神检查之外，还需要使用量表进行评估。常用量表有汉密尔顿抑郁量表（HAMD）、蒙哥马利－艾森贝格抑郁评定量表（MADRS）、宗式抑郁自评量表（SDS）、Beck 抑郁问卷（BDI）等。

（三）心理状况评估

1. 躁狂发作的心理状况评估 评估患者病前性格特征及思维模式、环境适应能力，是否有过精神创伤；评估患者所面临的困难和可能出现的问题，应对压力的心理行为方式和效果。

2. 抑郁发作的心理状况评估 评估患者病前个性特点，是否敏感多疑、多愁善感，患者病前是否遭受重大负性生活事件，患者所面临的困难和可能出现的问题，应对压力的心理行为方式和效果。

（四）社会状况评估

对心境障碍患者进行社会状况评估，基本上从患者的社会功能、人际关系、社会支持、经济状况等方面进行。在社会功能方面，评估患者能否承担社会角色及其相应的任务，评估患者的人际交往、沟通能力以及对待社会活动的态度；在社会支持方面，评估社会、家庭、亲朋好友对患者的关注与支持度，对疾病的认知度，对患者是否关心及能否有效帮助患者早日康复；在经济状况方面，评估患者从事职业，收入状况、家庭负担、是否有能力支付患病所需要的费用等。

二、护理问题

心境障碍患者的护理问题多种多样，在进行护理时应重视优先次序，将威胁患者生命安全、对健康有重大影响的问题放在突出位置，并作为护理工作的重点。

（一）躁狂发作的护理问题

1. 有暴力行为的危险（针对他人） 与易激惹、过分要求受阻有关。

2. 睡眠型态紊乱 入睡困难、早醒与精神运动性兴奋、精力旺盛有关。

3. 有受伤的危险 与易激惹、活动过多有关。

4. 卫生/穿着/进食自理缺陷 与躁狂兴奋、无暇料理自我有关。

5. 营养失调：低于机体需要量 与兴奋消耗过多、进食无规律有关。

6. 自我认同紊乱 与夸大妄想的内容有关。

7. 便秘 与生活无规律、饮水不足有关。

（二）抑郁发作的护理问题

1. 有自伤（自杀）的危险 与自我评价低、悲观绝望等情绪有关。

2. 卫生/穿着/进食自理缺陷 与精神运动抑制、无力料理自我有关。

3. 睡眠型态紊乱 入睡困难、早醒与情绪低落、绝望等有关。

4. 营养失调：低于机体需要量 与抑郁致食欲下降及自罪妄想有关。

5. 自我认同紊乱 与自我评价过低、无价值感有关。

6. 个人应对无效 与情绪抑郁、无助感、精力不足有关。

7. 焦虑 与无价值感、罪恶感、自责等有关。

8. 便秘 与日常活动减少、胃肠蠕动减慢有关。

三、护理目标

（一）躁狂发作的护理目标

（1）患者能控制自己的情感，不发生冲动伤人、毁物行为。

（2）患者生活逐渐规律化，保证饮水量，便秘缓解或消失，睡眠充足。

（3）通过护理，建立良好的护患关系，患者愿意接受治疗与护理。

（4）患者过多的活动量减少，机体消耗与营养供给基本平衡。

（5）患者的生活自理能力明显改善。

（6）患者的疾病症状得到有效控制，自我认同基于现实且趋于稳定。

（二）抑郁发作的护理目标

（1）住院期间患者未伤害自己，恢复生活自理能力。

（2）患者膳食、营养与水分均衡，维持正常体重，维持正常排泄。

（3）患者的睡眠充足且保证睡眠质量。

（4）患者的疾病症状得到有效缓解，对治疗效果有信心，治疗期间无消极行为发生。

（5）通过建立良好的护患关系，患者社会交往能力有所改善。

（6）患者自我评价提高，改善不良认知。

（7）患者能用适当方式宣泄不良情绪，建立积极有效的应对方式。

四、护理措施

对心境障碍患者进行护理时，应根据患者的临床诊断和症状表现，充分考虑患者的个体差异，在护理措施上必须遵循个体化的原则。

（一）基础护理

1. 躁狂发作的基础护理

（1）生活护理 鼓励患者自行料理个人卫生，对患者异常的打扮和装饰给予委婉的指正，指导其更好地体现个人修养和身份。对兴奋不合作的患者，应做好晨晚间和日常生活护理，如协助或督促其起床洗漱，穿戴整齐。观察患者的大小便情况，避免发生便秘，发现问题及时与医生沟通。此外，还应协助和指导女性患者经期护理。

（2）饮食护理　患者因过度忙碌其自认为有意义的活动，其言语和行为增多，体力消耗大，容易造成营养和水分的不足。护理人员应主动为患者提供富有营养的食物和水分，以保证营养和水、电解质的平衡，维持机体所需。患者进餐时应注意减少干扰，避免激惹，尽量安排单独的房间。如果患者处于极度兴奋或激越状态，应在数名护理人员的协助和保护下进行喂食。在适当时机可向患者讲解饮食无规律的危害，引导患者主动地正常进食。

（3）睡眠护理　患者自觉精力充沛，睡眠需求减少，护理人员应为患者建立有规律的作息计划，提供安静舒适的睡眠环境，教会其促进睡眠的方法，如晚饭不宜过饱、睡前用热水泡脚、听轻音乐等，睡前避免激烈的刺激和活动，使患者保持稳定情绪，得到充分休息，保证每天睡眠时间在7～8小时，并做好睡眠记录。对于存在严重睡眠障碍的患者，应遵医嘱给予药物辅助入眠。

2. 抑郁发作的基础护理

（1）生活护理　患者因受病情影响，不注重个人仪表及卫生，护理人员应鼓励和协助患者自行料理个人卫生及改善自我形象，当患者出现正向改变时，给予鼓励和表扬，以增其信心。对于个人生活完全不能自理者，应做好生活料理，并训练其日常生活能力。对于严重抑郁患者可能出现长期卧床不动的情况，应帮助患者翻身、被动运动等，以防止压疮发生。观察患者每日的排泄情况，防止发生便秘，必要时可以给予灌肠或缓泻剂，促其排便。

（2）饮食护理　大多数抑郁患者食欲减退，应提供营养丰富的饮食，尽量满足其饮食习惯。对于自责、自罪、拒绝进食的患者，要耐心劝导，尽量陪伴患者进餐。对于确实拒食者，必要时可以给予喂食、鼻饲或静脉补充营养以维持机体所需。

（3）睡眠护理　抑郁患者多有入睡困难、早醒等睡眠障碍，应提供良好的睡眠环境，鼓励患者白天多参加体育和娱乐活动，教会患者一些自我放松的方法，如深呼吸、肌肉放松训练等，减少日间卧床时间，睡前避免剧烈运动、讨论病情和会客，睡前可用热水泡脚、饮热牛奶或洗热水澡以助入眠。必要时可遵医嘱服用镇静催眠类药物诱导睡眠。

（二）症状护理

1. 躁狂发作的症状护理　患者出现兴奋、易激惹、躁狂持续状态时，护理人员应运用有效的沟通技巧，注意言语不要刺激患者，必要时进行保护性约束或隔离。患者出现冲动、毁物、暴力行为时，护理人员应详细评估患者的暴力倾向，及早发现暴力行为的征兆并采取预防措施。一旦患者出现冲动毁物时，以简单清晰的言语直接提醒其行为后果，制止过激行为。如不能有效制止时，可适当限制患者的活动范围，必要时进行保护性约束，约束时应注意患者的体位舒适，防止造成躯体受伤，切不可将约束作为惩罚患者的手段。

2. 抑郁发作的症状护理　患者出现自杀观念及行为时，护理人员要与患者建立良好的治疗性人际关系，密切观察患者的心理状况及消极行为发生的规律，并能预见可能发生的后果。患者如表达“活着没有意思”“我不想活了”等消极言语，或情绪由悲伤突然转为正常甚至高昂，应格外注意和严加防范患者出现自杀企图或行为。患者的活动应在护理人员的视线范围内进行，外出、如厕、洗澡时应有专人陪护，禁止单独外出活动及在危险场所逗留。加强病房设施的安全检查及巡视，杜绝安全隐患。患者一旦出现自伤或自杀行为时，应立即隔离，配合医生采取有效的抢救措施。此外，当患者家属前来探视时，向其交代病情，取得家属的配合与帮助，做好患者的疏导工作。

患者出现意志行为减退时，护理人员应耐心开导，引导患者注意外界事物，鼓励患者多参加一些力所能及的体育或娱乐活动。当患者出现负性情绪或观念时，应帮助患者回顾自身优点与成就，以增加其正性情绪或观念，树立其乐观生活的信心。针对抑郁性木僵的患者，要注意预防其长期卧床不动导致压疮，做好受压部位皮肤的护理，当出现便秘与尿潴留等情况，必要时给予灌肠和导尿护理，同时还要预防并发症的发生。

（三）安全护理

1. 躁狂发作的安全护理

（1）提供安全和安静的治疗护理环境　患者易受环境的影响，嘈杂、混乱、拥挤的环境，视听觉上的不良刺激易导致患者躁动不安，应提供相对宽大的空间，室内物品要求简单，以防止患者兴奋时毁物自伤或伤人。注意室内的物品颜色淡雅及摆放整洁，以减少所处环境的刺激和干扰，保证患者的安全和情绪稳定。对极度兴奋、躁动的患者应安置在单间病房内。

（2）严密观察病情变化和言语行为　对患者的病情变化要密切关注，尽量满足患者相对合理的要求，对于不合理、无法满足的要求也应尽量避免采用简单、直率的方法直接拒绝，可以根据当时的情景尝试采取婉转、暂缓、转移等方法，适当做些解释和疏导，言语上避免激惹患者。对异常行为要耐心劝说，在护理人员的看护和引导下让患者多参加一些体育或娱乐活动，以转移其注意力和发泄过剩精力。对于出现严重破坏行为的患者，必要时可以遵医嘱进行保护性约束或隔离。尽量避免将患者与精神运动性兴奋、敌对、冲动行为的患者安排在一起，防止意外发生。此外，护理人员在工作中若与患者发生躯体接触时应谨慎，必要时可以数名护理人员一起进行。

（3）定时巡视和安全检查　加强巡视，做好交接班工作，确保患者安全。加强病区环境及安全检查，门窗及锁等设施损坏时要及时维修，严禁打火机、刀、剪、玻璃等锐器带入病房。同时做好患者家属安全知识的宣传教育。

2. 抑郁发作的安全护理

（1）病房环境布局　将患者安置在光线明亮、空气流通、整洁舒适的环境中，房间布置以明快色彩为主，以营造温馨的气氛，调动患者良好的情绪，增强生活信心。

（2）加强巡视和安全检查　对病房的门窗、电源等设施加强检查，如有损坏及时维修，严格做好药品及危险物品的保管，检查患者的床单位，以防其藏匿危险物品，严禁患者携带刀、剪、玻璃、铁钉、玻璃、打火机、皮带、围巾等物品，谨防患者将此类物品作为自杀工具。同时应注意医疗用品不能遗留病房，如体温计等，谨防患者吞食咬伤等意外。

（3）对有自伤、自杀危险患者的重点防护　将患者安置于重点看护房间，24 小时专人监护。禁止患者单独活动，限制其活动范围，防止出走，外出一定要有护理人员陪同。

（四）药物护理

1. 躁狂发作的药物应用护理　护理人员要遵医嘱执行给药，教育患者坚持服用药物，说明服药的重要性和必要性，强化服药意识，提高患者的治疗配合性。注意观察药物疗效及不良反应，尤其对使用碳酸锂治疗的患者，密切关注用药反应，预防出现锂盐的不良反应或中毒反应。发现患者出现恶心、呕吐、手部细小震颤等应通知医生及时采取措施，当患者需要进行药物注射治疗时，要严格遵医嘱核准药物剂量，以保证用药安全。

2. 抑郁发作的药物应用护理　护理人员应确保患者的用药安全，让患者每次服药时全部服下，防止患者藏药、吐药，服药后检查患者的口腔和药杯，观察用药后的行为及反应。针对有些患者因担心药物副作用而拒绝服药时，应反复强调药物治疗的积极作用，并采取适当措施降低药物不良反应对患者造成的不良影响。若患者需要同时使用多种药物时，应了解用药原因并向患者耐心解释，注意配伍禁忌。

（五）心理护理

1. 躁狂发作的心理护理　护理人员应加强与患者的心理沟通，关心和尊重患者，保持工作热情。与患者接触和交流时，避免流露出厌烦的表情和言语，要注意方式、方法和态度，以取得患者的信任，建立良好的护患关系。掌握病情变化规律，启发和帮助患者以正确态度对待疾病。掌握心理学等学科知识，通过语言、非语言影响或改变患者的心理状态和行为。注意不用刺激性言语，以免影响患者情绪，造成不良后果。给患者进行治疗护理时，应耐心做好解释工作。当患者发生冲动、攻击行为时，应沉着冷静、避免言语刺激，采取相应措施，控制冲动、攻击行为。要充分认识到该阶段患者的心理变化和精神负担的多样性，指导和帮助患者正确评价和认识自我，帮助患者建立人际关系及学习和掌握社交技巧，使患者的各项社会功能尽快恢复。

2. 抑郁发作的心理护理　护理人员应以耐心、诚恳的态度关心患者，注意倾听、尊重等沟通技巧，给予患者宣泄不良情绪的机会，以取得患者的信任，建立良好的护患关系，掌握病情变化规律。针对患者的抑郁情绪要给予理解，加强心理疏导，运用治疗性沟通技巧，尽量选择患者感兴趣和关心的话题，鼓励和引导其回忆以往的愉快经历或体验，激励患者对美好生活的向往。同时，应用认知治疗的方法帮助患者识别负性思维，纠正不良认知，以建立合理的认知评价模式。注重患者的人际交往训练，通过教育学习、行为指导等方法，增强患者的社交能力，改善消极应付方式，矫正不当行为，为患者重返社会、独立处理问题打好良好基础。

（六）健康教育

1. 对患者的健康教育　向患者介绍心境障碍的症状、特点及性质等知识，教会患者发现药物不良反应和预防疾病复发的方法。做好解释工作，让患者正确对待疾病，了解药物治疗的重要性，使患者意识到坚持用药、定期复查的积极意义。同时，指导患者学习和训练社交技巧，纠正认知偏差，养成良好生活习惯，指导患者进行社会功能恢复与改善的相关训练。

2. 对家属的健康教育　指导家属学习有关疾病的知识、识别疾病复发的征兆，指导家属密切观察患者的病情变化和药物不良反应，帮助患者管理药物并监护其按时服药。当出现异常情况时，要提早干预、及时就诊。同时，指导帮助家属改善与患者的人际关系，让其充分意识到心理社会支持对患者康复的重要性。

五、护理评价

（1）患者的基本生理需求是否得到满足，营养状况是否良好，体重是否恢复正常，睡眠是否维持正常，生活自理能力是否恢复。

（2）患者情感高涨或低落症状是否有效缓解，自知力是否恢复。躁狂患者冲动、破坏、伤人等行为是否明显改善，抑郁患者自伤、自杀企图或行为是否得到显著控制。

（3）患者是否能正确认识疾病及相关知识、分析自己病态行为，是否学会控制和宣泄不良情绪，是否能正确表达自身需求与意愿。

（4）患者是否能与护理人员和病友进行正常交流，人际沟通与交往能力是否明显改善，是否能主动配合治疗和护理、积极参加各项治疗性活动，社会适应能力是否有效恢复。

目标检测

一、最佳选择题

1. 抑郁症的主要症状是
   A. 情感淡漠
   B. 情感倒错
   C. 情感高涨
   D. 情感低落
   E. 易激惹
2. 抑郁发作最基本的症状是
   A. 自我感觉差
   B. 思维迟缓
   C. 行动迟缓
   D. 自责自罪
   E. 抑郁心境
3. 抑郁发作时的生物学症状不包括下列哪项
   A. 睡眠紊乱
   B. 食欲紊乱
   C. 乐趣丧失
   D. 性功能减退
   E. 精力丧失
4. 某抑郁症患者经常藏药或拒绝服药，护理人员最应该做的是
   A. 把患者约束起来
   B. 服药前检查口腔和舌下
   C. 服药后观察患者是否吐药
   D. 向患者告知服药的重要性
   E. 把药碾碎放到饭里
5. 患者，女，30岁。因持续心情低落，觉得活的没有意思，有割腕、用美工刀划伤自己的行为。制定护理目标时，短期目标为
   A. 能够掌握良好的应对技巧，以取代自我伤害的行为
   B. 患者不再有自杀的意向，出院后无自我伤害的行为
   C. 对自己的生活有正向的认识，并能够维持良好的身体状况
   D. 患者能够表达自己内心的痛苦体验，并向医护人员讲述
   E. 能够安心住院
6. 患者，女，18岁学生。近两个月出现情绪低落，少语少动，兴趣减退，常常觉得疲乏无力，食欲差，悲观绝望，有多次自伤自杀行为，经过住院治疗一个月后好转。关于该患者出院时的家庭护理，叙述不恰当的是
   A. 改善家庭氛围，减少家庭环境中的不良应激
   B. 督促患者参与社交活动训练，改善患者的社交技能
   C. 为患者购买抑郁症自助手册，学习疾病知识
   D. 给予患者信任感，定期为患者购买药物并交其保管
   E. 观察评估患者的情绪状况，指导情绪管理技巧
7. 患者，女，19岁。因情绪低落，睡眠差伴自杀想法两月入院。入院后拒绝进食，称自己准备绝食自杀。护士采取的措施首要的是
   A. 饮食护理
   B. 睡眠护理

C. 日常生活护理　　D. 心理护理

E. 适当安排娱乐活动

8. 患者，女，16 岁，学生。近一月出现情绪低落，少语少动，兴趣减退，疲乏无力，食欲差。最能提示患者有可能出现自杀行为的是

A. 患者拒绝参加治疗，跑回房间呆坐　　B. 患者将自己珍爱的东西送他人

C. 打电话时发脾气，摔杯子　　D. 易怒，发脾气

E. 患者拒绝与他人说话

9. 患者，女，22 岁，总经理助理。因兴奋话多，疑受人害，行为紊乱 1 周入院。1 周前因工作上的疏忽被总经理批评，之后出现兴奋话多，怀疑同事害她，因此不停地给同事打电话质问为什么要害她，乱发短信给单位的同事，同事收到短信后觉得患者莫名其妙。入院后治疗 10 天，患者不再怀疑别人要害她，但仍表现话多，活动多，纠缠医生，见人就打招呼。此患者最可能的诊断是

A. 分裂情感性精神病　　B. 精神分裂症

C. 分裂性精神病　　D. 躁狂发作

E. 急性应激障碍

二、问答题

1. 试述双相障碍患者间歇期的药物应用护理？

2. 环性心境障碍的护理问题有哪些？

三、案例分析

情景案例：患者，男，35 岁，已婚，大专文化，公司职员。主诉：情绪低落 3 个月，加重 1 周。现病史：3 个月前因家庭生活事件（大哥因精神疾病自费住院，花销大）出现心情差、闷闷不乐，不想说话、愁眉不展；做事情兴趣减退，以前酷爱的游泳也不感兴趣，觉得每天生活平平淡淡，妻子在外地工作，由自己接送孩子上下学，辅导功课，送课外班，没有时间做其他事情，觉得生活没什么乐趣，为了父母亲和孩子，为了尽责任而活着，有悲观厌世想法；工作中经常出错，跟同事之间交往感觉多余，认为大家都带着面具生活，时常感到疲乏，没有精神，伴失眠，入睡困难，凌晨 3 点醒来难以入睡，起床干家务，伴有心烦焦虑，听到声音大时心烦，思虑多，胡思乱想。患者否认有兴奋话多病史。近 1 周丈母娘因心力衰竭住院，患者上述症状加重，不想工作交友，食而无味，有自杀念头。

问题：

（1）该患者存在哪些精神症状？由此症状您考虑哪些诊断？

（2）如患者进行住院治疗，应做好哪些护理工作？

（郝兴华）

书网融合……

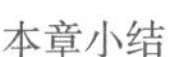
本章小结

微课

题库

第九章　焦虑及恐惧相关障碍患者的护理

学习目标

知识要求：

1. **掌握**　焦虑及恐惧相关障碍的概念和特点以及护理评估。
2. **熟悉**　焦虑及恐惧相关障碍常见类型的临床表现；护理问题。
3. **了解**　焦虑及恐惧相关障碍病因；治疗原则。

技能要求：

培养识别各类焦虑及恐惧相关障碍的能力，学会应用放松技能减缓焦虑及恐惧发作。

素质要求：

独立完成放松技能练习，降低学习、就业中的焦虑情绪，维护自身心理健康。做好人生规划，将个人理想与中国特色社会主义共同理想相结合，树立正确的择业观、就业观。

焦虑及恐惧相关障碍（anxiety and fear－related disorders）表现为过度的恐惧、焦虑以及相关的行为紊乱，症状足够严重以导致显著的痛苦，或导致个人、家庭、社交、学业、职业或其他重要领域功能的显著损害。恐惧与焦虑两种现象的关系十分密切。恐惧是对当下感知到的、紧迫威胁的反应，而焦虑则是对未来预期性威胁的反应。区别焦虑与恐惧障碍，关键在于寻找引起这种障碍特定的焦虑集中点，即激发这种焦虑或恐惧的刺激或环境。

案例引导

案例：患者，女，32岁，已婚，银行职员。患者因突发紧张、恐惧，伴胸闷、呼吸不畅半小时由120急诊入院。患者近来因工作劳累，常感疲劳。半小时前在工作中突然感到紧张、恐惧，伴胸前区不适，迅速发展为胸闷、呼吸不畅，患者怀疑可能是心脏病发作，有濒死感。在同事的帮助下由120急诊入院。刚到医院，患者的症状逐渐缓解。患者半年前多次有类似发作，每次持续半小时后自行缓解，发作后心电图正常。入院后，生命体征及内科相关检查无异常发现。精神检查意识清晰，焦虑、紧张情绪，无抑郁情绪。

讨论：

1. 该案例中患者的症状有哪些？
2. 按照护理程序如何实施护理？

PPT

第一节　概　述

焦虑及恐惧相关障碍的发病与遗传因素、环境因素、个体差异等多种因素有关。遗传方面，焦虑及恐惧相关障碍常有家族聚集性，具有阳性家族史的后代患病的概率明显增加；环境方面，负性生活事件、不良的家庭教养方式、应激等因素常与发病有关；个体因素方面，气质特点、不良的认知方式、不成熟的心理防御机制等也是发病的风险因素。

一、临床类型

（一）广泛性焦虑障碍 微课

广泛性焦虑障碍（generalized anxiety disorder，GAD）又称慢性焦虑障碍，常缓慢起病，是以无法控制地对诸多事情过度担心和紧张为特征的一种精神障碍。主要表现有以下几点。

1. 精神性焦虑　精神上的过度担心为核心症状。患者不能明确困扰或担忧的对象，只是一种提心吊胆、惶恐不安的内心体验，称自由浮动性的焦虑。有的患者担心的是现实生活中可能发生的事情，但其担心、焦虑和烦恼的程度与现实很不相称，称预期性焦虑。警觉性增高可表现为对外界刺激敏感，易于出现惊跳反应；注意力难以集中，易受干扰；难以入睡、睡中易惊醒；情绪易激惹等。

2. 躯体性焦虑　主要表现为运动不安与肌肉紧张。运动不安可表现为搓手顿足、不停地来回走动、不能静坐，无目的的小动作增多。肌肉紧张表现为一组或多组肌肉不舒服的紧张感，严重时肌肉酸痛，多见于胸部、颈部及肩背部肌肉。

3. 自主神经功能紊乱　表现为心动过速、胸闷气短，头晕头痛，皮肤潮红、出汗或苍白，口干、胃部不适、恶心、腹痛、腹胀、便秘腹泻、尿频等。有的患者可出现早泄、勃起功能障碍、月经紊乱等。

4. 其他症状　患者常合并恐惧、抑郁、强迫、疲劳等症状。

（二）惊恐障碍

惊恐障碍（panic disorder，PD）又称为急性焦虑障碍，其主要特征是突然发作的、不可预测的、反复出现的、强烈的惊恐体验，这种惊恐发作不限于特定的刺激或情境。一般历时5～20分钟，伴有失控感或濒死感，并伴有自主神经功能失调的症状。其终身患病率1%～4%，女性是男性的2～3倍。惊恐障碍的主要表现如下。

1. 惊恐发作（panic attacks）　是指患者在无特殊的恐惧性处境时，突然感到一种突如其来的紧张害怕、恐惧感，此时患者伴有濒死感，失控感、大难临头感；患者肌肉紧张，坐立不安，全身发抖或全身无力；常常有严重的自主神经功能紊乱症状，如出汗、胸闷、呼吸困难或过度换气、心动过速、心律不齐、头痛、头昏、四肢麻木和感觉异常等，部分患者可有人格或现实解体。惊恐发作起病急骤，终止迅速，通常持续20～30分钟，很少超过1小时，但不久可突然再发。发作期间患者始终意识清晰。

2. 预期焦虑（apprehensive expectation）　是指患者在发作后的间歇期仍心有余悸，担心再发和（或）担心发作的后果，虚弱无力，需数小时到数天才能恢复。

3. 回避行为（avoidance behavior）　60%的回避行为患者对再次发作有持续性的焦虑和关注，害怕发作产生不幸后果。回避与发作相关的工作或学习场所，如不敢独处，不敢到人多热闹的场所。

知识链接

焦虑障碍的心理因素

精神分析学派认为焦虑障碍的产生来源于患者过度的内心冲突，并且强调童年期的负性心理体验被压抑在潜意识中，一旦遇到特殊境况或压力激发，便成为意识层面的焦虑。行为主义学派认为焦虑是一种习得性行为，即个体感到安全受到威胁时所形成的条件反射。认知学派的观点是人们对时间的认知评价为焦虑障碍发生的中介。当个体对情境做出危险的评价时，便会激活体内边缘系统、交感神经系统和HPA轴等引发焦虑反应。

（三）场所恐惧症

场所恐惧症（agoraphobia）表现为对多个可能难以逃脱、求助的情境有明显而过度的担心、焦虑。所恐惧的对象是特定的场所或情境，尽管当时并无危险。恐惧发作时往往伴有显著的自主神经症状。患者所恐惧的有以下场所或处境：使用公共交通工具、在拥挤的人群中、独自离家外出（在购物、电影院或排队中）等。因为害怕这些情境会造成特定的不良后果，患者出现持续性的焦虑。患者虽然明白恐惧是过分的或不合理的，但仍然主动回避这些场所或情境，使患者的工作、学习和其他社会功能受到显著损害。主要表现为患者害怕处于被困、窘迫或无助的环境，在这些自认为难以逃离、无法获助的环境中恐惧不安。患者因此回避这些环境，甚至可能完全不能离家。常常有预期性焦虑，持续恐惧下一次发作的可能场合和后果。

（四）社交焦虑障碍

社交焦虑障碍（social anxiety disorder，SAD）又称社交恐惧症（social phobia）是以在社交场合持续紧张或恐惧，回避社交行为为主要临床表现的一类焦虑恐惧障碍。美国社交焦虑障碍的终身患病率为13.3%，女性明显多于男性，平均发病年龄为15岁；社交焦虑障碍的核心症状是显著而持续地担心在公众面前可能出现丢丑或有尴尬的表现，担心别人会嘲笑、负性评价自己，在别人有意或无意的注视下，患者就更加拘束、紧张不安，因此常常回避社交行为。患者在极端情形下可导致社交隔离，并因此导致职业或其他社会功能受损。

（五）特定恐惧症

特定恐惧症（specific phobia）又称单一恐惧症（simple phobia）即对某一具体的场景、物体或活动具有不合理的恐惧，恐惧的对象多是特定的自然环境（如雷鸣、高处、黑暗），动物（如昆虫），处境（如飞行、电梯、密闭空间），害怕感染某种疾病（如艾滋病）等。患者为减少焦虑而采取回避行为。患者不仅恐惧这些场景或物体本身，更担心接触之后产生可怕后果。特定恐惧症经常在童年或成年早期出现，女性多于男性，不加治疗可持续数十年。

（六）分离焦虑障碍

分离焦虑障碍（separation anxiety disorder）一般起病于童年早期阶段，患者针对与所依恋的人（通常是父母或其他家庭成员及照料者）分别而产生的显著的、过度的恐惧或焦虑症状。而成人的分离焦虑障碍通常与配偶及儿女相关。分离焦虑障碍的表现包括：害怕依恋对象受到伤害或遭遇不测，不愿离家上学或上班，分离时反复而过度的痛苦。这些症状持续至少数个月，且足够严重以导致显著的痛苦，或导致个人、家庭、社交、学业、职业或其他重要领域功能的显著损害。

（七）选择性缄默

选择性缄默（selective mutism，SM）表现为患者讲话的场合及对象具有明显的选择性，且受情绪制约，患者在某些场合（如在家中）可以表现出充分的语言能力，但在某些要求进行语言交流的特定场合（通常在学校、面对陌生成年人）却持续地不能说话，其发生并非由于器官功能障碍或语言理解障碍等原因引起，将妨碍患者的学业、职业表现，并影响社交性沟通。这些紊乱持续至少1个月，甚至数年。该障碍多起病于童年早期（5岁前）。患者常伴有显著的气质特点，如社交焦虑、胆小、退缩、固执、敏感和违抗等。

二、治疗及预后

（一）焦虑及恐惧相关障碍的治疗

由于焦虑及恐惧相关障碍的发生主要与个性特征、心理社会应激因素有密切关系，因此，“生物—

心理—社会”模式综合治疗是获得最佳疗效的方法；在药物治疗的基础上，有效的心理治疗必不可少，不仅可以缓解症状，对部分患者可能达到根治的目的。

1. 药物治疗　药物治疗的优点是控制靶症状起效快，尤其是早期与心理治疗合用，有助于缓解症状、增强患者治疗信心。常用治疗焦虑及恐惧相关障碍的药物如下。

（1）抗焦虑药　①苯二氮䓬类药物：地西泮、阿普唑仑、氯硝西泮、劳拉西泮等；②非苯二氮䓬类药物：丁螺环酮、坦度螺酮。

（2）具有抗焦虑作用的抗抑郁药　①氟西汀、帕罗西汀、舍曲林、艾司西酞普兰等；②TCAs：多塞平；③SNRIs：文拉法辛、度洛西汀、米那普仑。应针对不同临床类型酌情选用。

2. 心理治疗　是治疗焦虑及恐惧相关障碍的基本方法，因不同心理学派对焦虑及恐惧相关障碍发病机制的认识不同，心理治疗方法也不一致。常用方法有心理健康教育、解释性心理治疗、支持性心理治疗、认知行为治疗、放松疗法、系统脱敏疗法、暴露疗法、游戏治疗等。此外，要重视与患者建立良好的护患关系，以足够的耐心、同情、接纳的态度对待患者的诉说，理解患者体验的真实性，赢得患者的信任是提高治疗方法有效性的重要条件。

（二）焦虑及恐惧相关障碍病程及预后

广泛性焦虑障碍起病缓慢，病程迁延，自行缓解者少。发病年龄越早，症状越重，社会功能受损越显著，预后越不理想。惊恐障碍患者部分会在几周内完全缓减，病程超过半年的患者容易发展为慢性波动性病程。约有半数患者伴有抑郁发作，要重视患者自杀的情况。大多数恐惧症患者起病缓慢，社交焦虑障碍多在童年后期或少年期起病，场所恐惧症则多起病于 20～40 岁，病程越长，预后越差。分离性焦虑障碍幼年起病，随环境改变或年龄增长症状逐渐减轻，预后良好。选择性缄默起病隐匿，大部分患者随年龄增长病情缓减，部分患者的语言、行为或情绪症状延续至成人，及早诊断及时干预能改善预后。

PPT

第二节　焦虑及恐惧相关障碍患者的护理程序

焦虑及恐惧相关障碍护理的评估重点是生理功能、精神症状、心理功能、社会功能等方面。护士通过对患者的评估实施针对性、个性化的护理，对患者呈现的困难和问题进行分类，整理出有优先次序的护理问题，并运用护理程序为患者做好整体护理。

一、护理评估

（一）生理状况评估

评估患者的生命体征，饮食、营养和睡眠情况，患者的日常生活及其自理情况，评估患者的躯体内感不适的严重程度和性质，并鉴别是器质性还是心因性，患者的家族史、既往疾病史、现病史、用药情况及诊疗情况等。

（二）精神症状评估

评估患者的焦虑、惊恐发作及恐惧症状具体特征以及伴随的躯体症状和行为表现等。

（三）心理状况评估

评估患者病前个性特质、思维方式、认知反应和情感表现，评估患者病前面对应激性事件的应对方式。此外，可通过与患者的交谈、观察以及应用心理评估问卷等方式来帮助全面评估其心理状态。

（四）社会状况评估

评估患者的人际关系、家庭婚姻状况、社会支持系统、家庭经济状况，对于儿童青少年，重点要评估家庭社会环境，如父母养育方式、童年期创伤经历、同伴关系等因素。此外，还应评估患者的症状是否影响其生活、工作、学习及娱乐等。

二、护理问题

1. 睡眠型态紊乱 与严重焦虑引起的躯体不适感有关。

2. 营养失调：低于机体需要量 与紧张、焦虑等情况导致食欲下降有关。

3. 焦虑 与分离、未来预期性威胁有关。

4. 恐惧 与惊恐发作、自主神经功能紊乱、特定场所、物体、情景有关。

5. 自我认同紊乱 与缺乏自信、角色功能转变及自尊低下有关。

6. 社会交往障碍 与社交焦虑、选择性缄默有关。

7. 个人应对无效 与知识缺乏、无力应对压力情境有关。

三、护理目标

（1）患者症状减轻或消失。

（2）患者的生理、心理需要得到满足，舒适度增加。

（3）患者能正确认识疾病表现及其与内心冲突的关系。

（4）患者能有效运用心理防御机制及应对技巧处理应激，控制不良情绪。

（5）患者能与他人建立良好的人际关系，社会功能基本恢复。

（6）患者的社会和家庭支持逐步提高。

四、护理措施

（一）基础护理

1. 生活护理 指导患者合理安排作息时间，养成定时排便习惯；保持皮肤清洁、衣物和床铺整洁。

2. 饮食护理 提供易消化、有营养的饮食及良好的就餐环境；对有躯体疾病的患者应严格执行医嘱，予以适宜饮食；对拒食、厌食患者应反复劝说，必要时给予鼻饲或静脉补液。

3. 睡眠护理 合理安排睡眠时间，引导患者白天多参加工娱活动，进行适当体育锻炼，教导患者夜间运用放松疗法等提高睡眠质量；创造良好的睡眠环境；加强夜间巡视，防止意外事件发生。

4. 密切观察患者的病情变化，做好护理记录。

（二）症状护理

帮助患者恢复或改善社会功能，护理人员应遵循以下原则：接受患者的症状，理解患者；帮助患者认识症状，减轻症状，或学会带着症状去生活。

（1）建立良好的护患关系，使患者与护理人员之间形成信任关系，对治疗更有信心。

（2）与患者接触过程中，对其症状不能简单地否认或评价，需耐心倾听患者对症状和感受的叙述，接受患者的症状与感受。

（3）有焦虑症状的患者给予安慰、理解，并倾听患者倾诉，引导患者合理宣泄，指导患者使用肌肉放松法、深呼吸、冥想等方法减压。帮助患者了解运动能改善焦虑的原理，为患者设计科学合理的运动方案，并鼓励患者做力所能及的运动。对于有选择性缄默症状的患儿，可以尝试艺术或游戏的方法，缓减其焦虑情绪，促进其交流。

（4）有恐惧症状的患者应主动热情地向其介绍病区环境，尽快消除陌生感。患者出现恐惧情绪时，护士应陪伴患者，并做好对患者恐惧对象、发作和持续时间的记录。

（5）鼓励患者表达焦虑和恐惧的情绪和不愉快的感受，协助其识别和接受负性情绪及相关行为。帮助患者注意焦虑及恐惧症状之外的其他事情，终止负性和应激性思维。

（6）协助医生对患者运用系统脱敏法、支持疗法、认知行为治疗等心理治疗技术，同时予以支持性心理护理。

（7）惊恐发作的护理

1）急性发作期间：患者在惊恐发作时，护士须沉稳、镇静，尽快帮助患者脱离应激源或改换环境，治疗和护理需保持有序进行。应将患者和家属分开，以免互相影响和情绪传播，为患者创造有利于治疗的环境，必要时设专人陪护；护士要耐心倾听和安抚，态度和蔼，理解和尊重患者，如患者反应表现为挑衅和敌意时，应适当限制。

2）间歇期间：如果理解什么是惊恐障碍和有多少人在遭受惊恐障碍的痛苦，患者的症状就能够减轻。宣教关于惊恐障碍及其生理影响的知识能够帮助患者战胜惊恐。当患者明白惊恐发作是与哪些诱发因素相分离和独立的，这些诱发因素引起惊恐发作的能力就会降低甚至消失。运用认知干预的方法，帮助患者辨别出可能诱发惊恐发作的因素，如特殊的情景或者想法。使用内感性暴露法，首先让患者反复想象暴露与惊恐发作时体验到的感觉，比如心悸或者头晕的感觉；其次，教会患者通过控制过度换气或体力活动（比如跑步、疾步上楼以引起心动过速）减轻恐惧感；最后，让患者体会和了解到这些感觉不一定进一步发展成为完全的惊恐发作；指导患者放松训练，以便患者在急性发作时，能够自我控制。做好家属工作，争取家庭和社会的理解和支持。

（三）安全护理

（1）密切观察患者病情变化，及时评估焦虑、抑郁情绪，自伤、自杀的危险性，注意防范患者自杀自伤行为发生。

（2）加强安全管理，定期检查环境中危险物品和不安全因素，避免发生意外情况。

（3）严格执行各项护理常规、制度，如交接班制度、给药制度等。

（4）提供安静、安全、舒适的环境，避免不良刺激。

（四）药物护理

1. 观察患者服药的依从性　评估患者对药物治疗的态度，督促患者完成药物治疗，尤其是广泛性焦虑障碍患者，因其对药物的不良反应过度关注，会导致其不能按医嘱服药；在给药前交代患者有关药物的使用方法、剂量、服用后可能出现的不良反应，并嘱咐患者这些不良反应是可控的和能够耐受的；给药后要确认患者将药物服下，交代好患者及家属注意防跌倒等意外，尤其是老年患者。

2. 密切观察并及时处理药物不良反应　护士在密切观察的同时，指导患者及家属识别药物不良反应，一旦发生不良反应及时报告医生，采取相应的护理措施，对症护理。

（五）心理护理

1. 建立良好的护患关系　每日在护理过程中对患者积极关注，以真诚、理解的态度倾听患者的诉说，不要轻易否定患者对症状及感受的主诉，让患者感到其痛苦能被护理人员理解和接纳，赢得患者的信任和配合。

2. 鼓励患者表达不适感　鼓励患者表达自己的内心体验和负性情绪，有助于患者释放内心积蓄的焦虑能量，当患者表达感受和想法时，不要轻易打断患者的叙述，护士应该引导患者充分表达。

3. 与患者探讨相关的心理机制及应对方式 在谈话中护士有技巧地引导患者将话题从焦虑恐惧症状转移到生活经历，探索其形成的心理机制，帮助其认识症状；了解患者的应对方式，与患者探讨有效应对策略。

4. 帮助患者正确认识疾病 对患者的症状进行合理的解释，指导其正确认识疾病的性质，消除患者的病耻感，增强战胜疾病的信心；向患者介绍疾病的发生发展情况，帮助患者分析疾病的症状，使患者意识到焦虑恐惧的产生原因及危害性，鼓励患者正确对待客观现实。

5. 教会患者放松技巧 向患者讲解和指导学习放松技术，例如放松疗法、静坐、深呼吸、慢跑、利用生物反馈仪训练肌肉放松治疗等，使患者在焦虑恐惧发生时及时得到缓减。鼓励患者参加运动，以帮助患者降低焦虑情绪。

（六）健康教育

（1）帮助患者充分了解自身的个性特点、内心冲突，以及其与疾病发生的关系，教会患者一些行为治疗技巧，及时调整焦虑恐惧情绪，并鼓励患者参加社会活动，训练人际交往技巧。

（2）帮助患者及家属充分了解疾病的知识，促使其与家属认识和接纳疾病，加强患者家属对患者的理解和支持，同时为患者建立良好的社会支持系统。

五、护理评价

（1）患者症状是否减轻，情绪是否稳定。

（2）患者的生理、心理需要是否得到满足。

（3）患者能否正确认识疾病和应对生活事件。

（4）患者能否与他人建立良好的人际关系，社会功能是否正常履行。

目标检测

一、最佳选择题

1. 下列哪项是广泛性焦虑障碍的核心症状
   A. 过分担心而引起的焦虑体验　　B. 运动性不安
   C. 自主神经功能紊乱　　D. 失眠
   E. 警觉性增高
2. 以下关于惊恐障碍的描述错误的是
   A. 突然发作的　　B. 不可预测的
   C. 反复出现的　　D. 强烈的惊恐体验
   E. 限于特定的刺激或情境
3. 以下哪种疾病不属于焦虑与恐惧相关障碍
   A. 广泛性焦虑障碍　　B. 考试紧张
   C. 社交焦虑障碍　　D. 分离焦虑障碍
   E. 特定恐惧症

4. 对惊恐障碍的描述，哪些是不正确的
A. 失控感、濒死感
B. 一般发作突然，10 分钟达到高峰
C. 患者回避外出，寻求帮助
D. 担心再次发作
E. 病程短暂

5. 关于社交焦虑障碍的描述，错误的是
A. 在社交场合持续紧张或恐惧
B. 回避社交行为
C. 男性明显多于女性
D. 担心别人会嘲笑、负性评价自己
E. 导致职业或其他社会功能受损

6. 关于分离焦虑障碍，描述错误的是
A. 害怕依恋对象受到伤害
B. 一般起病于童年早期阶段
C. 导致显著的痛苦
D. 这些症状持续至少数月
E. 成年人没有分离焦虑障碍

7. 惊恐发作的护理中，下列哪项描述正确
A. 尽快帮助患者改换环境
B. 护士应立即为患者呼救
C. 发作时家属应陪伴在身旁
D. 发作间歇期应适当限制患者活动
E. 鼓励患者战胜恐惧

二、问答题

1. 如何区分正常焦虑与异常焦虑？试举例说明生活中哪些焦虑属于正常焦虑。
2. 请描述不同焦虑及恐惧相关障碍中焦虑及恐惧的差异？

三、案例分析

情景案例：患者，女，17 岁，高三学生。因见人紧张、不敢在教室讲话两年就诊。2 年前患者上高一，被班主任指定为班长，管理班级事务感觉有压力。逐渐出现紧张，特别是与老师、男同学接触。思量再三，1 年前患者辞去班长职位。原因是患者需要经常在全班同学面前讲话，传达班主任的指示，代替班主任管理班级纪律。患者总是对人多感到紧张，担心别人会嘲笑她“说话愚蠢、脸红或犯些低级的错误”。在人多场合发言经常会感到“害怕”。当患者不得不与男生交流时，出现紧张、心跳加速、脸红、口干舌燥、汗流浃背。在教室被老师提问时，患者常想到可能会说一些非常愚蠢的事情或可怕的食言，上课非常担心被老师提问，总坐在教室最后一排不敢抬头。

问题：

（1）患者属于哪种恐惧障碍？

（2）患者存在哪些护理问题？如何对其进行指导？

（郭先菊）

书网融合……

本章小结

微课

题库

第十章　强迫及相关障碍患者的护理

学习目标

知识要求：

1. 掌握　强迫症的概念；临床表现；护理评估；护理措施。
2. 熟悉　躯体变形障碍、囤积障碍、抓痕障碍等临床表现及护理。
3. 了解　强迫及相关障碍的治疗。

技能要求：

1. 能正确识别强迫及相关障碍。
2. 能教会患者运用有效的心理防御机制及应对技巧处理压力和控制不良情绪。

素质要求：

培养大学生良好的个人心理品质，促进心理品质与道德素质、思想道德素质、文化素质、专业素质和身体素质的协调发展。

强迫及相关障碍（obsessive - compulsive and related disorders）是一组病因未明的轻型精神障碍。因症状表现的侧重点、治疗方法等的不同，DSM - 5 将 DSM - IV - TR 的“焦虑障碍”拆分，强迫障碍不再归入焦虑障碍。“强迫及相关障碍”包括 DSM - IV - TR 中的强迫障碍、囤积障碍、抓痕障碍等。强迫观念、侵入性思维、先占观念、反复的强迫行为是本组疾病的共同临床特征。

案例引导

案例：患者，女，19 岁，大二学生。患者父亲为军人，母亲为护士，从小接受传统严格的家教，性格内向，做事认真，对自己要求严格，且卫生观念较强。进入高三学习开始紧张，患者出现反复洗手、整理书桌和床铺等现象。进入大学后，患者一开始不能适应大学生活，导致成绩下降，随后重复动作逐渐增多，害怕被别人碰到，反复洗手、洗澡，且次数、时间比以前增多，反复开、关灯，反复开、关门，出门总是反复检查门锁等。对此，患者特别憎恨自己这个习惯，因为这浪费了她太多的时间，做什么都没有效率。她试图努力控制，但越是控制就越痛苦不安。

讨论：

1. 该案例中患者具有哪些特征？
2. 如何为该患者及其家属开展健康教育？

第一节　概　述

PPT

强迫及其相关障碍病程大多持续迁延或呈发作性，强迫及其相关障碍的流行病学调查较躯体疾病调查困难。一方面是因为患者担心自己的奇怪想法被人发现，常常努力控制自己的想法和行为不外显。另一方面由于强迫障碍的知识不普及，常常被忽视症状。世界范围内报告的强迫障碍终生患病率为 0.8% ~ 3.0%。多数研究发现患病率女性高于男性。随年龄增大，患病率有所降低，青年患病率为老人两倍。

国内研究未发现城乡患病率差异。《美国精神障碍诊断与统计手册（第五版）》（DSM－5）将强迫及相关障碍单独罗列，包括强迫症、躯体变形障碍、囤积障碍、拔毛障碍、抓痕（皮肤搔抓）障碍、物质/药物所致的强迫及相关障碍、由于其他躯体疾病所致的强迫及相关障碍、其他特定的强迫及相关障碍等。本章根据临床实践应用及教学需求，主要介绍强迫症、躯体变形障碍、抓痕障碍、囤积障碍。

一、临床表现

（一）强迫症

强迫症（obsessive－compulsive disorder，OCD）是以反复出现强迫观念、强迫意向和强迫动作为主要临床表现，其特点是有意识的自我强迫和反强迫并存。患者自知力良好，能意识到强迫症状是不必要、无意义和不合理的，但无法克制地重复出现，且越抵抗患者越发痛苦。强迫症的表现常分为强迫观念和强迫行为。有些患者以强迫观念为主，有些患者以强迫行为较突出，50%的患者二者均很突出。

1. 强迫思维　又称强迫思想，强迫观念。强迫思维是强迫症的原发症状和核心症状。表现为反复而持久的观念、思想、印象或冲动念头等反复出现在患者的意识中，对患者的正常思维过程造成干扰，大多数个体会引起显著的焦虑或痛苦。常见有以下几种表现形式。

（1）强迫怀疑　患者对自我言行的正确性产生怀疑，明知这种怀疑没有必要，但却无法摆脱。

（2）强迫回忆　患者经历过的事情不自主反复出现在脑海中，虽然明知无任何意义，但无法控制。

（3）强迫性穷思竭虑　患者常对生活中的琐事或自然现象反复思考，追根究底。如反复思考“人为什么有两只脚而不是三只?”“地球为什么是圆的?”等。

（4）强迫性对立思维　患者看到或想到某个事物或词语，便不由自主联想到与之相反的事物或词语。如看到“白色”即想到“黑色”，看到“温暖”想到“寒冷”。由于违背患者的主观意愿，常感到很苦恼。

（5）强迫联想　患者看到或想到某个事物，会不受控制地想到令自己恐惧、担忧、紧张的情景。因为所设想的情景是患者不愿看到但又难以控制的，所以这种强迫性联想常常令患者深陷痛苦之中。如看到水果刀就联想到杀人。

（6）强迫意向　患者反复感受到自己要做违背自己意愿的事情或强烈的内心冲动，明知这样不对，也不会去做，但却无法控制内心的冲动。如站在高楼上就想跳下去。

（7）强迫情绪　又称强迫性恐怖。主要表现为对某些事物不必要地担心或厌恶，明知不必要或不合理，但自己无法摆脱。如担心自己会得罪同事，担心自己受到毒物污染或细菌侵袭等。

（8）强迫性表象　患者脑海中反复出现的过去感觉到的视觉体验，如一些恐怖的画面、表情、声音等，常具有令人厌恶的性质，无法摆脱。

2. 强迫行为　通常发生于强迫观念，是指为减轻强迫观念所致的焦虑而反复出现的、刻板的动作或精神活动，但强迫症患者也可以没有强迫观念而单独存在强迫行为。这些行为既无法带来愉快，也无助于完成有意义的任务，但又不得不做，因而反复企图加以抵抗。患者常将其作为防范某些客观上不太可能发生的事情。常见有以下几种表现形式。

（1）强迫检查　为减轻强迫性怀疑引起的不安而采取的行为。常表现为反复检查门、窗、煤气是否关好。

（2）强迫洗涤　多源于怕受污染这一强迫观念，表现为反复洗手、消毒家具、打扫等，有时也会要求与其同住的人反复清洗。

（3）强迫询问　为消除疑虑给自己带来的焦虑，反复询问他人，获得解释与保证。

（4）强迫仪式动作　患者为自己的行为规定一套复杂、在他人看来可笑的仪式动作或流程，行必如此，稍有偏差或被打断需从头来过，有时还伴有明显的犹豫不决。如睡前要按一定程序脱衣和鞋并按固定的规律放置，否则会感到焦虑不安。

（5）强迫计数　不可控制地数电线杆、台阶地砖、门窗等数量，做一定次数的特定动作，否则感到不安，如怀疑遗漏，要重新计数。

（二）躯体变形障碍

躯体变形障碍（body dysmorphic disorder，BDD）是指具有一个或多个感知到的或他人看起来微小或观察不到的外貌方面的缺陷或瑕疵的先占观念。躯体变形障碍病程的某些时间段内，患者过度关注外貌而表现出重复行为（例如，照镜子、过度修饰、皮肤搔抓、寻求肯定）或精神活动（例如，对比自己和他人的外貌）。患者常常痛苦不堪，甚至导致社交、职业或其他重要社会功能的损害。

（三）囤积障碍

囤积障碍（hording disorder）是指不管物品实际价值如何，患者都表现为持续地难以丢弃或放弃物品，明知道积攒物品毫无意义，但无法控制，丢弃该物品患者会表现得很痛苦。难以丢弃物品，导致物品堆积，以致生活区域拥挤杂乱，显著影响其生活。

（四）拔毛障碍

拔毛障碍（hair - pulling disorder）是指反复拔除自己或他人毛发为主要表现的一种强迫相关障碍。重复性地试图减少或停止拔毛发，但无法摆脱。患者常因斑秃或脱发感到焦虑和痛苦，并干扰正常社会功能。拔毛发或脱发不能归因于其他躯体疾病（例如，皮肤病）。

（五）抓痕障碍

抓痕障碍（excoriation disorder）也被称为皮肤搔抓障碍、抠皮障碍等。表现为反复搔抓皮肤而导致皮肤病变，这种搔抓可能是无意识的，抠皮前后常伴有仪式动作，如用手指揉搓已抠下的皮肤。部分患者在抠皮后感到焦虑情绪缓解，但可能产生羞愧、尴尬情绪。搔抓皮肤引起具有临床意义的痛苦，或导致社交、职业或其他重要功能方面的损害。搔抓皮肤不能归因于某种物质（例如，可卡因）的生理效应或其他躯体疾病（例如，疥疮）。

知识链接

其他特定的强迫及相关障碍

DSM - 5 中对强迫及相关障碍中有一个其他特定的强迫及相关障碍的类型。此类型适用于临床表现具备强迫及相关障碍的典型症状，且引起具有临床意义的痛苦，或导致社交、职业或其他重要功能方面的损害，但未能符合强迫及相关障碍任一种疾病的诊断标准的情况。能够归类为“其他特定的强迫及相关障碍”的示例如下。

1. 伴实际缺陷的躯体变形样障碍　类似于躯体变形障碍，除了外貌方面的缺陷或瑕疵能够被他人明显地观察到。

2. 无重复行为的躯体变形样障碍　其表现符合躯体变形障碍，除了个体没有基于对外貌担心的重复行为或精神活动。

3. 聚焦于躯体的重复性行为障碍　其特征为反复的聚焦于躯体的重复性行为（例如咬指甲、咬嘴唇、咬颊）和重复性地试图减少或停止这些行为。

4. 强迫性嫉妒　其特征为非妄想地感受到配偶不忠的先占观念。

二、治疗及预后

（一）治疗

强迫及相关障碍的治疗主要依靠药物治疗和心理治疗的联合应用。通常药物治疗多为对症治疗，可用于控制症状。由于强迫及相关障碍的发生主要与个性特征、心理社会应激因素有密切关系，故病程有迁延倾向，可能因某些生活事件而反复发作。因此，有效的心理治疗更为重要，不仅可缓解症状，对部分患者可达到根治的目的。

1. 心理治疗　强迫及其相关障碍的心理治疗方法，经过数十年的发展，多种流派的理论与技术逐渐融合，趋于综合、宽泛的应用模式。常用的心理治疗方法如下。

（1）心理疏导　引导患者认识疾病的性质，消除疑虑。鼓励患者面对现实，充分调动其自主性。正确看待病因、去除病因，配合医护人员的要求进行治疗。使患者对自己的个性特点和所患疾病有正确、客观的认识，对现实状况有正确、客观的判断，丢掉精神包袱以减轻不安全感。

（2）行为治疗　常用的方法有系统脱敏疗法、厌恶疗法、阳性强化方法等。以强迫症的行为治疗为例，如果患者强迫思维与某些情境有关，治疗师会通过“情境分析”帮助患者找出特定情境中的哪些因素引起患者产生强迫思维，下一步运用“系统脱敏”的技术降低患者对上述因素的敏感程度；如果引起患者产生强迫症状的情境较多或复杂，那么治疗师可帮助患者学习行之有效的实用技巧（如社交技巧、直言技巧等）来提高面对各种情境的信心。

（3）认知治疗　认知治疗是与患者共同分析其错误认知，并通过改变错误认知来纠正患者不良症状。认知行为疗法（cognitive behavioral therapy，CBT）是在应用科学原则的指导下，认知治疗和行为治疗的集合体。CBT 的核心特征之一是结构化，即具有严格的治疗过程和时间安排，每次治疗都设有合理的、可操作性的治疗目标。以强迫症患者的 CBT 治疗为例，首先是准备阶段，进行 2～3 次会谈，每次 2 小时，以认知干预和心理干预为主，目的在于收集、评估患者情况；在干预阶段，每周 5 次行为疗法，每次 2 小时，连续 7 周，暴露脱敏行为疗法和思维阻断行为疗法各 1 小时，指导患者写反思日记，记录造成自己不安、焦虑等不适的行为与想法及其应对措施；在巩固阶段，交叉进行上述疗法，每周 3 次，每次 2 小时。

（4）其他心理治疗方法　如森田疗法目前已成为心理治疗方法中广为接受的治疗方法之一。森田疗法的主要原则：一是顺其自然，即不回避、不抵抗、不排斥、不压抑，指导患者以平和的心态对待自身症状，培养积极的情感；二是忍受痛苦、为所当为，即去控制可控之事，不去强求不可控之事。研究显示森田疗法对部分强迫症有很好的疗效。森田疗法重点在于使患者克服性格缺陷，增强自信，接受现实的不完美，学会接纳自己、正视自己。

2. 药物治疗　药物治疗主要是对症治疗。根据不同亚型、症状等选用不同的药物。药物治疗的优点是能够快速、有效地控制靶症状，利于提高患者的治疗信心促进治疗的依从性，尤其在早期与心理治疗联合应用起效较快。药物治疗对强迫症状和伴随的抑郁症状者可选用选择性 5－HT 再摄取抑制剂如氟西汀、氯米帕明、氟伏沙明、舍曲林、帕罗西汀等。另外伴严重焦虑者可合用苯二氮䓬类药物，难治性强迫症可合用卡马西平等心境稳定剂。

（二）预后

强迫及相关障碍多数病例起病缓慢，在 15～30 岁之间易发，病程多迁延，有慢性化发展趋势，可伴有中度甚至重度社会功能障碍。如在情绪好、注意力集中或高强度体力劳动时，症状会暂时消失或减轻。一些起病急，病前无性格特征，起病有精神因素者，有时可自行缓解，若予以治疗效果亦很显著。治疗结局还取决于患者的生活环境和人格特点，总体情况是病程越长，预后越差。

第二节　强迫及相关障碍患者的护理程序

微课

PPT

强迫及其相关障碍的症状复杂，护士要加强沟通技能训练，既要了解患者内心的真实感受，又要从生理、心理、社会等方面全面地评估患者，分析患者呈现的困难和问题，整理出优先次序的护理问题，运用护理程序提供针对性、个性化护理。

一、护理评估

（一）生理状况评估

评估患者的生命体征，饮食、营养和睡眠情况，患者的日常生活及其自理情况，评估患者的躯体不适的严重程度和性质，患者的家族史、既往疾病史、现病史、用药情况及诊疗情况等。

（二）精神症状评估

评估患者的精神症状、情绪状态和行为表现等，评估患者焦虑、易疲劳等精神状态，有无强迫思维和强迫行为，有无反复搔抓皮肤及拔毛，或囤积物品等行为。

（三）心理状况评估

评估患者病前个性特质、思维方式、认知反应和情感表现，评估患者病前面对相关事件的应对方式。此外，可通过与患者的交谈、观察以及应用心理评估问卷等方式来帮助全面评估其心理状态。

（四）社会状况评估

评估患者的人际关系、家庭婚姻状况、社会支持系统、家庭经济状况。此外，评估患者的症状是否影响其生活、工作、学习及娱乐等。还应评估家属对患者患病前、后的评价如何，对住院态度、患病后家属对患者的态度等。

二、护理问题

1. 焦虑　与强迫思维、强迫行为出现的对抗观念有关。
2. 社会交往障碍　与情绪低落、强迫症状有关。
3. 个人应对无效　与知识缺乏、无力应对压力情境有关。
4. 自我形象紊乱　与拔毛障碍引起的毛发稀疏或脱发有关。
5. 情境性自我贬低　与感觉自己无法控制局面有关。
6. 皮肤完整性受损的危险　与强迫清洗有关。
7. 舒适度减弱　与反复拔毛、搔抓皮肤有关。
8. 有孤立的危险　与担心发作而采取回避的行为方式有关。

三、护理目标

（1）患者的症状减轻或消失。
（2）患者的基本生理及心理需要得到满足，舒适感增加。
（3）患者能正确认识疾病与内心冲突之间的关系。
（4）能正确认识个性特征、心理状况与疾病之间的关系。
（5）患者能与他人建立良好的人际关系，社会功能恢复。
（6）患者自信心增强，能接受症状。
（7）患者能运用有效的心理防御机制控制不良情绪，减轻不适感觉。

四、护理措施

（一）基础护理

1. 生活护理　患者存在焦虑、紧张的情绪状态及多种躯体不适的症状，没有精力和心情顾及自己的日常生活料理，督促或协助患者做好个人卫生，如刷牙、洗脸、更衣、整理床铺等。鼓励患者参加适当的文体活动，使患者处于轻松的环境，避免对疾病和症状的过分关注。

2. 饮食护理 根据医嘱中饮食的类型、患者的年龄、饮食习惯和经济状况，协助患者制订切实可行的饮食计划。

3. 睡眠护理 睡眠的质量常提示病情的好转或波动。根据患者的病情、年龄、生活习惯等制订个性化的作息时间表。减少白天的睡眠时间，午睡控制在30分钟为宜，晚上睡前整理好个人卫生，热水泡足，不饮浓茶和咖啡，不看刺激性的电影或书籍，提高夜间睡眠质量。

（二）症状护理

1. 针对强迫思维的护理 强迫症患者难以摆脱自身的强迫思维或行为，因此会出现焦虑、抑郁情绪，需要密切观察患者有无自伤、自杀的意念和行为。分析患者出现强迫症状和行为的原因，可以采用苏格拉底式提问的方法与患者进行沟通，帮助其分析强迫思维和行为的不合理性及可能出现的不良后果，澄清错误和模糊的认知从而使患者得到解脱。告知患者存在不愉快的感受是正常的，通常的回避行为实际上会使强迫的症状变得更加严重，接受症状反而会减少强迫思维和行为出现的频率。鼓励患者参加集体活动，分散注意力，使其从强迫状态中解脱出来。

2. 针对强迫行为的护理 由于受强迫行为的影响，如强迫洗涤可使患者的皮肤出现粗糙和干裂。因此当患者出现强迫行为时，可在患者不经意间突然发出指令，安排患者去做另一件事情，如取东西或突然提出一个问题让其思考，转移其注意力，可有效控制患者的强迫行为。对患者做出的正确行为及时鼓励，可予以口头表扬或物质奖励的方法给予强化。对症状顽固者在取得患者及家属同意的前提下，必要时限制其活动范围或给予保护性约束。

3. 对待拔毛障碍、抓痕障碍的护理 要尊重理解患者，引导患者进行其他的文娱活动，转移其注意力。

4. 针对囤积行为的护理 要深入了解患者积攒物品的真实感受，帮助患者维持干净整洁的生活环境，多与患者沟通，使其心理需求通过其他途径满足。

5. 辅助心理治疗 协助医生对患者运用认知行为疗法、森田疗法、系统脱敏疗法等心理治疗技术，同时给予支持性心理护理。

（三）安全护理

（1）提供安静、安全、整洁、舒适的休息环境，减少外界不良刺激，避免环境中的危险物品，消除不安全因素，防止患者发生意外。

（2）密切观察患者情绪变化，及时评估焦虑、抑郁情绪、自伤、自杀的危险性，注意防范患者自杀自伤行为发生。

（3）严格执行各项护理常规、制度，如交接班制度、给药制度等。

（四）药物护理

1. 观察患者服药依从性 评估患者对药物治疗的接受程度和依从性，督促患者完成全程药物治疗。用药前一定要向患者告知使用方法、剂量、药物的起效时间及不良反应等，使其做好充分的心理准备，加强患者坚持治疗的决心，防止患者因求效心切或敏感、焦虑等个性而中断治疗或频繁更换治疗方案。给药后要确认患者将药物服下，交代好患者及家属注意防跌倒等意外，尤其是老年患者。

2. 密切观察并及时处理药物不良反应 护士在密切观察的同时，指导患者及家属识别药物不良反应，一旦发生不良反应及时报告医生，采取相应的护理措施，对症护理。

（五）心理护理

帮助患者恢复或改善社会功能，接受并理解患者，帮助患者认识症状，减轻症状，或能够带着症状生活。

1. 建立良好的护患关系 耐心倾听患者的心声，使患者感受到自己被接受和关心。对患者的症状不能简单地评判或否认，对患者的痛苦给予高度的理解和尊重，帮助患者以正确的态度对待疾病。

2. 鼓励患者表达自己的情绪和感受 通过交谈，了解患者的内心体验，引导患者充分、合理表达，识别出患者自己不愿接受或承认的负性情绪，协助患者识别和接受负性情绪及相关行为。

3. 帮助分析应激源及有效应对方法 有技巧地通过交流、提问，帮助患者把注意力从躯体症状转移到目前生活的境遇上来，协助患者找出相关的应激源及有效的应对方式。如“你在什么情景下会出现不安情绪?”“你碰到这种困难时是怎么想的，如何应对的?”“你过去采用的这些方式是否有效?”“我们一起探讨一些新的或更适合你当前状态的应对方法好吗?”。

4. 教会患者新的应对和放松技巧 创造活动情景和机会让患者学习和训练新的应对能力，学会控制紧张、焦虑等负性情绪的技巧，帮助患者矫正扭曲的认知；重建正确的疾病观念和对待疾病的态度等。可根据疾病特点设计应激情景，组织患者进行模拟演练，并结合放松训练。结束后组织患者交流内心感受从而强化控制负性情绪的能力。

（六）健康教育

（1）帮助患者充分了解自身的个性特点、内心冲突与疾病发生的关系，让患者对自身症状有正确的认识；教会患者一些科学实用的放松技巧，增强其心理承受能力；并鼓励患者积极参加娱乐健身活动，培养患者面对压力的乐观心态。

（2）帮助患者及家属充分了解疾病的知识，促使其与家属认识和接纳疾病，使家属理解患者的痛苦，保持对患者的尊重、关注和理解，加强家庭成员之间的交流，帮助患者合理安排工作和生活，促进社会功能的恢复。

五、护理评价

（1）患者症状是否减轻，情绪是否稳定。

（2）患者的生理及心理需要是否得到满足。

（3）患者能否正确认识疾病，是否学会有效应对方法。

（4）患者能否与他人建立良好的人际关系，社会功能是否恢复。

目标检测

一、最佳选择题

1. 下列关于强迫症的描述，正确的是

A. 主要依靠药物治疗　B. 患者仅存在强迫观念

C. 患者自知力差　D. 该病病程较短，预后好

E. 强迫思维是其原发症状和核心症状

2. 下列强迫症的临床表现描述，正确的是

A. 常分为强迫观念和强迫意向　B. 强迫观念通常发生于强迫行为

C. 强迫询问属于强迫观念　D. 有意识的自我强迫和反强迫并存

E. 强迫怀疑也称为强迫性穷思竭虑

3. 下列不属于强迫及相关障碍的是

A. 睡眠障碍　　B. 拔毛障碍　　C. 囤积障碍

D. 躯体变形障碍　　E. 皮肤搔抓障碍

4. 患者，男，34 岁。近年来常询问家属“太阳为什么是圆的?”“人为什么有五根手指?”。患者的表现属于

A. 强迫性对立思维　　B. 强迫性穷思竭虑　　C. 强迫情绪

D. 强迫回忆　　E. 强迫怀疑

5. 患者，男，22 岁。近年来，自述当听到一句话或脑海中出现一个念头时，便不自主地想到一些令人不快的事情，如看到下雨就想到水灾，看到有人抽烟就想到大火。该症状属于

A. 强迫性对立思维　　B. 强迫怀疑　　C. 强迫仪式动作

D. 强迫联想　　E. 强迫回忆

6. 患者，女，28 岁。自述近年来偶然碰到的电话号码、汽车号牌会反复背下来，上下楼时会反复不断地数楼梯，自知浪费自己很多时间，但无法控制自己。该症状属于

A. 强迫性仪式动作　　B. 伴随动作　　C. 强迫联想

D. 强迫计数　　E. 强迫意向

7. 患者，女，31 岁。一年来，脑海中总是出现某种强烈的冲动想法，比如走在路上就想撞向行驶的汽车，并且能想象到出车祸的场面，虽然能控制自己不会这么做，但却难以克制冲动的想法。该症状属于

A. 强迫性对立思维　　B. 强迫怀疑　　C. 强迫联想

D. 强迫行为　　E. 强迫意向

二、问答题

简述强迫症的主要临床特征，并以此来分析患者的治疗与护理重点。

三、案例分析

情景案例：患者，男，17 岁，高中生。自小聪明好学，成绩优异，老师、同学对其评价很高，父母更是给予很高期望。随着高考临近，小李逐渐紧张，每次考试都非常小心，生怕做错一道题。近半年来，每次做完作业，小李都会反复检查，看了一遍又一遍，用手指指着逐字逐句地检查，甚至会读出声，即便是很简单能够确认没有错误的答案，也要反复检查。生活中也总不相信自己已经做好的事情，需要反复检查才放心。小李知道没有必要一遍又一遍的检查，但就是控制不住要反复核对，越是控制心里就越难受。

问题：

（1）结合本章所学内容，分析患者可能的诊断是什么?

（2）针对患者的诊断和临床表现，请制定合理的护理措施。

（王艺瑾）

书网融合……

本章小结

微课

题库

第十一章　应激特有相关障碍患者的护理

学习目标

知识要求：

1. 掌握　应激特有相关障碍的概念；创伤后应激障碍的概念；各类应激特有相关障碍的临床表现；护理措施。

2. 熟悉　应激特有相关障碍常见分类；护理评估；护理问题；护理评价。

3. 了解　应激特有相关障碍患者病因和流行病学；治疗与预后。

技能要求：

培养识别各类应激特有相关障碍的能力，能熟练应用护理程序及护理相关知识为应激特有相关障碍患者提供全面、优质的护理。

素质要求：

能够理解和尊重应激特有相关障碍患者，为应激特有相关障碍患者实施健康指导，促进其快速康复。

应激特有相关障碍（disorders specifically associated with stress）是一组在多元文化和社会背景下暴露于创伤或应激事件而引起的精神障碍，与暴露于一个或一系列应激性或创伤性事件或不良经历直接相关，造成个体情绪、认知以及行为的一系列改变和功能损害。根据应激事件引起症状的性质、模式、持续时间及相关功能损害，将本组疾病分为创伤后应激障碍、适应障碍、反应性依恋障碍、脱抑制性社会参与障碍、延长哀伤障碍、复合性创伤后应激障碍、其他特定的应激特有相关障碍等。

案例引导

案例：患者，女，25岁，急救医疗工作者。因“反复失眠、易怒半年”入院。患者7个月前参与一场特大火灾的救援工作，亲眼目睹当时的惨烈场面。近半年来，患者经常做噩梦，梦见着火和伤者。平时经常唉声叹气，难以集中注意力，害怕看到救护车和听到救护车的声音。健忘，工作效率下降，易怒，稍有不顺心就发脾气，厌倦工作，头痛，胸闷，乏力，食欲减退。既往体健，无家族史及精神疾病病史。精神检查：神清语明，查体合作，面色疲倦，沮丧，自诉无法维持现有工作，想离职休息。躯体和神经系统检查未见异常。

讨论：

1. 该案例中患者存在哪些症状？

2. 此时应考虑什么诊断？

3. 根据护理程序，请为该患者制定一份护理计划。

第一节　概　述

PPT

应激特有相关障碍的病因和发病机制尚不清楚，可能与生物学因素和社会心理因素有关。生物学因素包括遗传易感性、神经生化（下丘脑－垂体－肾上腺轴、炎症系统）及脑结构和功能改变（如蓝斑－去甲肾上腺素/自主神经系统激活；杏仁核/海马复合体和中脑皮层以及中脑边缘多巴胺系统激活；慢性应激引起海马、前额叶、前眶额叶皮质等结构改变等）。社会心理因素包括个体的认知评价、心理防御机制的应用和应对方式、个体的经历与适应性、社会支持系统、社会环境等。应激特有相关障碍的患病率为2.0%～8.0%，对个体的心理和生理均产生不同程度的损害。不同类型应激相关障碍，其临床表现和病程特征存在较大差异。

一、临床类型

（一）创伤后应激障碍 微课

创伤后应激障碍（post－traumatic stress disorder，PTSD）是一种暴露于单个或一系列极端威胁或恐怖的事件后可能发生的障碍。PTSD往往源于异乎寻常的应激事件的刺激，患者在此事件中遭受躯体伤害或人身伤害，也可能是其他方面的卷入者，如重大事故的目击者。WHO在24个国家中开展的调查显示，一般民众的PTSD终身患病率为3.9%；一生至少会经历一次创伤性事件的个体超过70%，而PTSD患病人群占其5.6%，其中美国发病率略高，欧洲和大部分亚洲、非洲和拉丁美洲国家发病率略低。PTSD的发生发展存在着较大的个体差异，同时受到遗传和环境因素共同的影响。有研究表明，PTSD的发病有家族聚集趋势，PTSD患者的后代发病危险较一般人群增加50%。增加PTSD易感性的个体因素包括：心境和焦虑障碍的个人史、有创伤史、女性、低智力、缺乏社会支持。PTSD可导致个体的人际、家庭、社会、教育、工作或其他重要方面的功能明显受损。

PTSD发生在暴露于创伤事件或情境后，一般在创伤性事件发生后数天至数月发病，有人延迟至半年内，一般在1年内恢复正常，少数患者可持续多年，甚至终身不愈。病愈后的患者对创伤性经历可有选择性遗忘。

临床症状包括核心症状（创伤经历的再体验、回避行为和警觉性增高，及其他特征。

1. 创伤经历的再体验　又称“闪回”，是PTSD最常见也是最具特征性的症状。创伤事件以栩栩如生的侵入性记忆或梦魇等形式在当下再现，通常伴随有强烈的或压倒性的情绪，如恐惧或震惊，以及强烈的躯体体验。患者表现为无法控制的以各种形式反复体验创伤性情景，这种反复体验使患者痛苦不堪。此外，在事件发生的周年纪念日或经历相似场景时，患者会出现“触景生情”式生理、心理反应。

2. 回避行为　主要表现为内在回避和外在回避。在创伤事件发生后，患者内在回避表现为对关于创伤事件或与其高度相关的思想、记忆的主动回避；患者外在回避表现为对引起创伤事件联想的人群、谈话、活动或情景等的回避。有些患者为避免接触到创伤相关提示可能会选择改变生活环境，如搬到别的城市或换工作。

3. 警觉性增高　患者对目前威胁的持续性高水平警觉，表现为难以入睡或易惊醒、注意力不集中、易激惹，例如对突发的噪音等刺激表现出过分的惊跳反应。患者总是在防范危险，在特定的情况下通常会感到自己或周围的人处于紧迫的威胁中，可能会通过新的行为方式来保证自己的安全（例如不会背对着门坐、反复看汽车的后视镜）。

4. 其他特征

（1）负性认知及其躯体化症状　广泛的烦躁不安，分离性症状，躯体化不适主诉，消极意念及行为，社交退缩，为避免再体验到创伤事件或为缓解自己创伤相关情感体验而过度使用酒精或药物，遇到创伤相关的提示或记忆时表现出明显的焦虑症状（包括惊恐发作、强迫思维或强迫动作）。

（2）负性心境状态　PTSD患者常存在愤怒、悲伤、屈辱或内疚（包含幸存者负疚感）、羞愧甚至消极言行等情感障碍的表现。

5. 共病 约有 80% PTSD 患者可能合并有其他精神障碍，如抑郁发作、躁郁发作、焦虑症或物质使用障碍，且与重度神经认知障碍共病的可能性较大。此外，创伤性事件可成为精神分裂症发病的诱因。

（二）适应障碍

适应障碍（adjustment disorder）是一种对可识别的一个或多个心理社会应激源的适应不良而产生的情绪障碍或适应不良行为和社会功能受损，但不出现精神病性症状。常见应激源有离异、患病、残疾、社会－经济问题、在家庭或工作中发生冲突，通常在应激源刺激后的 1 个月内出现。病程往往较长，但一般不超过 6 个月。适应障碍患病率根据所研究的人群和使用的方法不同而存在差异性，精神卫生门诊主要诊断为适应障碍的比例为 5% ~20%，医院精神科诊断为适应障碍达 50%。适应障碍表现为对应激源及其后果的先占观念，包括过度的担忧、反复而痛苦地想有关应激源的事情、或不断地对它们的“含义”思维反刍，常导致个人、家庭、社交、学业、职业或其他重要领域功能的显著损害。

不同年龄有不同特征，各年龄段具体表现如下。

1. 成年患者多以抑郁表现为主 表现为情绪低落、对生活丧失兴趣、自责，伴有睡眠障碍、食欲下降，但程度较抑郁症轻。有些患者以焦虑为主要表现，表现为心烦多疑、心慌气促、易激惹、窒息感、四肢震颤等，程度较焦虑症轻。有些患者焦虑抑郁症状混合出现。

2. 青少年表现为品行障碍和社会适应不良行为 表现为侵犯他人利益、不遵守社会准则和社会公德，甚至违法乱纪，如破坏公物、逃学、偷盗、打架、物质滥用等。

3. 儿童多表现为退缩现象 如尿床、幼稚语言、吸吮手指等，生活失去规律。

不同年龄的患者均常伴有失眠、食欲减退等各种躯体不适症状，主诉如头痛、腹部不适、心慌等，社会功能或工作能力受损。

4. 共病 适应障碍患者可以伴随大多数的精神障碍和任何躯体疾病。适应障碍患者通常伴发于躯体疾病，并可能是对躯体疾病的主要心理反应。此外，适应障碍与自杀企图和自杀死亡的风险增加有关。

（三）反应性依恋障碍

当童年期发展显著受阻并在大多数环境中表现出不相适宜的人际互动方式，且照顾方式严重不当是其主要致病因素时，儿童即表现为反应性依恋障碍（reactive attachment disorder，RAD）。RAD 的患病率尚不清楚，已发现被寄养或由收养机构养育前就遭受严重忽视的幼儿可患本病。RAD 的诊断只适用于儿童，且要求儿童在 5 岁前就已表现出相关特征，症状已存在 12 个月以上。实际年龄 1 岁以下或发育年龄小于 9 个月的婴儿不适用于该诊断，应考虑这些婴儿的选择性依恋功能仍在发育，或有孤独症谱系障碍的可能。

RAD 特征性的临床表现为显著紊乱和与发育不符的依恋行为，儿童罕见或极少有倾向性地转向一个依恋对象以寻求安慰、支持、保护和抚育。具体表现为即使重新得到足够的抚养和照顾，儿童仍不会向主要照顾者寻求安慰、支持、营养，与成人相处很少有安全感，即使得到爱抚也没有相应的反应。此外，他们的情感调节能力受到损害，表现出难以解释的恐惧，悲伤或易激惹等负性情绪的发作。反应性依恋障碍严重损害了年幼儿童与成年人或同伴之间人际交往的能力，并与儿童早期多个领域的功能损害有关。

（四）脱抑制性社会参与障碍

脱抑制性社会参与障碍（disinhibited social engagement disorder，DSEG）又称去抑制性社会参与障碍，是一种涉及文化上不恰当的、与相对陌生的人过度熟悉的异常社交行为模式。这种过度熟悉的行为违背了该文化中的社会性界限。DSEG 患病率尚不清楚，在高危人群（遭受严重忽视并继而被安置于寄养家庭或在收养机构中长大的儿童）中，该疾病发生率约为20%。DSEG 的诊断同 RAD。

DSEG 核心临床特征是童年期缺乏关爱所导致的异常的社交行为。儿童在照顾方式严重不当的背景下（如严重的忽视、虐待、养育人员比例不足的孤儿院）表现为特别异常的社交行为，如不加选择地接近成年人，对接近成年人缺乏拘谨与矜持，和不熟悉的成年人外出以及对陌生人表现出过度熟悉的行为等。

（五）延长哀伤障碍

延长哀伤障碍（prolong grief disorder，PGD）是一种由最亲近的人（如配偶、父母、子女等）去世引发的病理性哀伤反应。悲伤反应的持续时间大于6个月，超出了个体的文化及宗教背景。欧美地区一般丧亲人群的延长哀伤障碍患病率为3.7%～12.8%，美国较欧洲其他国家高。而在一些特殊群体中，患病率往往更高，如难民、参战老兵等。易患延长哀伤障碍的高风险群体包括女性、老年人、家庭收入较低者、受教育程度较低者、非优势种族/民族如非裔美国人。

PGD 主要临床表现为对辞世之人的极度想念、或与之有关的持续性先占观念，并伴有强烈的情感痛苦（如悲伤、自罪内疚、愤怒、否认），难以接受其死亡、感到失去了自己的一部分、不能体验正性情绪，情感麻木、难以参与社交活动等。这种紊乱导致个人、家庭、社交、学业、职业或其他重要领域功能的显著损害。

PGD 常与适应障碍、抑郁症、PTSD、焦虑障碍等存在共病，其中研究最多的是与重度抑郁症和 PTSD 的共病情况。

（六）复合性创伤后应激障碍

复合性创伤后应激障碍（complex post－traumatic stress disorder，CPTSD）是一种暴露于单个或多个极端威胁或恐怖的事件后可能发生的障碍。这些创伤性应激事件通常是长期的、反复的，且从这些情境中逃脱是极其困难或不可能的（如虐待、奴役、种族灭绝活动、长期的家庭暴力、儿童反复遭受的性虐待或躯体虐待）。

CPTSD 包含 PTSD 所有的临床特征（创伤经历的再体验、回避行为和持续性高水平警觉），同时存在以下特征：①严重且广泛的情绪调节问题；②对自身的持续负性评价，如认为自己是失败的、无价值的，对创伤性事件有愧疚感、自责自罪或失败感；③持续难以与他人保持亲密的人际关系。这些症状导致个人、家庭、社交、学业、职业或其他重要领域功能的显著损害。

二、治疗及预后

应激特有相关障碍的治疗以改变或转换环境，心理治疗与药物治疗相结合为主要内容。目的在于减轻或消除症状及相关的并发症，提高心理应对能力，增强社会功能水平，防止症状慢性化或复发。

（一）心理治疗

心理治疗是应激特有相关障碍的主要治疗手段，对应激特有相关障碍的康复持久有效，有助于提高药物治疗效果，改善患者症状。

1. 识别、消除或减少应激源 帮助患者改变对应激事件的态度和认知；提高患者的应对能力，帮助建立最大程度的适应和支持系统；消除或缓解症状。

2. 心理治疗技术

（1）焦虑管理技术 教给患者各种技巧来控制焦虑水平。焦虑控制训练有助于症状的消除，主要技术包括：放松训练（系统的肌肉放松）、呼吸训练（学习缓慢的腹式呼吸）、正性思维（用积极的想法替代消极想法）、自信训练（学会表达感受、意见和愿望）、想法终止（默念“停”来消除令人痛苦的想法）。

（2）认知行为疗法（Cognitive Behavioral Therapy，CBT） 通过 CBT 识别并分析容易引起相关反应的创伤性思维及回忆，帮助患者改变不合理的假设、信念来改善情绪和功能，并针对性地帮助患者学会放松等。如 CBT 对急性和慢性 PTSD 患者的核心症状有确切的疗效，包括正常的应激反应的教育，对病理信念的认知治疗，对创伤事件的想象和情境暴露，以及复发的预防。

（3）暴露疗法 通过实地或想象暴露诱发患者的情绪与躯体反应，并鼓励患者通过讲述自己的创伤性事件及症状，讨论与创伤相关的想法及感受来进行暴露与脱敏，学会区分创伤性事件及其他相似但并不危险的事件，获得对情绪及躯体反应的控制感。近年来暴露疗法结合虚拟现实技术产生的虚拟现实暴露疗法（virtual reality – based exposure therapy，VRET）被应用于 PTSD 的治疗，即在治疗过程中，通过设备将视觉、听觉和各种感觉传递给患者，让他们感觉自身处于虚拟或想象的暴露环境中，从而达到治疗效果。

（4）眼动脱敏疗法 是近年来广泛应用于临床的方法之一，眼动脱敏疗法通过双向眼动和再加工的程序化治疗帮助患者恢复大脑信息的双向平衡，从而达到自我康复的目的。

（5）团体心理治疗 患者在相互理解的基础上建立人际关系，在小组中学习处理负性情绪，有助于患者建立自尊和信心。

（6）短程心理咨询 短程心理咨询具有目标具体、咨询方便、效果快、时间短等特点，帮助患者解决现有的问题。该方法对适应障碍的治疗效果较好。

（二）药物治疗

药物治疗一般不作为一线治疗方案，常与心理治疗等方法联合应用；药物治疗以对症治疗为主，针对性地减轻明显的临床症状。药物的选择应基于患者的症状特点、年龄、个体耐受性等，多数患者治疗 3 ~6 个月。根据患者出现的精神症状及其严重程度选择性应用抗精神病药、抗抑郁药、抗焦虑药、心境稳定剂、肾上腺素抑制剂等。

（三）其他治疗

对于严重抑郁、有自杀自伤行为，或明显冲动、有伤人毁物行为的患者，可采用电抽搐治疗，以迅速控制症状，保证患者和周围人的安全。中医学者将 PTSD 根据中医治疗体系进行了系统的分型，对应不同症状的 PTSD 患者进行定制化中医药物治疗，取得一定治疗效果。

（四）预后

应激特有相关障碍患者长期的预后与疾病本身的特点密切相关。患者多数情况下随时间的推移及应激源的消退而逐渐恢复。部分发生于儿童时期的应激相关障碍患者，症状可持续整个青春期。PTSD 预后最差，至少 1/3 的患者因疾病慢性化而终身不愈，丧失劳动能力；一半以上的患者常伴有物质滥用、抑郁、各种焦虑相关障碍以及其他精神障碍，且自杀率是普通人群的 6 倍。适应障碍患者大多持续数月好转，少部分则可持续若干年，某些青少年适应障碍者成年后会发展为精神病性障碍。随着新的心理秩序的建立和心理危机的解除，适应障碍的各种症状会自然弱化。PGD 患者的生活质量严重下降，社会功能明显受损，患者罹患各类躯体疾病及出现自杀行为等风险增高。

知识链接

急性应激障碍

急性应激障碍（acute stress disorder，ASD），又称为急性应激反应（acute stress reaction），指个体在经历单个或多个严重创伤性事件后，在3天到1个月之间出现的一系列特征性的症状，包括侵入性、负性心境、分离、回避和高唤起等症状。创伤性事件包括战争、暴力攻击、自然或人为灾难以及严重的事故等。患者事后对发作情况可部分或全部遗忘。一般病程短暂，离开创伤性环境后，症状可迅速缓解，预后良好。如症状持续1个月以上，则应考虑为创伤后应激障碍。

在ICD－10中，应激特有相关障碍分类中将急性应激障碍纳入其中，而在ICD－11中，应激特有相关障碍不再包含急性应激障碍，主要是考虑刚经历创伤性事件后的正常反应也可能是急性应激反应的表现，因此在ICD－11中急性应激障碍并非为一种精神障碍，而是被归类于“列出原因的非疾病或非障碍性临床状况部分”。目前急性应激障碍的诊断仅在DSM－5中存在。

PPT

第二节　应激特有相关障碍患者的护理程序

应激特有相关障碍主要由心理、社会（环境）因素引起的异常心理反应所致。因此在护理评估时，需关注患者的心理、生理、社会行为及应激源等方面；制定护理措施时亦应包括生理、心理和社会功能等多方面的综合措施。由于应激源不同，患者表现不同，护理评估及护理措施重点应各有所侧重。

一、护理评估

应激特有相关障碍患者的护理评估主要包括应激源、生理状况、心理状况、精神症状及社会状况等方面的评估，尤其要注意有无威胁生命和安全的因素。对应激源、应对方式、人格特质的评估有助于护理措施的选择和实施。

（一）生理状况评估

评估躯体的一般情况和器官功能，全身营养、饮食、睡眠和排泄等情况。评估患者有无器质性病变、神经系统和其他器官的阳性体征，有无自主神经功能紊乱症状，如心动过速、出汗、面色潮红、失眠、食欲下降等症状。

（二）精神症状评估

评估患者的精神状况，包括感知觉症状、情感状态和意识状态，有无幻觉、妄想及其内容与创伤的关系，有无情绪低落、焦虑、抑郁、悲伤、内疚、淡漠、愤怒、烦躁等，有无遗忘、错构、痴呆等智力与记忆的损害；有无现存的或潜在的行为障碍如木僵、自杀自伤、言语增多等，以及导致行为障碍的因素，威胁性的情景；有无退缩行为及品行障碍；患儿有无异常依恋行为。

（三）心理状况评估

评估患者的人格特点，包括患者的认知结构、思维方式、行为方式等；评估患者常用的应对压力事件的方式、所需时间、对应激事件的认识和对自身疾病的态度等。此外，还要认真评估患者有无消极观念和自杀自伤意念或计划、行为。

（四）社会状况评估

重点评估引发应激障碍的应激源相关内容，包括应激源类型、强度、频率、持续时间、当时的情境、与患者的关系及自身利益的密切度等。了解患者的家族史、既往史。是否为初次发病，类似病情发作的时间、诊疗经过、治疗和用药效果及不良反应。评估患者的人际交往能力、日常生活能力、职业功能和社会角色等状况；患者的社会支持系统，包括支持的来源、强度、性质和数量，重点评估对患者有重要影响力的人，如患者至亲对本病的认识、对患者所持的态度等。

二、护理问题

1. 创伤综合征 与遭受极度应激事件（如身心遭受虐待、亲人死亡时间、被强暴、面临战争、暴力死亡等）有关。

2. 急性意识障碍 与强烈的应激刺激以及应对机制不良有关。

3. 应对无效 与知识缺乏、应对方式缺陷有关，也与应激持续存在有关。

4. 恐惧 与经历强烈应激、反复出现闯入症状有关。

5. 持续性悲伤 与至亲之人去世引起的持续而广泛的哀伤有关。

6. 社会交往障碍 与应激事件引起意识障碍、情绪障碍和行为障碍有关。

7. 有自杀的危险 与应激事件引起抑郁、焦虑情绪有关。

8. 有亲子依附关系改变的危险 与双亲或主要照顾者不适当的教育行为、或在抚育互动过程中关系中断等有关。

9. 睡眠型态紊乱 与应激事件导致情绪障碍、主观感觉不安、精神运动性兴奋有关。

三、护理目标

（1）患者不发生自杀、自伤行为，未出现走失、跌伤等意外。

（2）患者对身心状况和自身疾病有客观认识，能分辨和表达负性情绪，恰当宣泄。

（3）患者的不良情绪得到改善，能控制和管理不良情绪，个人应对能力得到提升。

（4）患者能正确认识并应对应激事件，建立正确行为模式和有效的人际交往关系，社会功能逐渐恢复。

（5）患儿父母（主要照顾者）增加了亲子依附行为，患儿的需求得到满足，患儿能够主动向照顾者寻求安慰和帮助。

四、护理措施

应激特有相关障碍患者的护理应结合患者具体情况选择相应护理措施，应激不同，患者症状不同，所采取的护理也各有侧重。创伤后应激障碍患者的安全护理、情绪宣泄和应对技能的训练尤为重要；适应障碍患者的护理主要在于帮助患者提高应激的应对能力，改善负性认知。对反应性依恋障碍和脱抑制性社会参与障碍患儿的护理主要在于帮助患儿建立合理的依恋行为，提高其社会适应能力；对延长哀伤障碍患者的护理主要帮助患者缩短至亲离世后哀伤持续时间，提高其生活质量。

（一）基础护理

1. 维持水、电解质平衡，保证营养摄入 应激特有相关障碍患者常常食欲不佳，针对此类患者，护士应先评估患者身体状况，了解其饮食习惯和喜好，尽量满足患者要求。安排患者集体进餐或少量多餐。患者进餐时护士加强巡视，防止患者将饭菜倒掉。对抑郁、退缩心理而拒绝进食患者，护士可耐心劝导，协助喂食，必要时鼻饲流质饮食，或进行静脉补液。每周测量体重以动态了解患者的营养状况。

2. 改善睡眠障碍，提高睡眠质量 睡眠障碍在应激特有相关障碍患者中较为常见，患者可出现梦魇症、睡惊症或失眠症等，护士应努力为患者提供安静舒适的睡眠环境，保持病房空气清新，光线柔和，温、湿度适宜。指导患者养成良好的睡眠卫生习惯，遵守作息制度。引导患者正确认识睡眠，解除对失眠或梦魇的心理负担，帮助其树立信心。护士巡视时注意观察，如发现患者半夜惊醒哭泣，应及时安慰，必要时陪伴在旁。

3. 协助料理个人生活　退缩状态的应激特有相关障碍患者的自理能力退化甚至丧失，严重者穿衣、吃饭、如厕都无法完成。护士对于终日卧床，自理能力完全丧失的患者应做好各项基础护理，包括口腔护理、皮肤护理、排泄护理、会阴护理等，保证患者的各项基本生理需要得到满足，预防压疮、口腔疾病等并发症。对于恢复期患者，应鼓励其自行料理个人生活，同时协助患者和家属制定切实可行的生活自理目标，提高患者自理能力。

（二）症状护理

1. 自杀风险防范　对有自杀危险的患者，运用治疗性沟通技巧，鼓励其表达思想和情感，劝说其消除自杀意念。对于这类患者，应将其活动范围控制在护士的视线之内，必要时设专人护理。在夜间、清晨、应激事件的纪念日、节假日等时间段更需严加防范，防止意外。

2. 重建正常依恋关系　对异常依恋行为患儿需重建依恋关系，护理人员充分评估患儿的症状，找出照顾者在育儿方面需要解决的问题。教会父母与孩子说话时的表情、语气等技巧，利用亲子游戏等方式促进照顾者与患儿亲近关系；通过拥抱、爱抚、亲吻等方式，帮助患儿感受照顾者的爱意，让患儿与照顾者互相体验爱与被爱的感觉，逐渐建立依恋关系。

3. 改善社会交往能力　对存在异常社交行为的患儿，需指导患儿正确认识合理的社交关系，告知患儿需要合理判断人际关系，与陌生人及不熟悉的人保持适当的社交距离。护理人员在工作中主动与患儿建立亲密关系，发现患儿的矛盾及不合理的心理和行为时给予指导和纠正，通过游戏让患儿学习正确的人际交往模式，多次练习内化成患儿自己的行为方式。

（三）安全护理

应激特有相关障碍患者因意识障碍、精神运动性兴奋或抑制等症状导致跌倒、出走、伤人、自伤甚至自杀等安全问题。因此应严加观察和护理，防止各种安全问题的发生。

1. 脱离应激源　首要护理措施是帮助患者尽快脱离引起创伤的环境，避免进一步刺激；随后合理安排或指导患者康复后的生活或工作，必要时重新调换工作、建立新的生活规律，提供安静、温馨、舒适的生活环境，从而转移或消除应激源，避免进一步的刺激和丧失。

2. 密切观察病情　连续、动态评估患者有无自杀自伤、暴力伤人等危险行为的征兆，及时处理安全隐患和危险物品如尖锐物品、药物、绳索，一旦发现立即采取相应措施。

3. 严格执行护理安全管理制度　定期安全检查，杜绝不安全因素如门窗松动等，保证患者及周围人员安全；密切观察，尤其在夜间、清晨、午睡、交接班及节假日等工作人员较少时，护士更要严加防范，对有消极观念的人做到心中有数，重点患者应在护士视线范围内。对于有行为紊乱、兴奋躁动及有强烈自杀自伤意念的患者安置在重病房，设专人护理，必要时予以适当的保护性约束。

4. 安全执行护理操作　操作后及时清点随身携带的物品，发药时做到：发药到手，看服到口，送水咽下，看后再走。

（四）药物护理

遵医嘱给予相应的药物，如抗焦虑药、抗抑郁药等，注意观察治疗效果和不良反应。出现眩晕、心悸、面色苍白、皮疹、吞咽困难、意识模糊等严重不良反应时，及时报告医生予以处理，后续重点观察。对于拒绝服用药物的患者，护士应通过耐心沟通和观察，了解患者拒绝服药的原因之后，用和蔼可亲的态度劝说患者；对于不听劝说的患者，通知医生，遵医嘱采取必要措施。帮助患者了解药物治疗的重要性，指导出院患者自行观察药物作用和不良反应，讲明药物保管及服用方法。

（五）心理护理

1. 建立治疗性护患关系 应激特有相关障碍患者往往缺少安全感，因此建立稳定信任的护患关系尤为重要。在日常治疗和护理过程中，主动接触患者，增加与患者接触的次数，通过语言和非语言沟通，消除患者的紧张和隔阂。互相信任的良性护患关系的建立，是开展后续各项心理护理和治疗的基础。

2. 支持性心理护理 及早予以支持性心理护理，有助于患者释放负性情绪，稳定病情。具体方法有4种。①鼓励表达：鼓励患者复述创伤经历，倾诉疾病发作时的感受和想法，但应由患者决定是否谈论及谈论的深度，护士应耐心并共情性地倾听，做到不打断、不催促，结合专业知识和心理学知识理解并分析患者的所思所想。②认同接纳：与患者讨论创伤性事件，包括患者的认知、情感、态度和应对方式，通过语言和行为表达对患者的理解和认同，强调患者对应激事件的反应是一种完全正常的反应，引导其减少消极自我评价。③解释指导：循序渐进地向患者解释其自身症状的原因，讲解疾病一般的发生发展规律，以解除其思想顾虑，帮助患者识别病因，学习对待应激源的合理应对方式，强化疾病可治愈的观念和战胜疾病的信心。④鼓励宣泄：鼓励患者抒发自己的感受和想法，允许患者有足够的反应和思考的时间，护士可通过眼神、抚触等方式鼓励安慰患者；指导患者用可控制的安全方式来宣泄情绪，如哭泣、撕纸、来回踱步、拍打枕头等；运用积极的言语暗示，指导患者学习控制症状和管理情绪的方法与技巧，如腹式呼吸、渐进性放松肌肉技术等方法。⑤鼓励患者参加活动：根据患者承受能力，安排适当的活动，增加人际交往，从而减轻孤独感，分散对创伤体验的注意力，改善回避行为。

3. 认知重构 改善负性认知，建立积极的思维方式，减轻应激和焦虑水平。对于情绪稳定的患者，采用认知治疗方法：①通过提问、指导想象或角色扮演等方式，帮助患者识别和认识自己的负性自动思维和不合理认知，如负罪感、对生与死或人生观等问题的极端想法。②教会患者认识并理解其不合理认知是如何在创伤与负性情感反应和行为之间起中介作用的。③指导患者区分现实与幻想，区分自我和客观原因，从而发现自己的消极认知和信念是不符合逻辑和事实的，改善认知结构。

4. 暴露疗法 在患者的病情基本缓解后，暴露疗法多与认知行为疗法结合使用，通过增强对创伤记忆的加工来降低创伤应激相关症状，促使患者逐步接触引发患者的心理障碍的事物、环境及事件等，促使患者慢慢习惯，减少患者焦虑、抑郁等不良情绪。若是采用虚拟现实暴露疗法的患者，注意使用虚拟设备时可能会出现头晕、恶心等副反应，治疗时需慎重地控制时间，必要时给予患者一定的休息时间，从而缓解头晕、恶心的不良反应。

5. 提高应对技能 帮助患者学习应对技能，讲解并示范管理焦虑的方法，如放松训练（渐进性肌肉放松训练）、呼吸训练（缓慢腹式呼吸）、正性思维、自信训练（积极表达感受、思想和愿望）、思维阻断法（学会默念“停”来消除令人痛苦的想法）。

帮助患者学会并灵活运用各种认知和行为技能：①选择性忽视，有意忽略自己的精神痛苦。②强调患者的能力和优点，在讨论中引导患者减少自我消极评价。③改变原有的价值系统，接受缺点和现状。④改变愿望满足的方式；放弃目前难以实现的愿望，采取其他方式满足愿望。⑤降低期望值，让期望值符合现实。⑥转移刺激，用运动、听音乐、增加人际交往等方式转移对应激的注意力。例如，运动员遭遇下肢截肢后会有自我价值感的丧失，此时，护士应向其说明，保留身体其他能力非常重要，未来还可以从事很多有意义的工作，享受很多人生乐趣等，消除患者“一切都完了”的灾难化思考与认知，鼓励患者逐渐回归社会。

6. 家庭心理护理干预 指导患者重新调整、建立和利用社会支持资源，寻求一切可以利用的社会支持系统，分析和认识到哪些人或事情可能会帮助支持自己，以促进身心康复。同时帮助家属理解患者的痛苦处境，恰当处理与患者的关系，告诉家庭成员对患者的关心与鼓励的同时，又不能过分迁就患者。友好温暖的家庭环境，有助于患者的情绪稳定。

（六）健康教育

出院后服药的患者应定期复查心电图、血常规和肝肾功能、血糖、血压等。发生严重不良反应如口干、便秘、行走不稳、直立性低血压等，可随时到医院就诊，调整用药剂量。告知患者每天进食适量蔬果，少食辛辣刺激性食物。饮食宜清淡，吃低盐、低糖、低脂肪的食物。适量运动，控制体重，戒烟，避免酗酒。

五、护理评价

（1）患者是否发生自杀自伤、冲动伤人行为，是否发生跌伤、走失意外。

（2）患者能否正确认识和应对应激事件。

（3）患者是否学会调整和控制情绪。

（4）患者的适应能力是否得到改善，社会交往和职业功能是否得到恢复。

（5）患儿及主要照顾者亲子依附行为是否得到改善。

目标检测

一、最佳选择题

1. 以下不是创伤后应激障碍回避行为的是

A. 避免参加能引起痛苦的活动
B. 反复去想创伤性经历
C. 不愿与人交往
D. 兴趣变狭窄
E. 选择性遗忘

2. 以下哪项不是适应性障碍的特征

A. 应激源常为日常生活中的应激性事件
B. 适应能力不良的个体易患
C. 症状以情绪障碍为主
D. 部分患者可以表现为品行障碍
E. 病程一般不超过一年

3. 患者，女，40 岁。一次意外事件其闺蜜不治身亡。一个多月后，患者再次经过事发地时突然大哭大叫，行为冲动，表情恐惧，大声喊叫闺蜜的名字。此患者最可能的诊断是

A. 急性应激障碍
B. 创伤性应激障碍
C. 癔症
D. 病理性激情发作
E. 躁狂状态

4. 患者，女，16 岁。3 个月前因求学首次出国，出现紧张、心慌、易怒、失眠多梦，不愿上学，每天打电话向家人寻求安慰，回国 1 个月后症状自行缓解，恢复如常。该患者可能的诊断是

A. 抑郁障碍
B. 广泛性焦虑障碍
C. 创伤后应激障碍
D. 适应障碍
E. 急性应激障碍

5. 在帮助患有创伤后应激障碍的患者及其家属处理好家庭冲突方面，下列护理措施更为合适的是

A. 鼓励其家人教会患者识别防卫行为

B. 鼓励其家人讨论如何改变交际障碍的家庭模式

C. 鼓励其家人代替患者处理问题

D. 让患者增加参加社会交往活动的机会

E. 鼓励患者面对现实，主动调整自己

二、问答题

1. 比较各类应激特有相关障碍的临床特征。
2. 能够结合具体案例，总结创伤后应激障碍患者的护理评估要点和主要护理措施。

三、案例分析

情景案例：患者，女，43 岁，个体经营户。两个月前其与员工正在工作时，突然感到房屋剧烈摇动，家具及墙壁出现坍塌，患者未及时逃出房屋即被家具砸到在地，当时感到天崩地裂。被救后的 2 个多月以来，患者对地震当时的情景依然历历在目，经常在夜里惊醒，其爱人翻身或床板一摇动，患者就会惊醒并迅速跑出房间，以为又地震了。入院后能配合医生检查，被动接触，语言少。未发现其他精神病症状。

问题：

（1）患者的医疗诊断可能是什么？

（2）请为患者制定一份护理计划。

（宋江艳）

书网融合……

本章小结

微课

题库

第十二章　分离障碍患者的护理

学习目标

知识要求：

1. **掌握**　常见分离障碍的类型及临床特征；护理措施。
2. **熟悉**　分离障碍的护理评估；护理问题。
3. **了解**　分离障碍的治疗方法。

技能要求：

学会应用护理程序，分析分离障碍患者存在的护理问题，并制定相应的护理计划。

素质要求：

具备严谨求实的工作态度，充分尊重患者，运用专业知识帮助患者解决临床实际问题的职业素养和人文关怀。

分离障碍（dissociative disorders），旧称歇斯底里、癔症，从 ICD－10 开始称为分离（转换）障碍，ICD－11 中改称为分离障碍。正常情况下，个体的意识、感知觉、记忆、情感、行为是一个有机整体，但在某些因素影响下，个体会丧失这些生理心理功能的整合能力，发生分离障碍。分离障碍即一个或多个精神过程不自主、完全或部分的中断或不连续，如自我身份不连续、病理生理性无法解释的记忆丧失、无相应生理改变的躯体功能障碍等，常导致个人、家庭、职业、社交等重要领域功能的显著损害。

案例引导

案例：患者，女，35 岁。昨日与邻居发生激烈争吵，情绪非常激动，吵闹过程中被邻居踢到了右小腿。今晨醒来后，患者感到右腿无知觉，无法站立，不能行走。入院躯体检查无异常，神经系统检查：右下肢肌力 0 级，左下肢及双上肢肌力 5 级，四肢肌张力正常，腱反射（＋），病理征未引出。右下肢中上部以下感觉缺失。实验室检查：血常规、尿常规正常。患者意识清楚，智力正常，定向力完整。既往无脑器质性及躯体疾病史，无家族史。

讨论：该案例中患者右下肢出现了什么问题？该如何处理？

PPT

第一节　概　述

分离障碍多发生于女性，常起病于青少年，发病与明显的心理社会因素有关，可由压力、刺激、他人及自我暗示诱发。起病急，症状复杂多样，但对同一患者而言，症状相对单一，反复发作的患者主要症状基本相同。患者对疾病常常缺乏自知力，不主动求治，更关注他人对疾病的态度，常有继发性获益的可能。生活应激事件或创伤是引发分离障碍的重要因素，患者通常具有暗示性、情绪化、表演性、富于幻想等人格特征。遗传、脑结构与功能异常等生物学因素，以及社会文化因素也是疾病发生的影响因素，据调查社会经济状况滞后的地区、文化程度较低的个体发病率较高。

一、临床类型

ICD－11 中分离障碍包括：分离性神经症状障碍、分离性遗忘症、出神障碍、出神附体障碍、分离性身份障碍、部分分离性身份障碍、人格解体－现实解体障碍。本章重点介绍分离性神经症状障碍、分离性遗忘症、分离性身份障碍、人格解体－现实解体障碍。

（一）分离性神经症状障碍 e 微课

分离性神经症状障碍（dissociative neurological symptom disorder），在 DSM－5 中称之为转换障碍。主要表现为形式各异的运动和感觉障碍，但症状和体征并不符合神经系统解剖的生理特征，神经系统检查和实验室检查结果也不能解释患者的神经系统症状。症状的出现，往往与患者的心理冲突密切相关，带有一定的情绪性或企图寻求他人关注，但患者一般予以否认。

1. 运动障碍 可表现为躯体运动障碍，如肢体瘫痪，肢体震颤、抽动和肌阵挛，站立或行走不能等，瘫痪包括单瘫、截瘫或偏瘫，伴有肌张力增强或迟缓，但瘫痪并不符合神经分布特点。也可表现为言语运动障碍，如缄默、构音不清、失声等，神经系统和发音器官检查均无器质性病变。

2. 感觉障碍 表现为躯体感觉障碍，包括感觉过敏、感觉缺失、感觉异常等，以及听觉障碍、视觉障碍。感觉缺失即局部或全身痛觉、触觉、温度觉缺失，但缺失范围与神经分布不一致，感觉异常如咽部异物感或梗阻感等。视觉障碍，包括弱视、失明管窥、视野缩小、单眼复视、视物变形、幻视等，常突然发生突然恢复，患者虽有视觉丧失的主诉，但却保留着完好的活动能力，且视觉诱发电位正常。听觉障碍，患者表现为突然的听力丧失，但电测听和听诱发电位检查正常。

3. 抽搐和痉挛 常于情绪激动或受到暗示时突然发生，发作时患者缓慢倒地或卧于床上，呼之不应，全身僵直，角弓反张，或无规律翻滚扭动，伴有揪衣服、抓头发、捶胸、咬人等动作。症状同癫痫发作时类似，但患者通常无意识丧失，无舌咬伤、大小便失禁，即使跌倒也会避开危险，无对应的电生理改变。过程历时数十分钟后自行缓解，在有人围观的情况下发作将更为严重。

分离性神经症状障碍十分常见，女性患病率比男性高 2～3 倍，在农村地区、低教育人群或低社会经济发展水平区域易发生。

（二）分离性遗忘症

分离性遗忘症（dissociative amnesia）的主要特征是患者不能回忆重要的自我经历信息，遗忘内容通常与创伤性或应激性事件有关。根据遗忘的广度可分为选择性遗忘、局部性遗忘、广泛性遗忘。选择性遗忘，指患者可回忆起特定时期事件的一部分情况，如患者可能记得创伤性事件的某一部分，其他部分遗忘。局部性遗忘，指患者无法回忆某一时间段的事件，是分离性遗忘症最常见的形式，如遗忘与儿童虐待或战争有关的数月或数年的情况。广泛性遗忘，指患者对个人生活史或身份的完全遗忘。若患者无法回忆某一系统性信息，如与家庭、特定人物或儿童期虐待相关的特定类别记忆，称之为系统性遗忘。分离性遗忘症的患者通常没有意识到（或部分意识到）其记忆丧失的问题，尤其是局部性遗忘的患者，对记忆的丧失轻描淡写，被问到相关问题时会拒绝或感到不满意。

部分分离性遗忘症患者伴有分离性漫游，即患者突然离开住所或工作场所，外出漫游一段时间，通常为数天或数周。漫游过程中患者能保持基本生活能力和简单的社会交往能力，但意识范围缩窄，并伴有对自我身份的不清晰感或完全以一个新的身份出现，且事后对漫游经历遗忘。

患者可能并存焦虑、恐惧、抑郁、睡眠障碍、人格与现实解体等问题，自杀、自伤在分离性遗忘症患者中也很常见。

分离性遗忘症患者占总人口的2%～6%，女性患病率略高，主要在青春期后期和成年期发病。

（三）分离性身份障碍

分离性身份障碍（dissociative identity disorder），既往称多重人格障碍，患者存在两种或两种以上不同的身份或人格，每一种人格均表现出独特的自我体验，有相对持久的感知、思维、行为及与环境相互作用的方式。生活中至少有两种分离的身份反复取得个体意识和心理的控制权，患者在不同的时间体验不同的精神活动，不同时间的不同人格特征彼此独立，没有联系，常交替出现。初次发病时人格的转换是突然的，往往与精神创伤密切相关，之后可因联想或特殊事件促发人格转换。人格状态的改变常伴有相关的感知觉、情感、记忆、运动控制和行为的改变，患者通常会出现严重的记忆分离，如不能回忆某些重要的个人信息、不能回忆起被他人目击到的行动和语言，其他的分离性症状如漫游、人格解体、现实解体等也都可出现在患者身上。这些症状不能用其他精神疾病或躯体疾病解释，并导致个人、家庭、社会及其他重要功能严重受损。

分离性身份障碍患者常伴有抑郁心境，有些患者可出现焦虑、睡眠障碍、烦躁不安等创伤后应激障碍（PTSD）相关症状，强迫性人格特征在分离性身份障碍患者中是比较常见的，患者也可并发强迫症状。

人群中分离性身份障碍的患病率约为2%，女性多见，发病与个体经历严重童年创伤密切相关，身体虐待和性虐待最为常见。

（四）人格解体－现实解体障碍

人格解体－现实解体障碍（depersonalization－derealization disorder）是持久或反复发作的人格解体、现实解体或两者兼有的分离障碍。人格或现实分离的体验让患者非常苦恼，导致其社交、职业或其他重要功能的显著损害。

人格解体指患者感到完整的自我有分离或不真实的体验，包括：①患者感到与整体自我相脱离，如“我不是任何人”“我没有自我”；②患者感到与自我的某个方面相脱离，如思维、情感、感觉、躯体或行为等，例如“我的想法似乎不是我自己的”“我感受不到喜怒哀乐”“我感觉自己的腿跟不上身体”；③控制感的减弱，如“感觉自己像一个机器人”“感觉自己不能控制自我言语和行动”；④患者感到自己就像一个旁观者从外部审视自我，如“感觉灵魂出窍了”“我站在我自己外面”。

现实解体指对环境的不真实或分离的体验。患者感到自己生活在另一世界，感到眼前环境不真实，或站在异度空间来观察周围的环境，如患者主诉“感觉自己好像在雾里、梦里或气泡里”“感觉自己与周围世界间有一层纱或一面玻璃墙”。现实解体通常伴有主观视觉扭曲或听觉扭曲。

人格解体－现实解体障碍终身患病率为0.8%～2.8%，好发于青春期后期或成年早期。短暂的人格解体与现实解体体验在普通人群中亦可见到，通常持续数小时或数天。

二、治疗及预后

分离障碍急性发作通常与一定的心理社会因素有关，病程的持续可能与持续存在的强化因素或继发性获益有关。在不同的疾病阶段，患者可伴随不同的精神症状，使分离症状和治疗复杂化。因此在疾病的不同阶段制定不同的治疗计划，采取心理治疗加药物治疗的综合治疗方法。

（一）治疗

1. 心理治疗　治疗过程中要积极寻找诱发、维持及强化患者症状的心理社会因素，并将这些因素与症状进行“分离”。心理治疗的重点在于引导患者正常生活，增加应对生活事件的能力，主要包括暗示疗法、催眠疗法、认知行为疗法、家庭或团体心理治疗等。

暗示疗法对分离性神经症状有较好疗效。催眠疗法有助于患者恢复失去的记忆，并促进分离性记忆整合到现实中，同时在催眠营造的轻松精神状态下讨论消极的生活事件，可以帮助患者去除或隔离情感及记忆的心理屏障。认知行为疗法可识别并纠正创伤基础上的认知扭曲，为唤起记忆做好准备，并帮助分离性身份障碍的患者逐渐认识到分离部分并逐渐整合。家庭治疗可帮助家庭成员更有效地应对患者的分离症状和创伤后应激症状。

2. 药物治疗 分离障碍患者出现的精神症状，如抑郁、焦虑、失眠等，可对症使用相应的精神药物治疗。SSRIs类抗抑郁药可能对人格解体－现实解体患者有效。非典型抗精神病药如利培酮、喹硫平、齐拉西酮、奥氮平等，对于分离性身份障碍患者的过度焦虑和侵入症状比典型的抗精神病药更有效。氯氮平对长期患有分离性身份障碍的患者有效。

知识链接

暗示疗法

暗示指人或环境以不明显的方式向个体发出某种信息，个体无意中受到这些影响，并做出相应行动的心理现象。暗示疗法包括觉醒时暗示和催眠暗示。

觉醒时暗示是在患者觉醒状态下通过语言暗示或配合某种刺激或仪器检查如针刺、理疗或按摩等，达到治疗效果。如对有运动和感觉障碍的患者，可静脉注射10%葡萄糖酸钙溶液10ml或用感应电刺激患病部位，同时配合语言、按摩和被动运动，鼓励患者感受并运用“失去”的功能，并不断用语言强化，使患者相信失去的功能正在恢复并最终将完全康复。当暗示治疗后症状逐渐减轻时，应及时肯定患者进步并鼓励其继续努力。在具体实施治疗前，应用简短明确的语言告知患者治疗将会取得良好的治疗效果，激发患者对治疗结局的期望和信心。

催眠暗示是患者在催眠状态下进行暗示治疗，可通过语言进行催眠，若患者催眠感受性不强，可借助药物使患者进入半睡眠状态后导入催眠状态。患者进入轻度意识模糊状态后，按觉醒时暗示的方法进行暗示治疗。

（二）预后

分离障碍患者一般预后良好，若治疗不及时，或有持续存在的心理社会因素，或患者因病有继发性获益时，则导致病情反复发作，病程较长，预后不良。早期积极治疗对防止症状反复发作和疾病慢性化十分重要。

第二节　分离障碍患者的护理程序

PPT

从生理、心理、社会、精神症状等方面，对分离障碍患者进行综合评估，发现患者现存和潜在的护理问题，并按照轻重缓急加以整理和分类，应用护理程序为患者做好个性化整体护理。

一、护理评估

为确保收集资料的全面性和客观性，需注意从患者及周围环境两方面获取信息，不仅要收集疾病症状相关资料，更要关心和了解患者的个性特点、成长环境、社会支持等情况。

（一）生理状况评估

评估患者生命体征、饮食、睡眠、排泄及生活自理能力等情况；评估患者有无器质性病变、有无神经系统和其他器官的阳性体征；全面评估患者健康史和疾病史，有无重大躯体疾病和物质滥用史，有无精神活性物质如可卡因、苯丙胺等诱发精神症状的可能性。

（二）精神症状评估

评估患者有无感觉障碍、运动障碍、痉挛抽搐等症状；有无对自我意识、身份、思维、情感、记忆及周围环境的异常感知；有无明显记忆遗忘和缺失；是否有焦虑、抑郁、恐惧、烦躁等情绪改变；是否有现存和潜在的行为障碍，如自杀、自伤等。注意评估各种分离症状的开始和持续时间，发病前是否有诱发因素等。

（三）心理状况评估

评估患者病前性格特征，是否具有易受暗示、情绪化、表演性、富于幻想等特点。发病前是否受到紧张、压力或恐惧等精神刺激，详细询问和记录近期或早期成长过程中重要的生活应激事件，以及患者对应激事件的认识和应对方式。此外还应注意评估患者对疾病的态度和看法，有无消极观念和行为。

（四）社会状况评估

了解患者教育背景，评估患者人际交往、家庭角色、职业状况等社会功能，以及疾病对其影响程度。评估家属对患者及疾病的态度、认识和看法。评估患者精神疾病家族史。

二、护理问题

1. 感知觉紊乱　与感觉过敏或减弱、感觉异样有关。

2. 思维混乱　与记忆缺失、人格解体及人格交替等有关。

3. 有受伤的危险　与运动障碍、痉挛抽搐等有关。

4. 潜在或现存的自杀、自伤行为　与意识状态改变、创伤性事件、对疾病的消极观念及抑郁焦虑情绪有关。

5. 个人应对无效　与无法应对创伤、知识缺乏等有关。

6. 社会交往障碍　与分离症状引起的情感、行为异常有关。

三、护理目标

（1）患者躯体症状减轻或消失，舒适程度改善。

（2）患者能客观面对疾病，分离症状缓解或恢复正常。

（3）患者未发生自伤、自杀及其他意外伤害。

（4）患者能正确认识疾病与内心冲突的关系，发展更多的适应性应对措施处理压力性事件。

（5）患者能建立良好的人际关系，社会功能基本恢复，家庭和社会支持增加。

四、护理措施

（一）基础护理

提供基础护理，保证患者饮食、睡眠、排泄等生理需求的满足。患者可因焦虑、抑郁等情绪导致食欲及营养状况较差，护理人员可根据患者病情及饮食习惯，逐步改善其营养状况，如病情需要可遵医嘱给予鼻饲或静脉营养。对有明显分离性神经症状的患者，可用暗示性言语鼓励引导其缓慢进食、行走及料理个人卫生。随时关注患者的各项检查结果，注意区分其躯体不适是否为器质性改变所引起。避免过度关注患者躯体功能的丧失，尽可能鼓励患者自理。

（二）症状护理

1. 注意暗示的影响　分离障碍患者症状易受暗示及周围环境的影响，因此在护理过程中护士要时刻注意自身言语和行为，避免医源性不良暗示而加重患者症状，如避免反复检查和提问，避免多人围观患者，避免过分关注患者症状，遇事不要惊慌失措，避免在患者面前低声耳语，避免谈及对疾病不利的信息等。安排床位时应避免将分离障碍患者与精神症状丰富的患者同居一室，减少陪护人数，提供安全的环境便于症状的逐步消除。可借助语言暗示、情境暗示、药物暗示的方法，让患者感受到病情正朝着好的方向转归。

2. 躯体不适的护理 分离性神经症状障碍患者常出现多种运动或感觉障碍，在充分理解其痛苦的基础上，告知患者其不舒适的感觉是主观感受，可通过检查结果证明并无器质性损害。指导患者通过放松训练、转移注意力等方法加以改善，鼓励引导患者参加病房各种工娱活动，培养兴趣并持之以恒，减轻对症状的关注，顺其自然。

（三）安全护理

若分离障碍患者出现痉挛发作、情感爆发、意识状态改变、焦虑、抑郁等情况，处理不及时或不当容易导致意外事件的发生，因此安全护理尤为重要。

（1）患者痉挛发作时，注意不要用力按压患者肢体，防止脱臼、骨折及跌伤撞伤。

（2）患者情感爆发出现哭闹不止、冲动伤人时应及时将患者安置在单间，与他人隔离，避免围观，确保环境安全，必要时进行保护性约束并专人看护。

（3）对意识朦胧、漫游的患者应限定其活动范围，专人看护，清除房间内危险物品，防止发生冲动、走失等意外。

（4）严密观察患者情绪反应，掌握其心理动态，满足其合理需求，对不合理要求认真解释和说服，当患者表现为挑衅和敌意时，需适当加以限制。

（5）出于某种获益心理，患者可能以自杀姿态博取同情与理解，护士应细心观察患者的语言、动作及情绪变化，防止出现做作性自杀企图，以免弄假成真。一旦发生应避免过度关注。

（6）分离性遗忘症和分离性身份障碍患者也常出现自杀、自伤行为，护士应采用不同的应对方法来保证患者及他人的安全。对于有自杀和暴力倾向人格的患者，护士必须采取严密的防范措施，必要时可遵医嘱给予镇静剂或保护性约束。分离性遗忘症患者，当遗忘突然缓解，而回忆内容使患者难以承受时，也易出现自杀自伤行为，护士应做好此时的风险评估和预防。

（四）药物护理

评估患者服药依从性，督促其完成药物治疗。给药时应确保药物服下后方能离开，并做好用药健康教育。密切观察服用抗精神病药、抗焦虑药和抗抑郁药后是否出现不良反应，一旦发生，应及时告知医生对症处理，口服氯氮平的患者应注意是否有粒细胞的改变。

（五）心理护理

在护理过程中，对患者的关心、对症状的接纳及对社会心理因素的关注也非常重要。

1. 支持性心理护理 建立并维持良好的护患关系，对患者给予恰当的、一视同仁的关心，不训斥、不迁就，避免过度关心促成患者“继发性获益”。接受患者症状，对其异常表现不简单否认或评判，耐心倾听患者诉说，尊重并理解其痛苦感受。不断发现和强调患者的能力和优势，忽略其缺点和不适感，减轻无助感，增强其面对疾病的信心。

2. 提高患者对疾病的应对技能 帮助患者认识到分离症状是在极度压力下机体做出的应对反应，与其个性及创伤的应对方式有密切关系，鼓励患者客观面对现实。并与患者共同探讨其压力源及诱因，协助寻求合适的应对方法，并提供环境和机会让患者学习和训练新的应对技巧。鼓励患者参加团体治疗及工娱活动，使患者感受到被接纳和理解的同时，及时发现自己个性和处事方式上的缺陷，同时也可以借鉴他人合理的解决方法。

（六）健康教育

（1）帮助患者及家属了解疾病的性质、症状、治疗及护理信息，以便其进一步配合治疗。

（2）加强预防疾病复发及家庭监护等知识宣教，包括遵医嘱服药、定期门诊随访、及时识别疾病复发的先兆表现及掌握处理策略。创造和谐的家庭康复环境，生活规律，避免精神刺激，既关心患者又不过度关注患者某些分离性症状。

（3）鼓励患者参加互助团体、社区活动，促进社会功能康复和发展新的社会支持，增强战胜疾病的信心。

五、护理评价

（1）患者躯体症状是否减轻或消失，舒适感增强。

（2）患者能否正确认识和接受疾病，分离症状消失或携带症状生活。

（3）患者有无发生自伤、自杀及其他意外伤害。

（4）患者能否识别疾病的促发因素，并采取适当的应对技巧来处理压力。

（5）患者能否建立良好的人际关系，是否保持良好社会功能。

目标检测

一、最佳选择题

1. 关于分离性神经症状障碍的叙述不正确的是
   A. 可表现为感觉、运动障碍
   B. 一般有相应的器质性病变基础
   C. 与病前性格有关
   D. 一般认为预后较好
   E. 起病常与心理应激有关
2. 治疗分离性神经症状障碍最有效的方法是
   A. 行为治疗
   B. 镇静类药物
   C. 抗精神病药物
   D. 暗示治疗
   E. 抗抑郁治疗
3. 患者，女，54 岁，与丈夫吵架后，突然失去对往事的全部记忆，对原来的身份不能识别，以另一种身份进行日常社会活动。该患者的症状是
   A. 思维障碍
   B. 情感障碍
   C. 分离性遗忘
   D. 分离性漫游
   E. 分离性身份障碍
4. 患者，女，30 岁，近 3 年来常在生气后突然倒地，全身僵硬，呈角弓反张，四肢不规则抖动，呼吸急促，呼之不应，表情痛苦，一般持续 20～30 分钟，发作时无咬伤唇舌，无跌伤，无尿便失禁，神经系统检查无阳性体征。最可能诊断为
   A. 脑器质性疾病
   B. 急性应激障碍
   C. 精神分裂症
   D. 惊恐发作
   E. 分离性神经症状障碍

5. 没有脑器质性损害，而对自己经历的重大事件突然失去记忆，被遗忘的事件往往与精神创伤有关，并非偶然想不起来，此症状为

A. 分离性遗忘症　　B. Ganser 综合征
C. 精神分裂症　　D. 分离性身份障碍
E. 情感爆发

二、问答题

简述分离性神经症状障碍患者抽搐发作和癫痫发作的区别。

三、案例分析

情景案例：患者，女，56 岁，已婚。主诉：患者因颈椎病复发后渐出现躯体不适感，感觉眼睛睁不开，觉得眼睛里有东西而一直眨眼；感觉脑壳是空的，周身发木，特别是下肢，逐渐出现行走困难，走路需要搀扶，个人生活需家人协助。近 2 个月来患者对疾病越发担忧，也担心家务无人料理，表现出情绪低落，兴趣减退，偶有消极观念。

问题：

（1）分析案例中患者存在哪些护理问题？

（2）结合案例为患者制定详细护理计划。

（张　荣）

书网融合……

本章小结

微课

题库

第十三章　喂养和进食障碍患者的护理

学习目标

知识要求：

1. 掌握　神经性厌食、神经性贪食的临床特征；护理措施。

2. 熟悉　神经性厌食、神经性贪食的护理评估；护理问题。

3. 了解　神经性厌食、神经性贪食的病因；治疗方法。

技能要求：

结合临床病例，分析患者的症状和特点，并提出针对性护理措施。

素质要求：

具备运用专业知识帮助进食障碍患者恢复健康的职业素养和人文关怀能力。

进食是个体摄取营养维持生命的重要手段，但在心理、社会因素的影响下，个体可能会产生一系列不恰当的进食习惯，导致生理、心理、社会功能的完整性和协调性遭受破坏。喂养和进食障碍（feeding and eating disorders），包括异常的进食或喂养行为，这些行为不能由其他健康情况来解释。喂养障碍包括与体重和体形的担忧不相关的紊乱行为，如进食不能食用的物质，或自发地反刍食物。进食障碍是以进食或进食相关行为的持续紊乱为特征，导致食物消耗或吸收改变，并显著损害躯体和心理健康的一组精神障碍。本章主要介绍进食障碍。在 ICD－11 中，进食障碍主要包括神经性厌食、神经性贪食、暴食障碍、回避－限制性摄食障碍、异食癖、反刍－反流障碍等。本章主要介绍前两种。

学习目标

案例： 患者，女，16 岁，学生。患者平日性格内向、敏感、自尊心强，学习成绩优异。因体重较重被同学取外号，为此经常哭泣，开始节食减肥，早饭不吃，晚上仅吃一个苹果，不吃主食、肉类，偶尔暴饮暴食，进食后立即催吐，每天坚持运动。持续 1 年后，患者体重明显下降，体重 55kg，身高 170cm。但患者依旧坚持节食和运动，体重下降至 50kg。同时患者开始出现闭经，偶尔晕厥，自感记忆力下降，学习吃力，学习成绩明显下滑，导致中考成绩不理想，为此情绪低落、自责、每日哭泣，甚至出现自伤行为。家属无法管理，强制送入院治疗。

讨论：

1. 案例中患者存在哪些护理问题？

2. 护士该如何帮助陈某恢复正常的饮食模式？

第一节　概　述

微课

PPT

喂养和进食障碍多发生于青少年和成年早期，男女比例 1∶6～1∶10。神经性厌食起病于 13～20 岁，在年轻女性中神经性厌食的 12 个月患病率约为 0.4%。神经性贪食多数是神经性厌食症状的延续，发病年龄稍晚，多为 18～25 岁，在年轻女性中神经性贪食的 12 个月患病率为 1%～1.5%。

一、神经性厌食

神经性厌食（anorexia nervosa）是以患者对自身体像感知歪曲，担心发胖而有意、反复、长期节食，导致体重显著下降以及厌食为主要特征的一种进食障碍。

（一）病因

1. 生物学因素 神经性厌食具有家庭聚集性，存在该障碍的个体其一级亲属患病风险显著增加。除遗传因素外，神经性厌食的发生还与神经递质异常、神经内分泌紊乱有关。

2. 心理因素 神经性厌食患者具有内向、敏感、低自尊、追求完美、刻板、易焦虑、强迫等个性特点。患者发病前多有负性生活事件，如因身材被嘲笑、失恋、被拒绝等。家庭环境中的不良因素也与神经性厌食的发生密切相关，其家庭往往有以下特征：家庭关系紧张、对孩子要求过于严格或过分溺爱、孩子缺乏独立性、常回避冲突等。患者心理的核心要素是通过控制饮食来表达对控制的需求，个体自尊很大程度上基于对体形和体重的感知，体重减轻被看作是卓越自制力的标志，而体重增加则被认为是自我控制的失败。

3. 社会文化因素 现代社会文化观念中，苗条的身材被认为是自信、自我约束和自我控制的象征，更易获得认可，促使年轻的女性追求以瘦为美。媒体宣传也将追求苗条、减肥作为社会时尚，受到公众的推崇。家庭成员对体形、体重关注可使神经性厌食发病率升高。

（二）临床表现

1. 恐惧肥胖，关注体形 神经性厌食患者表现出强烈的害怕体重增加的情绪，且此恐惧不会因体重减轻而缓解。部分患者虽否认有怕胖的心理，但仍持续存在防止体重增加的行为。对体形的过度关注导致患者经常评估身体尺寸和重量。部分患者即使已经很瘦，但仍感到自己太胖，或担心身体的某些部位特别是腹部、臀部、大腿等部位太胖，这种对自身体像的歪曲认知，称之为体像障碍。

2. 严格控制体重 为降低体重，患者会主动节食，严格控制能量摄入。此外，患者还常采用过度运动、自我诱吐或滥用泻药、利尿剂、灌肠等方式避免体重增加。部分患者有发作性暴食表现，但暴食之后通常伴随清除行为。患者的体重通常比正常平均体重减轻15%以上，或者体重指数（body mass index，BMI）<17.5，BMI＝体重（kg）/身高（m）^{2}。

3. 生理功能紊乱 长期饮食限制及低体重，导致患者营养不良和代谢紊乱，如皮肤干燥、失去弹性、脱发、便秘、畏寒、贫血、水肿、低体温、低血压、骨质疏松等；催吐和滥用泻药等可导致水、电解质和酸碱平衡紊乱。实验室检查可见白细胞减少和肝肾功能改变。严重的营养不良和水、电解质紊乱可导致死亡，当体重低于正常体重的60%时死亡率较高。神经内分泌改变也是常见并发症，女性可出现闭经、月经稀少或初潮推迟、第二性征发育延迟等，约20%的女性在体重降低之前出现闭经，成为起病和就诊的首发症状；男性可有性功能减退。

4. 精神症状 神经性厌食的患者常有抑郁症状，如情绪低落、社交退缩、易激惹、失眠等，严重者有自杀的危险。焦虑、恐惧、强迫症状也较常见。

（三）治疗和预后

1. 治疗 急性期首先纠正患者营养不良和水、电解质平衡紊乱，尽快解除其生命威胁，通过逐步增加饮食和营养，恢复正常营养状态。同时开展心理治疗，包括支持性心理疗法、认知行为疗法、家庭疗法等，纠正患者对进食、体形的歪曲认知，帮助其建立正常进食行为模式。药物治疗主要针对患者抑郁、焦虑、强迫等精神症状，采用抗抑郁药、抗焦虑药和少量抗精神病药对症治疗。

2. 病程与预后　神经性厌食常为慢性迁延性病程，有周期性缓解和复发。约50%患者治疗效果较好，体重增加、生理功能改善，但体像障碍、进食问题往往会持续存在；约20%患者时好时坏反复发作；约25%患者预后不良，迁延不愈；5%～10%的患者死于极度营养不良或其并发症以及自杀。预后良好的因素有：体重下降不明显、起病早、病程短、病前的心理社会适应能力较好、不隐瞒症状、对疾病的自我认识水平较高。

二、神经性贪食

神经性贪食（bulimia nervosa）是以反复出现强烈的进食欲望和难以控制的、冲动性的暴食行为，进食后又因担心发胖而采取各种方法减轻体重为特征的一种进食障碍。

（一）病因

神经性贪食与厌食具有相似的病理心理机制，起病可能与心理、社会和生物学因素有关。患者往往存在追求完美、处理心理冲突能力较差、过度焦虑等心理特点，常用暴食行为缓解压力和矛盾，又在以瘦为美的社会文化的影响下，担心发胖，形成暴食—恐肥—诱吐—暴食的恶性循环。神经性贪食可能存在家族遗传，儿童期肥胖和青春期早熟可增加神经性贪食的风险。

（二）临床表现

1. 不可控制的暴食发作　患者反复出现发作性大量进食，进食量远超大多数人相似场合下的进食量，且进食伴有失控感，一旦开始就不能克制，直至吃到非常饱或难以忍受为止。暴食时通常会选择平时回避的高热量食物，且往往是秘密或不露声色地进行。

2. 代偿行为　患者过分关注体型和体重，惧怕肥胖，故暴食后反复使用不恰当的代偿行为以预防体重增加，如呕吐、滥用泻药和利尿剂、过度运动等。由于暴食和代偿行为相互抵消，因此患者体重虽有波动，但大多处于正常范围内。

3. 生理功能紊乱　患者的清除行为可引起水、电解质紊乱，反复呕吐导致牙釉质腐蚀，少数病例可发生胃、食道黏膜损伤，经常用手刺激咽反射呕吐者可在手背上出现特征性伤痕。女性患者可发生月经失调或闭经。一次性大量进食可导致食管破裂、胃扩张和胃破裂甚至死亡。

4. 心理障碍　暴食可短暂减轻因进食冲动导致的紧张和焦虑，但随之而来的是更为强烈的悔恨、烦躁和负性自我评价。患者常合并精神障碍，如抑郁、焦虑等，物质滥用和人格障碍也较常见。

神经性贪食与厌食可发生于同一个体，或两者交替出现，多数患者的贪食症状是神经性厌食症状的延续。

（三）治疗和预后

神经性贪食的治疗原则为改善营养状况，控制暴食发作，建立正常进食行为模式。心理治疗包括认知行为疗法、家庭及小组治疗、生物反馈疗法等。药物治疗中，抗抑郁药被证实对治疗神经性贪食有效，包括5－羟色胺再摄取抑制剂、三环类抗抑郁药等。其他躯体并发症根据病情需要进行对症处理。

知识链接

神经性呕吐和暴食障碍

神经性呕吐，又称心因性呕吐，指进食后出现自发地或故意诱发地反复呕吐，无明显恶心及其他不适。呕吐常与心理社会因素有关，无害怕发胖和减轻体重的想法，呕吐后可再进食或边吐边吃，由于总进食量未减少，所以体重无明显减轻。新的诊断标准 ICD－11 中，神经性呕吐不再作为独立的疾病，而是作为临床表现的一个症状。

暴食障碍是以反复发作的暴食行为为特征的进食障碍。患者在短时间内（一般在 2 小时以内）进食远超出常人量的大量食物，发作时伴有失控感。进食后感到厌恶自己、抑郁或非常内疚，有明显痛苦感，但通常不会出现引吐、导泄、过度运动等代偿行为。

PPT

第二节　喂养和进食障碍患者的护理程序

进食障碍患者的护理评估除需详细关注患者营养、生命体征、进食模式等生理功能外，还需注意其心理社会方面的评估，如患者应对压力的方式、是否存在家庭不良因素等，尤其是对进食、体重及健康的认知和态度。护理人员一方面帮助患者恢复正常营养状态，保持正常生理功能；一方面纠正患者对进食、体重等的错误认知，帮助其重建规律进食模式。

一、护理评估

（一）生理状况评估

评估患者的生命体征，营养状况，皮肤、心血管、消化系统等生理状况，关注血常规和血生化检查结果，了解患者职业、文化以及有无药物滥用史等。重点评估患者目前进食和控制体重的方式，包括患者饮食种类、量、偏好；节食、禁食开始时间、持续时间；暴饮暴食的量、种类；运动、呕吐及服用导泻剂、利尿剂等情况。

（二）精神症状评估

关注患者情绪变化，注意患者有无抑郁、焦虑、恐惧、强迫症状，有无自杀、自伤倾向，评估患者有无对自身身材和自我概念的超价观念和体像障碍。

（三）心理状况评估

评估患者的个性特点，节食、暴食的动机，对体重、进食的认识，对自己身材的看法以及对肥胖的感受；评估患者不同阶段饥饿或暴食时的心理体验；评估患者对自我的评价，是否有罪恶感或自我厌恶感及其原因；评估患者对治疗的态度、对未来的计划等。

（四）社会状况评估

评估患者的社会人际关系，以及周围人对患者疾病的看法，重点评估患者与家属的关系，家属对患者及疾病的态度。评估疾病对患者工作、学习和生活的影响。

二、护理问题

1. 营养失调：低于机体需要量　与节食、过度运动及清除行为有关。

2. 营养失调：高于机体需要量　与冲动性暴食有关。

3. 自我形象紊乱　与错误的认为自己很胖、低自尊等有关。

4. 无效性应对　与无法控制的节食和暴食行为、失控感等有关。

5. 焦虑　与担心体重增加、无助感等有关。

三、护理目标

（1）患者逐渐增加营养摄入，达到目标体重，并建立健康进食模式。

（2）患者逐渐减少暴食发作次数，纠正清除行为，恢复正常进食。

（3）患者能够对自身体形进行客观评价，接受健康美理念。

（4）患者能配合治疗计划，逐渐增加对环境的控制感，无助感减轻，最终显示适宜的应对机制。

（5）能够表达焦虑和无助感，以适宜的方式减轻焦虑。

四、护理措施

（一）基础护理

做好饮食护理，使患者恢复健康营养状态，重建正常饮食模式。

1. 神经性厌食　与营养师、患者及家属共同制定饮食计划，通常目标体重为标准体重的85%～90%，患者体重增长应循序渐进，以每周0.5～1.0kg为宜。在满足营养条件的前提下，为患者提供喜爱的食物。厌食严重者，食物应从流食、半流食逐渐过渡到正常饮食。鼓励患者自行用餐，但要求进食时间一般不超过30分钟。拒绝进食者，可辅以鼻饲或胃肠外营养。进餐前排空二便，进餐后在病室观察1小时，限制饭后过度运动和使用盥洗室。每日定时测量体重和腰围，评估皮肤营养状况。与患者共同制定体重监测表，当患者积极配合饮食治疗体重增加时，应及时给予鼓励和肯定。

2. 神经性贪食　鼓励患者记录每日进食次数和进食量。指导患者定点就餐，尽量避免单独用餐。制定饮食计划，在符合患者以往饮食习惯的前提下，逐步限制高糖、高脂食物的摄入。鼓励患者逐渐减少暴食次数，当出现暴食想法时，可用感兴趣的活动转移注意力。密切观察患者有无藏匿食物和进食后自我清除行为。根据患者情况，制定循序渐进的锻炼计划。

（二）症状护理

纠正患者对进食、体重、体形的错误认知，帮助其树立正确的审美观，接受现实的自己。

（1）鼓励患者表达对肥胖的感受和对自身体形的看法，了解周围人对患者体形的评价，以及该评价对患者的影响。了解患者眼中的完美身材和体重，帮助患者认识到其不切实际的期望。

（2）将患者实际体形与其主观感受进行对比，纠正其主观认识的错误，帮助患者形成更现实的体像感受。鼓励患者发现自身形象方面的优势，并支持其进行适当的修饰和打扮，增强其对自身形象的认同感。

（3）倾听患者对节食的感受，帮助患者分析节食的利弊，使患者充分认识到低体重的危害，正确理解进食、体重与健康之间的关系。同时引导患者回忆周围人对其持续节食的态度变化，使患者认识到自身想法的不合理之处。

（4）向患者讲解健康美的相关知识，帮助患者树立正确的审美观，和患者一起制定达到健康美的目标值，如体重适宜、皮肤有光泽、月经规律等，重塑符合健康美的自我形象。

（5）鼓励患者制定易达到的短期目标，并参与各种决策，增加对环境的控制感及达标后的成就感。鼓励患者进行正性自我对话，增强自我认同感，如“我可以做到”“吃饭是一件正常的事，不需要罪恶感”等。

（三）安全护理

密切观察患者的情绪变化，尤其是抑郁情绪，清除危险物品，防止患者发生自杀、自伤等意外，必要时遵医嘱给予小剂量抗抑郁药和抗焦虑药。警惕暴饮暴食、催吐行为可能带来的胃破裂、上消化道出血等严重躯体问题。密切关注严重水、电解质紊乱，尤其是低血钾引发的心律失常，此情况严重时可导致死亡。

（四）药物护理

遵医嘱给予患者药物治疗，注意观察药物的治疗效果，及时发现药物不良反应并报告医生对症处理。

（五）心理护理

1. 支持性心理护理 耐心倾听患者节食的观点和感受，理解其行为和顾虑，鼓励患者进行情感表达，为其提供心理支持。了解患者对治疗的态度，向患者解释治疗的必要性、治疗的过程，以取得患者的配合。反复强调患者的能力和优势，鼓励患者敢于面对内心的恐惧，并与患者一起寻找解决的方法。告知患者治疗进展，及时鼓励和表扬，增强患者自信心，减轻无助感。

2. 提高应对技能 指导患者学习放松技巧，如冥想、渐进性肌肉松弛训练、呼吸放松训练等，以减轻患者焦虑或恐惧情绪。帮助患者选择合适的运动方式，如太极、健身操、舞蹈、快走等，通过活动放松肌肉、增加代谢，同时可缓减压力，改善焦虑、抑郁情绪。

3. 家庭心理护理干预 指导家属了解疾病的性质、病因及影响因素，鼓励家属参与家庭和集体治疗，促进和谐家庭决策模式的建立，对于家庭矛盾冲突患者的治疗和预后有重要意义。

（六）健康教育

与患者及家属一起制定出院后的饮食与运动计划，并按照计划实施。每日监测体重，记录体重变化和感受，以及周围人对患者体重改变的看法。指导患者及家属掌握复发的征兆及处理策略。鼓励参与社区及团体活动，发展兴趣爱好，增强生活信心。

五、护理评价

（1）患者营养状态是否正常，是否达到目标体重，饮食状态是否恢复正常。

（2）患者暴食次数是否减少，是否建立正常进食行为模式。

（3）患者能否客观评价自身体型，是否对饮食和健康有正确的认识。

（4）患者无助感是否降低，能否用正确的策略应对压力，而不是采取不恰当的进食行为。

（5）患者焦虑情绪是否缓解。

目标检测

一、最佳选择题

1. 关于神经性厌食的描述正确的是

A. 患者节食达到理想标准时能适可而止　　B. 患者常主动配合治疗

C. 患者因食欲减退而不愿进食　　D. 患者不会出现暴饮暴食

E. 多数患者即使十分消瘦仍认为自己胖

2. 神经性厌食最具特征性的症状是
   A. 无故意控制进食量的愿望　　B. 比正常体重减轻30%以上
   C. 不伴有间歇式暴饮暴食　　D. 包括躯体疾病所致厌食
   E. 采用各种方法减轻体重
3. 关于进食障碍，下列说法正确的是
   A. 神经性厌食发病年龄比神经性贪食晚　　B. 神经性贪食患者往往很胖
   C. 神经性贪食患者没有病理性怕胖　　D. 神经性厌食和贪食可交替出现
   E. 神经性贪食患者一般不考虑他人对自己的看法
4. 进食障碍治疗的首要目标是
   A. 纠正不正常进食习惯　　B. 矫正心理紊乱
   C. 增加患者体重　　D. 将营养状况恢复正常
   E. 改变错误认知
5. 神经性厌食患者反复对护士说："我特别担心自己发胖，你们不要强迫我吃饭"，下列哪项护理措施能较好地处理此问题
   A. 帮助患者树立正确审美观，逐步恢复健康体型
   B. 寻求父母帮助，劝导患者进食
   C. 建议每周咨询营养学家
   D. 与患者共同制定锻炼计划
   E. 鼓励患者正视自己

二、问答题

简述如何帮助进食障碍患者纠正其对体像的错误认知。

三、案例分析

情景案例：患者，女，15岁，初三学生。主诉：因同学嘲笑其身材，开始疯狂减肥，从开始不吃主食，到一天只吃水煮青菜和水果，并坚持每天跑5公里。身高162cm的她体重由原来的60kg迅速下降至45kg。减肥成功后，其身材和自制力受到同学们的羡慕和赞赏，但她并未停止减肥计划。母亲发现她偶尔买很多零食到自己房间暴饮暴食，然后用手抠喉咙催吐，同时脾气变得非常暴躁，经常因一点小事跟父母争吵，父母多次劝阻减肥失败。现在患者经常头晕、乏力，月经也停了，学习成绩明显下降，父母送到医院治疗。

问题：

（1）分析案例中王某存在哪些护理问题？

（2）结合案例为患者制定详细护理计划。

（张　荣）

书网融合……

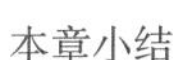

本章小结

微课

题库

第十四章　人格障碍患者的护理

学习目标

知识要求：

1. **掌握**　人格障碍的概念；各类人格障碍的临床表现；人格障碍的护理评估；护理措施。
2. **熟悉**　人格障碍患者的护理评估；护理问题；护理评价。
3. **了解**　人格障碍的病因。

技能要求：

1. 熟练掌握人格障碍患者的护理程序，能对人格障碍患者进行护理评估，做出护理诊断，制定护理措施。
2. 学会应用精神科护理技能保证人格障碍患者的安全，稳定患者的情绪。

素质要求：

能尊重和理解护理对象，充分体现专业服务精神，初步形成以维护和促进人类健康为己任的价值观。

人格（personality）又称个性，是个体在日常活动中表现出的固定的行为模式。人格受先天生理因素和后天环境因素共同影响，一旦形成则相对稳定和持久，通过心理活动和行为表现出来。

人格障碍（personality disorder）是指人格特征明显偏离正常，使患者形成一贯的反映个人生活风格和人际关系的异常行为模式，导致严重的社会适应不良和功能受损。人格障碍通常始于童年时期或青少年期，并长期发展至成年或终身。患者虽无智能障碍，但适应不良的行为模式难以矫正。普通人群中，3% ~10%的人患有人格障碍。因此，识别、评估和护理这些患者是护理人员的重要任务。

案例引导

案例：患者，男，20岁，在校大学生。从小固执己见，因自己身材矮小，相貌普通而内心自卑。不爱与人交往，对受到的侮辱和伤害总是抱怨很久。从小成绩中等，考试考不好认为是老师的原因。中学时，因在校犯错受到母亲责备而产生报复心理，告诉父亲自己亲眼看见母亲的不轨行为，致父母离婚。上大学后，某日，回宿舍喝水，发现自己水壶没水，而其他舍友水壶都装满水，怀疑舍友孤立自己，为报复他们，将舍友水壶全部打碎。

讨论：

1. 该案例中患者的性格有哪些特点？
2. 按照护理程序，如何为患者拟定护理方案？

PPT

第一节　概　述　微课

人格障碍也可能是精神疾病发生的素质因素之一，如精神分裂症患者和躁狂发作患者早期可有人格方面的改变。需要注意的是，人格障碍不等于人格改变。人格改变是获得性的，是指一个人原本人格正常，在严重而持久的应激、精神障碍、脑部病变或损伤后，可造成人格发生改变。而人格障碍没有明确的起病时间，是源自童年、青少年或成年早期发展而来的适应不良。人格改变的参照物是病前人格，而人格障碍的评判标准主要来自于社会、心理的一般准则。

一、临床类型

（一）偏执型人格障碍

偏执型人格障碍（paranoid personality disorder）以极度的猜疑和偏执为特点，始于成年早期，男性多于女性。主要临床特点如下。

1. 敏感多疑 对周围的人和事过分敏感，对他人普遍不信任和猜疑。不公正地怀疑朋友或同事的忠诚和信任，毫无根据地怀疑配偶或性伴侣的忠诚，限制对方与异性交往；没有足够依据地猜疑别人对自己进行伤害，对别人的善意举动做出歪曲理解。

2. 易记恨 持久地心怀怨恨。对自认为受到的轻视、侮辱或伤害等耿耿于怀，并有强烈敌意，甚至是产生报复心理；对他人的过错难以包容，固执地追求不合理的利益和权利；常与他人发生争辩、对抗，人际关系不良。

3. 固执己见 不能正确、客观地分析形势。处理事情易从个人感情出发，遇到挫折和拒绝时易怪罪他人，推诿客观；常常对自我能力评估过高，夸大对方缺点或失误，很难用道理或事实改变患者想法。

（二）分裂样人格障碍

分裂样人格障碍（schizoid personality disorder）是一种脱离社交关系，对人际关系缺乏兴趣的普遍心理行为模式，始于成年早期，男性较女性多见。主要临床特点如下。

1. 性格孤僻 患者行为多表现为退缩、孤独、沉默、隐匿、不爱交往。既不想要也不享受密切的人际关系，与家庭和社会疏远；总是选择独自活动，不与他人主动交往，缺少知心朋友，很难适应社会。

2. 情感淡漠 情绪冷淡、疏离或情感平淡。认识现实，但趋向白日梦和内省性隐蔽，缺乏进取心；兴趣爱好缺乏，活动能力差，人际关系淡漠；对他人的赞扬、批评或看法漠不关心；缺乏情感体验，甚至不通人情。

（三）反社会型人格障碍

反社会型人格障碍（antisocial personality disorder）以行为不符合公认的社会规范，漠视或侵犯他人权利的普遍心理行为为特点。有证据表明反社会型人格障碍患者在童年或青少年期（18 岁前）常出现品行障碍。男性多于女性。主要临床表现如下。

1. 高度攻击性 患者易激惹，具有高度冲动性和攻击性，不尊重事实，有暴力行为。很多患者在 15 岁之前就出现暴力行为，患者往往冷漠无情，不尊重他人，非常容易被激怒，并出现攻击行为，参与斗殴。在伤害他人之后并没有悔过之心，缺乏是非观念。

2. 无羞耻感 无羞耻感、内疚感，不能从经历中特别是从惩罚中吸取教训；对任何人甚至亲人缺乏爱心和同情心，无法感知别人的痛苦，人际关系差；患者在幼年时往往有学习成绩不良、逃学、说谎、饮酒、破坏公物、偷窃、攻击人等表现，成年后情感肤浅冷酷，对挫折耐受力差，缺乏责任感，不愿意对自己的行为负责，比如经常旷工、不赡养家人、不偿还债务等。

3. 行为无计划性 反社会型人格障碍患者的行为大多是突发性的，缺乏计划性。患者通常做事冲动，经常突然作出某个决定，且不考虑后果如何。

4. 社会适应不良 患者缺乏责任感，无视规章制度，其行为与公认的社会规范有显著背离；发生冲突时，会对自己的行为做出似是而非的“合理化”解释，无法正确认识自己的人格缺陷，表现出持久而牢固的不良行为模式。

（四）边缘型人格障碍

边缘型人格障碍（borderline personality disorder）以情绪、人际关系、自我形象和行为的不稳定，伴有多种冲动行为为特征。主要临床特点如下。

1. 情绪不稳定 患者缺乏自我目标和自我价值感，低自尊；情绪不稳定，患者对自我形象、目的和内心偏好（包括性偏好）常常模糊不清或扭曲；患者往往有强烈焦虑情绪，特别是在遭遇应激事件时出现紧张焦虑、易激惹，常见的冲动行为有酗酒、赌博、偷盗、药物滥用、自残行为等，或出现突发性的毁物、斗殴等行为。

2. 人际关系紧张 害怕被遗弃，有持续的空虚感，总是以极度理想化和贬低两种极端态度看待人际关系，几乎没有持久的朋友，这种强烈而不稳定的人际关系，可能会导致连续的情感危机。

（五）表演型人格障碍

表演型人格障碍（histrionic personality disorder）以人格不成熟和情绪不稳定为特征，过分感情用事，以夸张言行吸引他人注意力，暗示性和依赖性强。女性较多见。主要临床特点如下。

1. 自我戏剧化 情绪表达戏剧化、舞台化，行为夸张，表情丰富，举止轻浮；爱表现自己，在外貌或行为方面过分表现，不断寻求安慰和赞许；与他人交往时往往带有挑逗行为，言语风格印象深刻但缺乏细节。

2. 情感体验肤浅且善变 热情有余而稳定不足，变化无常，喜怒哀乐皆行于色，爱发脾气；患者容易受到自我暗示或他人与环境的影响，喜欢幻想。

3. 高度自我为中心 在自己不能成为他人注意的中心时感到不舒服或愤怒，为满足自己的需要不择手段，自我放任。

（六）依赖型人格障碍

依赖型人格障碍（dependent personality disorder）是一种过度需要他人照顾以至于产生顺从或依附行为并害怕分离的普遍心理行为模式，始于成年早期。主要临床特点如下。

1. 过度依赖 难以做出日常决定，生活中大多数事情都请求或甘愿他人替自己做决定，自认为自己是无依无靠无能、缺乏精力的人；过分顺从他人意志，宁愿放弃自己的个人趣味、人生观，只要能依赖他人就心满意足；不愿意对所依赖的人提出要求，即便是合理的要求，常常委曲求全。

2. 害怕分离 害怕只剩自己照顾自己的不现实的先占观念。由于做任何决定都依赖他人，常沉溺于被关系密切的人所抛弃的恐惧之中，害怕孤立无援。他们想要获得并维持有关爱的人际关系，这导致其行为特征包括顺从、被动和怯弱，患者常常自卑，对批评敏感，需要关心和照顾。

（七）强迫型人格障碍

强迫型人格障碍（obsessive - compulsive personality disorder）以行事过分谨小慎微、严格要求与完美主义及内心的不安全感为特征。男性多于女性。主要临床特点如下。

1. 过分注重细节 患者以高标准要求自己，责任感过强；患者过分疑虑及谨慎，常有不安全感，逃避做决定；易穷思竭虑，对细节、规则、条目、顺序等过分关注，拘泥于细节，犹豫不决或反复检查、核对，唯恐差错，以至于忽略重要环节，工作效率往往低下。

2. 固执刻板 认知方式刻板，按部就班，拘泥于社会习俗，缺乏创新和冒险精神；常不合情理地要求他人严格按照自己的方式行事，对别人做事很不放心；墨守成规，难以接受新事物。

3. 缺乏愉快体验　道德感强，过分看重工作而不顾生活乐趣和人际关系；情绪紧张，生活无乐趣，缺乏愉快和满足的内心体验，常有悔恨和内疚。

（八）自恋型人格障碍

自恋型人格障碍（narcissistic personality disorder）对自恋有过度要求，对自我价值感过度夸大，缺乏对他人共情。主要临床特点如下。

1. 自大感　患者有一种不切实际的自大感，常夸大自己的才能、成就、相貌等，并要求他人特殊对待自己，但这种夸大没有达到妄想程度，与患者实际情况有部分相符。

2. 缺乏共情能力　患者往往只能体会和理解自己的感受，却无法理解和关心他人，使患者很难与他人建立长期稳定的人际关系，而这种孤独感又会进一步强化其情感剥削行为。

二、治疗及预后

由于人格障碍的本质和发生原因尚未解决，因此对治疗作用的估价不一，其原则是以心理治疗为主，药物治疗为辅，主要目的是帮助患者寻求到一种与自己的人格特点冲突较小的生活途径，重建良好的行为模式，矫正不良习惯。对人格障碍患者的治疗不应以彻底改变他们的行为特点为目标，而是试图降低患者在处事过程中的古板和不适应等特点，降低其影响正常工作和生活的程度，提高患者人际关系的质量。

（一）心理治疗

人格障碍患者通常不会主动求医，常是在和环境及社会发生冲突而感到痛苦或出现严重情绪、睡眠质量等问题时“无奈”就诊。心理治疗对人格障碍很有帮助，通过与患者建立良好关系，深入了解，帮助其认识自身个性缺陷，鼓励其重建健全良好的行为模式。

常用的心理治疗包括森田疗法和认知行为治疗、支持性团体治疗、心理分析和心理教育。森田疗法即指导强迫型人格的患者顺应自然，减轻和放松压力，长期训练可能消除他们的症状。认知行为治疗通过分析和讨论问题，引发患者思考，改变其不良行为。集体性或社区团体治疗对很多人格障碍患者都颇有疗效，通过营造一种健康正面的生活环境，使患者在团体中通过有益的活动，控制和改善自己的偏离行为，纠正既往习得的不良习惯，建立良好适当的人际关系。因反社会型人格障碍患者存在不同程度的危害社会行为，收容于工读学校、日间医院等对其行为矫正有一定帮助。

（二）药物治疗

一般而言，药物治疗难以改变人格结构，仅在出现异常应激或情绪反应时少量用药，用于对症处理。如当患者出现异常思维和情绪反应时，可给予小剂量的抗精神病药物；有攻击行为时，给予少量碳酸锂或其他心境稳定剂；有焦虑表现者，可给予少量苯二氮䓬类或其他抗焦虑药物；有强迫特征者，可用适量氯丙咪嗪或氟西汀；有明显抑郁症状者给予抗抑郁药等。因药物治疗远期效果难以肯定，因此不主张长期服用和常规使用精神药物。

此外，电痉挛治疗目前仅限于改善人格障碍患者伴发的焦虑和抑郁。目前还有精神外科治疗，主要是通过定向破坏手术改善某种类型的人格障碍症状。但手术可导致不可逆的脑局部损伤，故采取慎重态度。

（三）预后

人格障碍是一种相当稳定的思维、情绪和行为的异常状态，在没有干预的情况下可长年保持不变，甚或持续终生。仅少数人格障碍患者的异常行为会随着年龄的增长得到逐步缓解，如一些反社会型人格障碍患者中年后攻击行为明显减少。总体而言，人格障碍的治疗效果有限，预后欠佳。因此，婴幼儿和青少年时期培养和塑造健全的人格对今后的人格发育尤为重要。

第二节 人格障碍患者的护理程序

PPT

一、护理评估

（一）生理状况评估

评估患者生活自理能力、饮食、睡眠状况。有无其他患病史、用药史、过敏史及是否接受治疗等健康史。

（二）精神症状评估

评估患者仪表、语言和行为，有无其他夸张的言行与装扮，有无暴力行为倾向，对于有伤人毁物、自伤自杀史的患者要重点评估，包括患者发生自杀自伤的情境、时间和方式。评估患者的认知和思维方式，情绪表现方式，有无感知障碍、自我形象紊乱及对自身疾病的认识程度、对住院治疗的态度等。

（三）心理状况评估

评估患者个性特征，通过患者的谈话方式如语气、表情等评估其内心情感和认知，如愤怒、不信任、想象被人抛弃等，是否运用防卫机制，对谈话是否具有掌控欲望等。

（四）社会状况评估

1. 个人成长史和家庭教育情况 了解患者童年经历有无异常，青少年期有无品行障碍，抚养人的性格特点、行为方式、对患者的教育方式、家庭环境等对患者有无负面影响，成长过程中是否遭受重大精神创伤，寻找可能与人格障碍有关的特定危险因素。

2. 患者的家族遗传史 家庭成员中是否有人格障碍或其他精神障碍患者。

3. 患者的家庭和人际关系状况 包括家庭成员的相互关系、患者在家中的地位、家庭经济状况以及家庭成员对患者所持的态度，同时了解其行为对角色功能的影响，患者与家人、邻居、同事能否正常相处等。

4. 患者的受教育程度、工作环境和经济状况 评估患者生活和工作压力，能否坚持正常工作，生活状态和兴趣爱好是否积极、有无异常。

知识链接

人格的评估工具

1. 人格测验是用来描述个体人格特质或划分类型的心理测验，分为问卷法和投射法两类。问卷法工具主要有明尼苏达多相人格调查表（MMPI）、艾瑞克人格问卷（EPQ）、16 项人格因素问卷（16PF）、婴儿气质问卷等；投射法工具主要有洛夏墨迹测验和主题统觉测验等。

2. 人格障碍测评量表多来自国外，可协助临床诊断，并具有一定科研价值。

A. 国际人格障碍测查（IPDE）：半定量式检查表，旨在帮助检查者判断被试者有无人格障碍及人格障碍的类型。

B. DSM－Ⅳ人格结构式临床晤谈：自陈式人格问卷，一般需要 20 分钟完成，可作为筛查工具缩短医生实施测查的时间。

C. DSM－Ⅳ人格结构式晤谈（SIDP－Ⅳ）：共有 101 组半定量式临床检查提纲，医生用平和的语言来检验患者的行为和人格特质。

二、护理问题

1. 有暴力行为的危险　与易冲动、自控能力差、不能承受挫折及情感不稳定等有关。

2. 社交功能障碍　与不能正确自我评价、缺乏沟通技巧有关。

3. 个人应对无效　与不能调节情绪、自私及操纵行为有关。

4. 焦虑　与内心空虚、自尊心低下或过度紧张有关。

5. 自我认同紊乱　与易猜疑、缺乏自信和不安全感有关。

6. 有个人尊严受损的危险　与敏感多疑有关。

7. 穿着/修饰自理缺陷　与过分依赖他人、对生活缺乏自信有关。

三、护理目标

（1）患者能用合适的方式表达内心感受和情绪，控制冲动的能力增强，能用社会可接受的方式发泄情绪，不伤害自己或他人。

（2）能客观地评价自我，认识到自我价值，自信心和自尊心有所增强。

（3）患者能承认自己的操纵行为，能用语言表达对操纵行为的认识，并且能找到一种适当的方法满足自己的需要。

（4）逐渐建立正常的人际关系，接受他人对自己的帮助，客观合理地评价生活状况和人际关系，与人和平共处，有效沟通。

四、护理措施

（一）基础护理

人格障碍患者的自理能力很少受损，护士需指导和协助患者合理安排生活和工作，并督促其认真完成，帮助患者养成良好的生活习惯。

（二）症状护理

1. 攻击行为的护理　攻击行为往往是负性情绪没有得到及时关注和疏导而产生的，因此应以预防为主。鼓励患者用语言表达激烈的情绪而非攻击行为，组织患者参加体育活动和体力活动（如搏击操、跆拳道等），帮助其精力和不良心态的发泄。对于发生攻击行为的患者，护理人员要与患者一起探究诱发攻击行为的因素及其带来的危害。同时护士需避免自身情感卷入，与其他工作人员协作处理问题。一旦发生攻击伤人行为，护士应及时制止，以简洁有力的语言告知患者攻击行为的后果，必要时进行隔离或约束。

2. 自杀自伤行为的护理　主要集中于反社会型人格障碍和边缘型人格障碍患者，其他类型则较为罕见。边缘型人格障碍患者常用自杀自残表达自己的情感，从而获得关注和求助。因此，护士应重点评估，严密观察，引导患者采取积极行为而非消极的破坏性方式表达和宣泄不满情绪。一旦发生自杀自伤行为，护士要第一时间积极抢救患者生命，在情况稳定后表达对患者的关心而非责备。

3. 针对分离的护理　分离即患者内心活动和外在表现造成的人际关系分离，如冷漠无情，与人疏远等。护士需帮助患者与他人建立互相信任的关系，认识到人际交往的意义，提高沟通技能，增强自信心。纠正行为异常也可采用如下方法：①为患者提供活动日程表，明确每天的日常活动内容与时间，逐渐安排群体活动，靠群体的作用引导患者修正异常行为；②塑造榜样，为患者创造学习的榜样；③行为限制，奖惩分明，以纠正患者行为；④家庭治疗，将家庭作为一个整体护理单位。

4. 社交功能障碍的护理 社交功能障碍见于各种类型的人格障碍患者。护士与患者约定交流时间，共同商定护理计划与目标，帮助患者认识到自己的个性缺陷和社会交往的意义，教会沟通技巧。安排小组活动并鼓励患者参加。对于边缘型人格障碍患者，护士注意与这类患者之间保持适当距离，不可过于亲密，也不可疏远甚至表现敌意或不满。

（三）安全护理

为患者提供安全、安静的治疗环境，避免不良环境的刺激，清除危险物品。合理安排患者的生活和娱乐，培养患者良好的生活习惯和兴趣爱好。针对有自我伤害史的患者应重点关注，必要时专人护理，加强巡视，班班交接。识别激发异常行为的场合或因素对于处理和预防人格问题有重要意义，指导患者选择合适的工作和生活环境。例如，建议有完美主义倾向的强迫型人格障碍患者选择紧张度不高、环境宽松的工作。

（四）药物护理

用药时严格执行医嘱，做好用药指导，用药后密切观察患者的用药效果、不良反应或服药依从性。

（五）心理护理

不同类型人格障碍患者，心理护理方式和重点各有侧重，要注意了解患者的特点，创造条件让其表现个人的合理行为，并及时给予正强化。总的来说要与患者建立良好的护患关系，尊重、关怀、理解患者，主动接触患者，接纳理解患者的感受，满足其合理要求，以取得信赖；教导患者不能只考虑满足自我需求，要尊重他人的人格和人权；对个人需要不能只考虑自我满足，避免由此引发的不适当的人际交往和不良行为；教会患者遇事要为别人着想，逐步做到能根据实际情况，适当延迟满足个人的欲望；适时地以诚恳的态度明确告知患者，不能接纳其反社会行为，与患者讨论、分析不良行为对人对己的危害，并鼓励其改进。

（六）健康教育

人格障碍的预防、发生发展、治疗及护理均与家庭有着密切的关系，因此，改善人格障碍患者的预后，需要医院和家庭共同合作，长期配合。健康教育的对象不限于患者，更应囊括与患者密切接触的家庭成员。

1. 帮助患者逐渐认识自己的精神状态 认识病态行为对其身体和心理的危害，以及给家庭和社会带来的严重后果。帮助患者建立新的价值观和社交关系，指导患者建立健康的生活方式和行为习惯，培养良好的兴趣爱好。

2. 对家属进行相关知识宣教 强化家庭功能，使家属认识到家庭成员的行为、住所环境都会促成与影响患者疾病的发生发展，指导患者家属给予患者足够的理解和尊重，帮助患者克服困难，矫正不良行为。此外，护士还应教授家属识别冲动行为征兆和限制行为的方法。

五、护理评价

（1）患者症状是否改善，是否发生自伤自杀、暴力攻击行为，是否学会控制焦虑和冲动行为。

（2）患者是否能客观评价自己，对自己的个性缺陷是否有所认识。

（3）患者是否能承担家庭责任和社会义务。

（4）患者的社会功能是否得以提高，能否较好融入所处环境与人交往。

目标检测

一、最佳选择题

1. 下列关于人格的描述，错误的是
   A. 一旦形成则相对稳定和持久
   B. 人格又称个性
   C. 是个体在日常活动中表现出的固定的行为模式
   D. 人格受先天生理因素和后天环境因素共同影响
   E. 只能通过心理活动表现出来
2. 下列关于人格障碍的描述，错误的是
   A. 通常始于童年时期或青少年期
   B. 无智能障碍
   C. 存在严重的社会适应不良和功能受损
   D. 人格障碍也称为人格改变
   E. 治疗效果有限，预后欠佳
3. 以极度猜疑和偏执为特点的人格障碍类型是
   A. 分裂样人格障碍
   B. 反社会型人格障碍
   C. 边缘型人格障碍
   D. 偏执型人格障碍
   E. 表演型人格障碍
4. 以人格不成熟和情绪不稳定为特征的人格障碍类型是
   A. 表演型人格障碍
   B. 依赖型人格障碍
   C. 强迫型人格障碍
   D. 偏执型人格障碍
   E. 边缘型人格障碍
5. 患者，女，31 岁。半年来因举止轻浮，常常挑逗他人，家属遂送其就医。家属述患者近来尤其在意个人外貌，遇事情绪夸张，表情丰富；爱在外人面前表现自己，希望得到他人赞许。该患者表现属于
   A. 表演型人格障碍
   B. 依赖型人格障碍
   C. 强迫型人格障碍
   D. 偏执型人格障碍
   E. 边缘型人格障碍
6. 患者，男，20 岁。因打架斗殴，致腹部外伤入院。医生在向家属了解病史过程中得知，患者父母自小离异，患者跟随祖父母长大，性格顽皮，初中时常逃学，聚众斗殴，欺负同学；高一因偷盗被劳教，而后辍学在家，常寻衅滋事。该患者表现属于
   A. 边缘型人格障碍
   B. 反社会型人格障碍
   C. 分裂样人格障碍
   D. 强迫型人格障碍
   E. 偏执型人格障碍
7. 患者，男，28 岁。妻子述其半年来敏感多疑，因看到自己和男性同事交谈，便无故怀疑自己有外遇，跑到妻子公司大吵大闹，殴打那位男同事，而后便限制自己外出，尤其是不得与男性有任何交流，甚至怀疑朋友对自己不衷心，和朋友闹翻。该患者表现属于

A. 反社会型人格障碍
B. 强迫型人格障碍
C. 偏执型人格障碍
D. 分裂样人格障碍
E. 边缘型人格障碍

二、问答题

试述偏执型人格障碍及反社会型人格障碍的护理要点。

三、案例分析

情景案例：患者，男，21 岁，未婚，初中文化，待业青年。家庭成员无精神病病史。自小受到爷爷奶奶溺爱，性格固执、顽皮。上学后，经常打架闹事，欺负同学，辱骂老师。在家不服从父母管教，顶撞、吵闹，甚至和父母大打出手。初中后辍学在家，多次因盗窃、寻衅滋事被收审或劳教。18 岁进工厂，常常旷工，招引一些朋友在家中吃喝玩乐，多次聚赌。20 岁时与人寻衅闹事，纠集同伙用棍棒和皮带毒打他人，致其脾脏破裂，被公安机关收容审查。

问题：

（1）该患者的临床表现有哪些？据此应考虑什么诊断？

（2）针对患者目前的症状，如何为患者提供相应的护理措施？

（王艺瑾）

书网融合……

本章小结

微课

题库

第十五章　神经发育障碍患者的护理

学习目标

知识要求：

1. 掌握　神经发育障碍、智力发育障碍、孤独症谱系障碍以及注意缺陷多动障碍的概念；临床特征；护理评估；护理措施。

2. 熟悉　智力发育障碍的分级；智力发育障碍、孤独症谱系障碍以及注意缺陷多动障碍治疗原则。

3. 了解　神经发育障碍的病因；治疗及预后。

技能要求：

熟练掌握神经发育障碍性疾病的护理程序，学会应用相关知识为患者制定教育培训计划。

素质要求：

1. 独立完成神经发育障碍患者护理工作。
2. 具有尊重、爱护精神障碍患者的职业素养和较强的评判性思维的能力。

神经发育障碍（neurodevelopmental disorders，NDD）是一类在生长发育期出现的行为或认知障碍，表现为获取或执行特定的智能、运动或社交功能上有明显困难。通常起病于儿童或青少年期。神经发育障碍性疾病病因复杂，并且在许多病例中其病因未知，部分疾病往往表现不典型，易被忽视，尤其是幼年儿童，如未能及时诊断和治疗，会影响下一阶段的精神健康，并可能继发其他精神障碍。轻症者通过早期诊断、早期干预可发育为正常儿童，部分疾病或程度较重的神经发育障碍通过积极干预也可大大降低致残率和减轻残疾程度，提高生活质量。

神经发育障碍主要包括：智力发育障碍；发育性言语或语言障碍；孤独症谱系障碍；发育性学习障碍；发育性运动协调障碍；注意缺陷多动障碍；刻板运动障碍。本章主要介绍智力发育障碍、孤独症谱系障碍和注意缺陷多动障碍的临床特点和护理要点。

案例引导

案例：患儿，女，9 岁，小学三年级学生。患者系头胎，母孕期正常，分娩时脐带绕颈。2 岁以后开始学步，2 岁半开始学喊“爸爸，妈妈”。4 岁时进幼儿园，但自我照顾能力比其他同龄儿童差。患儿 7 岁入小学，患者上课时能安静听课，但反应慢，记忆力差，不能独自完成课堂作业，需要老师辅导。在家里也需要母亲辅导才能完成家庭作业。学习成绩每学期不及格。在家性格温顺，很听话，能从事简单家务。过去无重大疾病史。父母非近亲结婚。躯体检查无阳性体征。精神检查时合作，安静，能认真回答问题，语言表达简短。韦氏儿童智力测验智商 64，言语智商 62，操作智商 65。

讨论：

1. 该案例中患儿精神症状具有哪些特征？
2. 如何为该患儿及其家属开展健康教育？

PPT

第一节　智力发育障碍患者的护理

一、概述 微课

智力发育障碍（disorders of intellectual development）是指在发育阶段发生的障碍，包括智力和适应功能两方面的缺陷。其中智力水平明显落后于同龄人平均智力至少两个标准差，是神经发育障碍性疾病中最常见的类型，1% ~3% 人口患有不同程度的智力发育障碍。

（一）病因

智力发育障碍的病因十分复杂，出生前因素有：①遗传因素，如脆性 X 染色体综合征、唐氏综合征、苯丙酮尿症、半乳糖血症等。②宫内不良因素，如胎儿期感染，放射性损害，药物、毒物或化学毒素损害，母体健康状况差，胎盘功能低下等。③先天性颅脑畸形，如先天性脑积水、家族性小头畸形。出生时的因素有胎位异常、难产、产程过长、产伤等，可造成新生儿窒息、新生儿缺氧缺血性脑病、新生儿颅内出血。出生后的因素有中枢神经系统感染，如脑炎、脑膜炎，颅脑外伤，母婴血型不合所致胆红素脑病（核黄疸），严重营养不良，铅中毒，甲状腺功能减退等。此外，后天不良的心理社会因素也有一定影响。

（二）临床表现与分级

智力发育障碍的主要临床表现为不同程度的智力低下和社会适应困难，根据其缺陷程度可分为以下 4 个等级。

1. 轻度　智商在 50 ~69，成年以后可达到 9 ~12 岁的心理年龄，在全部智力发育障碍中占 85%。患者在幼儿期即可出现语言发育延迟，词汇贫乏，但能进行日常语言交流，可配合临床检查。自理生活和简单的家务劳动可独立完成。学习成绩差，理解与分析能力差，抽象思维不发达，思维缺乏灵活性和判断性，计算能力差。通过专门或特殊的教育，患者的缺陷可获得一定的改善，智力可达小学 3 ~4 年级水平，最终难以或只能勉强完成小学学业。日后通过职业训练能从事简单非技术性工作，可学会一定谋生技能。

2. 中度　智商在 35 ~49，成年以后可达到 6 ~9 岁的心理年龄，在全部智力发育障碍中占 10%。患者在幼年出现智力与运动发育均明显落后于同龄儿童，表现为发声含糊不清，虽能使用日常生活用语，但因词汇贫乏难以完整表达意思，部分患者可掌握读、写和计算等基本技能，但学业成就有限，不能超过小学二年级水平。成年时有一定的模仿能力，在指导和帮助下可学会自理简单生活。

3. 重度　智商在 20 ~34，成年以后可达到 3 ~6 岁的心理年龄，在全部智力发育障碍中占 3% ~4%。患者出生后可出现明显的发育延迟，发音含糊不清，甚至不能说话，经训练后能学会简单语句，但不能有效交流。理解能力差，缺乏抽象思维能力，不能与正常儿童一起学习。日常生活需人照料，无社会行为能力。

4. 极重度　智商在 20 以下，成年以后可达到 3 岁以下的心理年龄，在全部智力发育障碍中占1% ~2%。患者生活不能自理，大小便失禁，没有语言功能，不能交流，常合并严重脑部损害，伴有躯体畸形。

部分智力发育障碍患者可能伴随一些精神症状，如注意缺陷、情绪易激动、冲动行为、刻板行为或强迫行为。

知识链接

智力发育障碍的分类

按ICD－11分类，智力发育障碍除依据智力程度分为轻度、中度、重度以及极重度之外，还有暂定的智力发育障碍：患者有智力障碍的证据，但因年龄过小，或由于感觉或躯体障碍或各种精神行为障碍而无法进行有效的智力功能和适应行为评估时，采用该分类。未特定的智力发育障碍：是指评估个体确实有智力落后的问题，年龄也足够完成智力测试，但由于信息不足，在准备做智力测试的过程中，暂时诊断为未特指的智力发育障碍。

（三）治疗及预后

智力发育障碍的治疗原则是以教育训练为主，药物治疗为辅。

1. 教育训练 由学校教师、家长、临床心理治疗师以及职业治疗师相互配合进行。教育训练的目的是帮助其提高智力，培养和学习适应生活的能力。教育训练的重点以运动感觉技能、日常生活能力指导为主，对各种程度智力发育障碍患者，教育训练目标和内容各有侧重。如对轻度者以具有独立生活、自食其力为目标，强调职业技能训练；对中度者以提高生活自理能力和社会适应能力为目标，突出日常洗漱、更衣、人际交流中的语言训练；对重度者以改善其简单生活能力和自卫能力为目标。

2. 药物治疗

（1）病因治疗 对半乳糖血症和苯丙酮尿症患者给予相应饮食治疗；对先天性甲状腺功能减退患者给予甲状腺激素替代治疗；对先天性脑积水等颅脑畸形患者可考虑相应外科治疗。

（2）对症治疗 对于患者伴发的其他精神症状，可采用相应药物对症治疗。

（3）促进脑功能发育治疗 主要有益智药和脑代谢改善药，如谷氨酸、氨酪酸（γ－氨基丁酸）、吡乙酰胺和脑活素等。

此外，有研究表明，在康复训练的基础上配合针灸治疗智力发育障碍疗效较好。

3. 预后 智力发育障碍一旦发生难以逆转，因此，重在预防，一般而言，早期干预效果相对较好，如监测遗传性疾病，做好围生期保健，早期防控中枢神经系统疾病。

二、智力发育障碍患者的护理程序

（一）护理评估

1. 生理状况评估 与同龄儿童比较，评估患者各项躯体发育指标如身高、体重是否达标；既往健康状况，是否存在躯体疾病，有无躯体畸形；能否建立独立进食、洗漱、换衣、料理大小便以及能否独立外出。

2. 精神症状评估 评估患者有无言语障碍，能否进行有效言语交流，是否能用语言较好地表达自己的感受与意愿；情绪的稳定性、表达能力及控制力等方面是否正常。评估患者的智力障碍程度，简单的测定可通过检查计算力、抽象思维能力、常识等方法；除了对患者进行精神检查之外，还需使用量表评估患者的智力，常用量表包括：韦氏学龄前儿童智力量表（WPPSI）、韦氏学龄儿童智力量表（WISC）、韦氏成人智力量表（WAIS）、中国比奈智力测验。对于语言发育差、交流困难的儿童，可选用Peabody图片词汇测验（PPVT）、瑞文渐进模型试验（RPM）等。对于幼儿或难以配合智力测查的低龄儿童，可使用丹佛发育筛查量表（DDST）。

3. 心理状况评估 评估患者的人格特点，包括患者认知结构、思维方式、行为方式等。

4. 社会状况评估 评估患者有无自我防卫能力、是否存在学习困难，有无社会交往障碍；有无不当家庭养育方式；家长对疾病有无正确的认知；有无家庭矛盾和危机的存在。

（二）护理问题

1. 有受伤害的危险 与认知及情感障碍有关。

2. 营养失调：低于机体需要量 与智能低下所致贪食、食欲减退、消化不良有关。

3. 卫生/穿着/进食/如厕自理缺陷 与智力低下、认知功能障碍有关。

4. 言语沟通障碍 与智力低下及神经发育延迟有关。

5. 社会交往障碍 与智力低下导致缺乏社会适应行为能力有关。

（三）护理目标

（1）患者生理和心理安全，未发生自伤和受伤现象。

（2）患者能维持正常营养状态，体重维持在正常范围。

（3）患者语言沟通能力改善。

（4）患者生活自理能力逐步提高。

（5）患者社会交往及学习能力改善。

（四）护理措施

1. 基础护理 加强饮食护理，满足患者营养和热量需要，鼓励进食，不能进食者及时遵医嘱给予静脉营养治疗，保持水、电解质平衡。婴幼儿合理喂养，提倡母乳喂养，及时添加辅食。对某些遗传性、代谢性疾病，应进行严格的饮食控制以防止或减轻症状，如苯丙酮尿症的患者应限制含有丰富苯丙氨酸饮食（如小麦、蛋白、肉、鱼、虾类食品等）。密切观察患者睡眠、大小便、卫生等情况，多鼓励患者在能力范围内生活自理，反复进行生活自理训练，如穿衣、洗脸、梳头等。督促患者养成良好的生活习惯，按时起床，进食、洗漱，鼓励和督促患者参加病区内组织的娱乐活动。

2. 安全护理 将患者安置在安静、安全、便于观察的房间内，室内陈设简单实用，随时检查有无危及患者安全的物品和设施，如剪刀、打火机、药物等。房间窗户应加设安全防护措施。外出需要专人看护。重视安全教育，远离危险环境如高温、污染、毒品、交通险道等。

3. 症状护理 由于智力发育障碍目前尚无特效的药物治疗，因此教育训练康复至关重要。无论何种类型、何种程度或何种年龄的患者均可施行，并且年龄越小，开始训练越早，效果越好。帮助患者家长了解正常儿童心理发展规律，对儿童的动作、行为、语言进行早期观察。帮助家长判断孩子与同龄儿童是否存在较大的差异。依据患者智力水平开展早期教育，鼓励患者多与正常儿童在一起活动，在共同的游戏活动中进行模仿和学习，这对患者是极有帮助的。语言功能训练需要学校教育和家庭教育密切配合，协同进行。通过日常生活进行语言缺陷的矫正训练，要有耐心，不能操之过急。训练患者生活的必要技能，使其逐渐适应周围环境，安排好自己的日常生活。依据患者的实际智力水平与心理、生理上的特点，进行劳动技能训练，帮助患者自食其力，减轻社会与家庭负担。

4. 药物护理 因患者对药物不良反应引起的不适感导致表达能力的欠缺，护士要加强主动性的观察，防止药物不良反应对患者造成严重影响。

5. 心理护理 与家长及患者建立良好的人际关系，与医生和家长密切配合保证治疗方案的实施。

6. 健康教育 重点是针对家长和教师，帮助他们对疾病建立正确的认知，让他们对患者尽量少批评、少惩罚，多给予表扬和鼓励。此外，宣传此病的预防保健知识，如产前筛查、围生期保健等。

（五）护理评价

（1）患者的语言交流能力是否改善。

（2）患者的营养状况是否改善，体重是否恢复正常。

（3）患者的情绪障碍是否得到改善，有无发生受伤、冲动行为，品行障碍减少或消除。

（4）患者的生活自理能力是否增强。

（5）患者的工作、学习、社会交往功能是否得到改善。

（6）家长对疾病知识及如何应对疾病是否有所了解，是否掌握照顾患者的方法。

PPT

第二节 孤独症谱系障碍患者的护理

孤独症谱系障碍（autism spectrum disorder，ASD）是一类起病于发育早期，以持续的社交互动与社交交流能力缺陷及限制性、重复性和刻板的行为和兴趣模式为主要临床特征的神经发育障碍。孤独症谱系障碍起病多在36个月以内。其中，约2/3的患者于出生后逐渐起病，约1/3的患者在经历1～2年的正常发育阶段后退行性起病。

孤独症谱系障碍通常为慢性终身性病程，是导致儿童精神残疾的最重要疾病之一。我国2019年4月最新发布的《中国自闭症教育康复行业发展状况报告.Ⅲ》显示，国内目前已有超1000万孤独症谱系障碍儿童，并以每年20万人的速度增加。目前临床上尚无有效的治疗手段。

一、概述

（一）病因

孤独症谱系障碍的病因和发病机制尚不明晰，可能与遗传因素、孕期及围生期并发症、神经解剖学、神经生化因素及免疫系统异常有关。最新研究显示患者脑内阿片肽含量过多与患者的孤独、情感麻木及难以建立情感联系有关，血浆阿片肽水平与刻板运动的严格程度有关。

（二）临床表现

1. 核心症状

（1）社交互动与社交交流能力的持续性缺陷　社交互动方面，表现为患者不能与他人建立正常的人际交往方式，不能与父母建立正常的依恋关系，患者回避与他人的目光对视，表情贫乏，缺乏期待父母的拥抱，与同龄儿童难以建立正常的伙伴关系，喜欢独处。社交交流方面，孤独症谱系障碍患者存在不同程度的困难。多数患者语言发育明显落后于同龄儿童，很少、甚至完全不会使用语言进行正常的人际交流，往往以动作或其他方式来表达自己的愿望和要求，是多数患者就诊的主要原因。此外，患者有不会使用或错用人称代词的现象。孤独症谱系障碍患者非言语交流能力发展也受损，常不会用点头、摇头等动作或手势进行交流，出现手势较少、延迟，缺乏丰富细腻的面部表情，言语和非言语交流的整合能力受损。

（2）受限的、重复的行为模式、兴趣或活动　患者对于正常儿童所热衷的活动、游戏、玩具都不感兴趣，而喜欢玩要一些非玩具性的物品，如一段鞋带、一个瓶盖或观察转动的电风扇、下水道的流水等，可以持续数十分钟、甚至几个小时不厌倦。常固执地保持日常活动的程序，如果改变活动程序，患者则表现焦虑不安、哭闹或拒绝。

知识链接

ASD 儿童手势缺陷

ASD 儿童在生命的早期阶段就出现了非言语发展方面的延迟，手势延迟可能是孤独症最早征兆之一。手势不典型和缺陷是孤独症儿童社会互动和交流障碍的一种独特行为症状，包括手势频率、形式和功能多样性的减少，以及与语言和非语言语境的整合能力受损。在 ASD 儿童研究中，手势可能具有充当早期诊断工具并在后续干预中发挥作用的潜力。

ASD 儿童研究中将手势编码为三种类别：概念手势（ide - ative gestures）是在文化上达成一致的、具有特定含义的手或身体动作；名义手势（nominal gestures）包括基于动作的手势，需要参与者手中的参考项目；指示手势（deictic gestures）表示环境中的物体，人或位置，具有四种子类别：指向、请求、展示、给予。

2. 智能障碍 75% ~80%患者中伴有不同程度的智力低下。智能的各方面发展不平衡，操作性智商高于言语智商，智力测验时，运用机械记忆和空间视觉能力完成的题目好于依靠把握意义的能力完成的题目。患者最佳能力与最差能力间的差距较大。

3. 感知觉障碍 表现为对视觉、听觉刺激反应迟钝或过分敏感。如对疼痛和外界的刺激麻木、毫无反应，而对笛声、狗叫声和光线特别敏感，常表现眯眼、斜眼看东西、惧怕光线、拒绝他人的抚摸和拥抱，有的喜欢用双手捂住双耳，对轻微的瘙痒忍受不了。

4. 其他精神神经症状 多数患者合并注意缺陷和多动症状，约 20% 患者伴有抽动症状。

（三）治疗及预后

孤独症谱系障碍是严重影响患者社会功能的终身慢性疾病，目前尚无特效的治疗方法。早诊断、早干预，长期治疗，综合治疗的方法进行干预，有助于改善预后。

1. 教育和行为治疗 教育和行为治疗是治疗孤独症谱系障碍的主要方法。教育要基于患者发展水平的评估，有研究显示，以应用行为分析（applied behavioral analysis，ABA）为基础的行为教学技术可以有效改善孤独症谱系障碍患者社会适应和生活能力。该方法基于强化等行为原理，利用包括回合试验教学、串联行为教学以及自然情境教学等行为教学技术，从无到有、从少到多地增加患者适应性的学习和生活技能。对于孤独症谱系障碍患者容易出现问题行为，如自伤、攻击和破坏性行为等，首先进行行为功能评估，在了解问题行为的发生背景、功能及其强化因素后，采用相应的行为矫正方法和预防策略，从多到少、从少到无地减少干扰患者学习和生活的问题行为。此外，运用听觉统合疗法改善患者的情绪、行为和促进语言发育；运用感觉统合训练来协调患者动作、稳定情绪、改善其注意力。

2. 家庭治疗 以家庭为基础，指导患者父母掌握科学教育方式，配合教育和行为治疗，以建立正常的亲子关系，促进其建设性行为。

3. 药物治疗 药物治疗无法改变孤独症谱系障碍的病程，也缺乏治疗孤独症谱系障碍核心症状的特异性药物，但在患者存在较严重精神病性症状、自伤、攻击和破坏性行为，而教育训练方法无效或者不可获得的情况下，或共患其他精神障碍时，可以采用药物治疗。

精神科治疗药物副作用较多，对儿童生长发育有较大影响，因此在药物治疗时需谨慎用药，根据患者的年龄、症状、躯体情况合理选择治疗药物。一般情况下，学龄前儿童不建议使用精神科药物。各类精神科药物在孤独症谱系障碍患者中均有应用。利培酮、阿立哌唑已被美国食品和药品管理局批准用于治疗 5 ~16 岁及 6 ~17 岁孤独症儿童的易激惹行为。

4. 预后 孤独症谱系障碍的远期预后差，47% ~77% 患者预后不良，70% 患者社会适应障碍。预后不良的相关因素包括：女性，幼儿期重复刻板动作突出，有自伤行为，操作性智商低，少年期癫痫发作。坚持良好的教育和训练有助于改善预后。

二、孤独症谱系障碍患者的护理程序

（一）护理评估

1. 生理状况评估 与同龄孩子比较，评估患者各项躯体发育指标如身高、体重是否达标；有无躯体畸形；运动功能是否受限以及是否具有运动的不协调性；评估患者的进食、睡眠、排泄等生理需求和自理情况。

2. 精神症状评估 观察有无主动回避与父母及他人的目光接触、对人情感淡漠、在家不追随父母、对游戏缺乏兴趣和主动性等。着重从患者有无言语发育迟缓的各种表现及语言的形式和运用方面进行评估，如不会主动与人交谈，不懂得使用言语来表达；言语理解能力障碍，不会使用代词或代词运用颠倒，以至于言语变得无任何意义。评估患者有无兴趣狭窄、刻板、僵硬的行为方式，如坚持重复的生活常规，每天吃同样饭菜、穿同样的衣服、鞋袜、出门走固定的路线、家里的物品摆放固定、玩同样的玩具或游戏。观察患者对某些物品、玩具等依恋情况，如果给予改变是否表现哭闹、焦虑不安或拒绝；有无感知觉及运动功能异常，如对较强的声音刺激无反应，对痛觉反应迟钝造成患者自伤、自残等。

3. 心理状况评估 评估患者的人格特点，包括患者的认知结构、思维方式、行为方式等。

4. 社会状况评估 评估患者是否依恋父母，对亲情、爱抚是否有相应的情感反应；是否愿意与同伴相处、玩耍；接受新知识的兴趣和能力如何，生活自理能力情况。

护理评估除了采集客观而详细的病史，了解患者既往健康状况，生长发育史，家族史外，还可选择适当的量表对患者的孤独症谱系障碍症状及发展和智能水平进行评估。常用量表见表 15－1。

表 15－1 孤独症谱系障碍临床评估常用量表

评估项目	常用量表
发育水平进行评定	丹佛发育筛查量表（DDST）、格塞尔发展诊断量表（GDDS）、心理教育评定量表（PEP）
智力水平进行评定	Peabody 图片词汇测验（PPVT）、中国比奈智力测验、韦氏学前儿童智力量表（WPPSI）、韦氏儿童智力量表（WISC）、韦氏成人智力量表（WAIS）、瑞文渐进模型试验（RPM）
早期筛查量表	克氏孤独症行为量表（CABS）、孤独症行为量表（ABC）、改良婴幼儿孤独症量表（M－CHAT）、孤独症谱系障碍筛查问卷（ASSQ）
诊断量表	儿童孤独症评定量表（CARS）、孤独症诊断访谈量表（ADI）、孤独症诊断观察量表（ADOS）

（二）护理问题

1. 营养失调：低于机体需要量 与行为刻板、自理缺陷有关。

2. 社会交往障碍 与社交互动与社交交流能力的持续性缺陷有关。

3. 语言沟通障碍 与言语发育障碍有关。

4. 卫生/穿着/进食/如厕自理缺陷 与智力低下、认知功能障碍有关。

5. 有自伤的危险 与认知能力障碍和情绪不稳有关。

6. 有对他人实施暴力行为的危险 与认知能力障碍和情绪不稳有关。

（三）护理目标

（1）患者饮食均衡，营养状况改善。

（2）患者语言交往能力有提高，能主动表达自己的意愿。

（3）患者能学会正确的发音，复述和对答能力有所改善。

（4）患者的基本生理需求能得到满足，生活自理能力得到提高。

（5）患者不发生自伤或他伤现象。

（四）护理措施

1. 基础护理 根据患者生活自理能力的程度，给予督促、协助或替代等不同方式的护理照顾。保证入量，给予高热量、高维生素的食物，保证每日水的入量达2000ml左右。培养按时进食的习惯。合理安排作息时间，保证充足的睡眠，培养良好的生活习惯及规律。患者语言发育障碍，且年龄较小，不能有效地表达自己的不适与需求，因此护理人员需加强沟通与观察，及时发现问题进行干预。

2. 安全护理 密切观察情绪变化及活动情况。根据患者的爱好和症状的特点，给予适当的引导。对有感知觉障碍的患者，要密切观察患者活动的周围环境，保证患者的安全；如出现暴力行为和自伤行为倾向时，要避免伤害其自身及他人。必要时专人护理，控制活动的区域，避免其接触危险物品。护理过程中尽量减少对患者的不良刺激，避免激惹患者。

3. 症状护理 根据患者的智能及其生活技能，制定明确的个体化的训练计划。将每一种需要训练的技能分解成若干个小单元的内容，由简单到复杂，并重复强化。

（1）生活技能训练 包括穿脱衣服、饮食、大小便习惯、洗手、洗脸等训练。将每个生活技能分解成具体训练的步骤：如穿衣一项分为披衣、穿袖、系纽扣、翻衣领及整理等几个步骤进行训练，每一个动作重复多次，直至患者能根据指令完成规定的动作。每天训练应达到的标准根据患者接受和掌握的程度而定。另外，患者的智力发育有缺陷，在护理此类患者时，应保证患者的营养摄入及居住环境的安全。

（2）语言能力训练 根据患者言语能力的水平，选择适当的语言训练内容，在日常活动中边做边学，将语言渗透到生活的每个环节中。从名称、词组到句子，从认物、命名到表述，从口型和发音训练到完整的句子，先简单后复杂，锻炼患者用语言表达自己的需要。当达到一定程度时，鼓励其参加语言交流的游戏，或经常带领患者接触社会、自然环境，如动物园、儿童公园等，使其在感知事物时进行言语功能的强化。对于已经入学或认识一些文字的患者，可让其朗读或复述一些有简单文字说明的画书或配有一定图解的故事。另外，患者对语言的理解能力较差，与患者谈话时尽量使用简单明确的语言。

（3）情感交流训练 呼唤患者的姓名后，立即伸开双手热情的拥抱患者，并给予亲切、温柔的话语，如“亲爱的小宝宝，让阿姨亲亲”等。当患者出现每一个执行指令的动作时，都要立即给予行动的鼓励，如亲切的抚摸患者的头、亲亲患者，有意识地让患者来拥抱训练者等。不同表情的表达训练：让患者识别表达不同情感的表情，并且要求其重复模仿。如看不同表情的照片，或训练者的表情变化等。

（4）社会交往训练 ①利用游戏改善交往：鼓励患者参加游戏，通过游戏活动进行角色的扮演，训练沟通技巧。②眼与眼的注视训练：一边呼唤患者的名字，一边用双手将其头部轻轻转向训练者，用眼神及表情来吸引患者的注意，反复进行。交流过程中主动注视患者目光，并要求患者注视说话人的脸，并逐渐延长注视时间，反复多次，并及时给予强化，使患者对他的存在、言语、目光等有所注意。③非语言社交行为训练：给患者示范姿势性语言如点头、摇头等，并要求其模仿，反复训练，直到能理解为止。此后可利用实际动作或画片训练患者理解身体动作及表情，并对患者的正确回答及时予以强化，逐渐减少提示，直到能正确辨别和理解为止。④不定期地使其与正常的儿童一起，共同活动，给予正常儿童交流的感受和训练。使患者感受到与正常儿童交往的快乐。

（5）行为矫正训练 ①当患者以尖叫、发脾气、哭闹等方式表达自己的需求时，不立即给予满足，而是在其完成指令行动后再给予满足。在患者按照指令完成每一个训练动作时，应立即给予言语、行动和物质方面的奖励，进行阳性强化。②有少数儿童有刻板行为、攻击行为、自伤行为，这些行为多数是情绪体验的表达方式。当患者出现这些行为对个体不造成伤害则不需过分纠正，否则会加重情绪躁动不安。对身体有害的行为则要以替代或转移注意力的方式制止。给患者安排丰富的活动，有助于减少刻板、自伤行为的发生。

4. 药物护理　服药时耐心劝慰患者，服药后要检查口腔，确保服下后才能离开。按时、按量服药，密切观察是否出现药物不良反应，以便及时进行干预。

5. 心理护理　与患者建立良好的护患关系，为其创作和谐的治疗环境，注意观察患者的情绪变化，同时，加强对家长的心理护理，帮助患者战胜疾病的信心。

6. 健康教育　重点是帮助患者家长了解疾病的性质、可能的病因、行为训练和早期教育的重要性及其方法，避免家长一味地受埋怨、自责等负性情绪的困扰，使其积极配合治疗，和医务人员一起教育和训练患者。

（五）护理评价

（1）患者是否能主动注意周围的人或事物。

（2）患者是否学会正确的发音，正确模仿常用的词汇，用语言表达自己的要求和愿望。

（3）患者能否理解和运用姿势性语言和表情、动作表达自己的愿望。

（4）患者与父母及周围人的交往能力和交往技巧是否得到改善。

（5）患者的行为问题是否得到矫正。

（6）患者的基本生活能否自理，营养状况是否得到改善。

（7）家长对疾病的认识及态度情况，是否掌握对患者各方面训练的方法。

PPT

第三节　注意缺陷多动障碍患者的护理

注意缺陷多动障碍（attention deficit hyperactivity disorder，ADHD）是最常见的神经发育障碍，表现为明显的注意力不集中和注意持续时间短暂，活动过多和冲动，常伴有学习困难和品行障碍（至少6个月），通常智力正常或接近正常，导致社会功能受损，是物质依赖、反社会性人格、违法犯罪的高危人群。流行病学研究显示患病率在全球范围内相似，儿童、青少年患病率为6.7%～7.8%，成人患病率为2.1%～3.1%。

一、概述

（一）病因

本病的病因不清，目前认为是遗传因素、神经递质功能异常、不良的家庭和心理社会因素等多种因素共同作用所致。环境危险因素包括出生前和围生期因素，如孕期烟酒接触、低出生体重和早产、环境毒素（如铅）暴露，以及家庭环境因素等。目前脑影像学研究发现注意缺陷多动障碍患者存在脑体积减小，且脑体积的差异在青少年和成年期消失。功能脑影像学研究发现，注意缺陷多动障碍与奖赏期待相关的腹侧纹状体激活降低有关。

（二）临床表现

1. 注意障碍　指持续注意障碍，是本病的最主要症状。表现在听课、做作业或其他活动时注意难以持久，容易因外界刺激而分心，或常常不断从一种活动转向另一种活动，且不能注意活动细节。

2. 多动和冲动　活动过多是与同年龄、同性别大多数儿童相比，其活动度已超出了与其发育相适应的水平，缺乏自制力。幼儿期主要表现为大运动增多；学龄期大运动有所减少可表现为上课时坐不住、做小动作，课间打闹，不能安静，活动不停，话多等；青春期常常只有坐立不安的主观感受。冲动症状表现为喜欢插话、不能等待、常常破坏游戏规则。

3. 学习困难 因为注意缺陷和多动影响患者在课堂上的听课效果、完成作业的速度和质量，致使其学业成绩较差，智力水平与学业成绩不成比例。

4. 神经和精神的发育异常 患者的精细动作、协调运动、空间位置觉等发育较差。如系鞋带、扣纽扣等动作欠灵活，空间定位障碍，左右分辨困难。

5. 品行障碍 注意缺陷多动障碍和品行障碍的同病率高达30%～58%。患者多出现一些攻击性行为或有违道德规范和社会准则的行为。

（三）治疗及预后

1. 治疗 注意缺陷多动障碍是一种慢性神经发育障碍，需要长期治疗。4～6岁患者采用非药物治疗，6岁以上注意缺陷多动障碍者需要接受药物和心理行为联合治疗，需要医生、父母、老师等多方合作，并需要定期进行随访。

（1）药物治疗 注意缺陷多动障碍的药物治疗以中枢兴奋剂与非中枢兴奋剂为主（表15－2），逐步增量至最佳治疗剂量。症状和功能完全缓解1年以上，经过慎重评估症状、共患病和功能各方面后可谨慎尝试停药。停药期间密切观察，定期随访。此外可根据病情选择其他药物，如三环类抗抑郁药或小剂量氟哌啶醇等治疗。传统医学中一些组方经临床验证其对注意缺陷多动障碍有效，常用的有静灵口服液、小儿黄龙颗粒、小儿智力糖浆等。

表15－2 注意缺陷多动障碍药物治疗药物

药物类型	常用药物	作用机制	不良反应
中枢兴奋剂	哌甲酯、匹莫林	主要作用于大脑皮层和纹状体的多巴胺转运体，阻断多巴胺再摄取回突触前神经末梢，增加多巴胺能神经传递，进而增强大脑的控制能力，克制无目的的多动，提高注意力和学习能力	食欲抑制、睡眠障碍（入睡延迟）、心率和血压增加、情绪不稳（从爱哭到严重的抑郁样综合征）、易怒等
非中枢兴奋剂	托莫西汀	特异性去甲肾上腺素再摄取抑制剂，主要作用于前额叶皮层的去甲肾上腺素转运体，特别适用于共病抽动、焦虑和物质使用障碍的患者	食欲抑制、恶心、呕吐、失眠、困倦、疲劳、心境不稳、眩晕、血压和心率增加等
	可乐定、胍法辛	α2肾上腺素受体激动剂，该药适用于抽动障碍、注意缺陷多动障碍、注意缺陷多动障碍相关的睡眠障碍等。对于冲动和多动有效，但对注意障碍作用弱	镇静、头晕、头疼、乏力、体位性低血压，长期大量使用停药应缓慢，以避免血压急剧升高

（2）非药物治疗 无论是否服药均可采用非药物治疗。非药物治疗，包括感觉统合训练、脑电生物反馈治疗、认知行为治疗及教育训练也是较为有效的治疗方法。

2. 预后 多数患者到少年后期症状逐渐缓解，少数持续至成人。不良的社会心理因素如家庭破裂、父母有反社会行为等情况，对患者的预后影响较大。

二、注意缺陷多动障碍患者的护理程序

（一）护理评估

1. 生理状况评估 与同龄儿童比较，评估患者各项躯体发育指标如身高、体重是否达标；有无躯体畸形；有无饮食障碍；有无营养失调及睡眠障碍；有无受伤的危险。

2. 精神症状评估 注意力能否集中，是否主动注意削弱，被动注意增强；是否易受环境的影响而分散；上课时能否专心听课，做作业时能否全神贯注，有无学习困难，学习成绩是否很差。自我控制能力是否差，有无情绪不稳、冲动、激惹或反应迟钝、平淡等。与同年龄、同性别、同智龄的儿童比较，患者的

活动是否增多，观察患者在什么样的环境中活动增多，是否喜欢玩危险游戏、好冒险、易出事故。不同年龄阶段，注意缺陷和多动冲动表现有差异（表 15 -3），评估应该结合年龄和发展水平来确定。

表 15 -3 不同年龄阶段注意缺陷多动障碍症状

年龄阶段	注意力不集中症状	多动症状	冲动症状
学龄前期	容易转移注意力，似听非听	过分喧闹和捣乱，无法接受幼儿园教育	明显的攻击行为，不好管理
学龄期	不能完成指定任务，容易转移注意力，不能集中精神	烦躁、坐立不安，走来走去，过多的语言	自制力差，难以等待按顺序做事情，言语轻率
青少年期	不能完成作业，容易转移注意力	主观上有不安宁的感觉	自制力差，经常参与危险性活动

3. 心理状况评估 有无焦虑、抑郁、恐惧、情绪不稳、易激惹或情感淡漠等异常情绪；有无撒谎、偷窃、逃学等品行方面的问题。

4. 社会状况评估 在无智力障碍的情况下与同龄儿童的交往情况。能否有耐心和同学游戏并遵守游戏规则。能否听从父母和老师的管教，有无干扰集体活动、打架、说谎、不守纪律等。能否适应学校环境。有无家庭教育不当、父母不称职等。

（二）护理问题

1. 有对自己、他人实施暴力行为的危险 与好冲动，易激惹，无法自控有关。

2. 社会交往障碍 与患者的多动、做事不顾对错，受到老师和同学的歧视有关。

3. 进食/卫生/穿着自理缺陷 与注意障碍或认知缺陷以及神经发育障碍有关。

（三）护理目标

（1）周围环境安全，患者未发生冲动性行为。

（2）患者学会控制自我，认知和情绪状况良好，人际关系逐渐改善。

（3）患者的生活自理能力逐渐提高。

（四）护理措施

1. 基础护理 观察患者的进食、睡眠、大小便的自理情况。对于年龄较小或生活自理能力缺陷的患者，须做好患者的生活护理。制定合理的作息时间，培养生活规律，保证充足的睡眠。从每件小事培养患者专心习惯，如吃饭时不要边吃饭边看书。组织患者参加一些需要精力的活动，如登山、打球、跳高等，以发泄患者多余的精力。

2. 安全护理 确保环境安全，房间中的物品应简化，防止患者受到伤害。要专人护理，限制患者的活动区域，避免接触危险物品。密切观察患者的情绪变化，一旦出现意外情况及时干预。避免患者参加竞争性的活动和游戏，并且向其解释存在的风险。

3. 症状护理 通过游戏等形式对患者的注意力进行训练，逐渐延长注意力集中的时间，以改善注意障碍。通过认知行为治疗训练患者自我控制能力，并启发其思考，学习解决问题。

4. 药物应用护理 督促患者按时服药，观察药物疗效与不良反应。

5. 心理护理 与患者建立良好的护患关系，提高其自尊心及价值感。利用操作性条件反射的原理，及时对患者的行为予以正性或负性强化，使患者学会适当的社交技能。

6. 健康教育 向其家长讲解疾病的有关知识，消除家长的误解和疑虑。教育家长要面对事实，要认识患本病的孩子比一般正常儿童难管教，在培养、教育、指导和管理方面，要花费更多的精力和时间。平时与老师保持密切联系，随时了解孩子在学校的情况，与老师及医护人员共同合作帮助患者消除可能存在的心理压力与烦恼。

（五）护理评价

（1）患者能否控制冲动行为，改善认知和情感障碍，不伤害自己和他人，改善社会交往。

（2）患者的生活自理能力是否提高。

（3）患者家长是否掌握疾病有关知识，对疾病认识态度是否正确，掌握合理的教育方法。

目标检测

一、最佳选择题

1. 以下不属于神经发育障碍的是
   A. 智力发育障碍
   B. 孤独症谱系障碍
   C. 发育性学习障碍
   D. 注意缺陷多动障碍
   E. 适应障碍
2. 以下关于智力发育障碍描述正确的是
   A. 智力发育障碍的智力水平明显落后于正常人至少两个标准差
   B. 心理社会因素不会引起智力发育障碍
   C. 中度智力发育障碍最为常见
   D. 对于轻度智力发育障碍患儿可以进行非技术职业技能训练
   E. 中度智力发育障碍的患儿可以完成小学学习
3. 以下关于孤独症谱系障碍描述正确的是
   A. 孤独症谱系障碍起病多在1岁以内
   B. 孤独症谱系障碍患儿不存在非语言交流障碍
   C. 孤独症谱系障碍患儿的操作性智商高于言语智商
   D. 孤独症谱系障碍患儿治疗以药物治疗为主
   E. 孤独症谱系障碍的核心症状是智力障碍
4. 以下关于注意缺陷多动障碍描述正确的是
   A. 多动和冲动是注意缺陷多动障碍的主要症状
   B. 注意缺陷多动障碍患儿出现学习困难是因为智力发育缺陷
   C. 注意缺陷多动障碍需要长期治疗，6岁以上患儿采用非药物治疗
   D. 为发泄患儿多余的精力，可以组织患儿参加赛跑等竞技类的游戏
   E. 注意缺陷多动障碍的药物治疗以中枢兴奋剂与非中枢兴奋剂为主
5. 患儿，男，5岁，大约2岁后出现孤僻，不与别的小朋友一起玩，经常在原地转圈，玩弄自己的手指，平时与亲人和周围的人很少有目光对视。3岁上幼儿园时还不会说完整的句子，在幼儿园不听指令，常常发呆，喜欢独自玩弄电器开关、水龙头开关。没有好奇心，不关心周围的环境的变化，不喜欢与同年龄的儿童玩耍。韦氏儿童智力测验智商为55。该患者最可能的诊断是
   A. 中度智力发育障碍
   B. 孤独症谱系障碍
   C. 发育性学习障碍
   D. 注意缺陷多动障碍
   E. 轻度智力发育障碍

二、问答题

1. 依据智力发育障碍的临床特点，归纳不同程度智力发育障碍患者的教育培训目标与护理重点。

2. 阐述注意缺陷多动障碍药物治疗的护理措施。

三、案例分析

情景案例：患儿，男，6岁，因语言表达能力差5年就诊。现病史：患儿围产期及身体发育正常。2岁时还不会说完整句子，3岁进幼儿园后很少与其他儿童一起玩耍。平时到公园或上街时从不关注周围的同龄儿童，见到其他儿童一起玩耍时，没有表现出参与的愿望。与亲人和周围的人很少有目光的接触，客人来访时从来没有表示迎接的行为或感到高兴的情感反应。当需要东西时不会用语言说出来，而是拉着大人的手走到自己想要的东西跟前。喜欢玩纸盒或排列麻将牌，有时一个人可以玩耍2～3小时，在玩耍时父母叫他或和他讲话都不予理睬。曾因此而怀疑为先天性耳聋，到耳科就诊并接受听力检查，但未发现异常。生活自理能力差，5岁时解大小便仍需要大人协助，夏天也不会独立穿衣脱裤。精神检查见患者只会喊妈妈、爸爸，或说一些物品的名字，认识100多个字，但不会说出完整的一句话。患儿系头胎，其父母非近亲结婚，母孕期正常，足月生产。无重大疾病史、精神和神经疾病家族史。

（1）该患者有哪些精神症状？此患者最可能的诊断是什么？

（2）诊断该患者如何进行教育训练？

（印　琼）

书网融合……

本章小结

微课

题库

第十六章　精神科护理相关的伦理与法律

学习目标

知识要求：

1. 掌握　不伤害原则、行为能力、责任能力的概念。

2. 熟悉　精神科护理伦理基本原则以及常见伦理问题和法律问题。

3. 了解　精神科护理中患者和护理人员的权利与义务。

技能要求：

1. 熟练掌握精神科护理伦理基本原则在临床中的运用。
2. 学会维护精神科护理中患者和护理人员的权利与义务。

素质要求：

初步树立成为一名精神科护理人员所需的伦理及法律意识。

由于精神障碍患者情况的特殊性，他们受疾病影响可能会出现一系列思维、情感、意志或行为的异常表现，导致患者行为责任能力可能存在不同程度的丧失；同时精神科医疗纠纷又具有特殊性和复杂性，精神科护理行为涉及一般法律的广泛内容，而又有它自身的特殊性。这就要求每一位护士在提供健康服务过程中，除了严格按照各项制度、规范和流程为患者提供护理服务以保证护理质量与安全之外，还必须严格遵守相关的伦理和法律要求，了解工作中潜在的伦理问题和法律问题，认真履行职责，充分尊重患者的合法权利，保障患者安全，为患者提供优质的服务。

学习目标

案例：患者，女，20 岁，学生，门诊诊断为“抑郁发作 4 周”，患者情绪低落、少语少动，既往有自伤经历和自杀倾向，经常向家人诉说感觉活着没什么意思，特别想死，现需住院治疗。家属同意患者住院，但患者和家属要求入住开放病房，以便有更多的活动空间和陪护时间。门诊医生与家属沟通后将患者收治于开放病房。住院后，护士查阅患者病历，发现患者既往有偷窃习惯，遂告诉同病房患者，提醒她们注意保护个人财产。

讨论：

1. 该案例中门诊医生的做法符合法律要求吗？为什么？
2. 该案例中护理人员的做法符合伦理要求吗？为什么？

PPT

第一节　精神科护理与伦理

相比其他护理专科，精神科护理工作对护理人员提出了更高的伦理道德要求，这不仅因为精神障碍的疾病特殊性给患者身心产生严重的影响，使其家庭遭受来自社会的歧视；还与精神障碍患者迫切地希望通过求助医护人员来缓解身心痛苦，给予更多的支持与理解有关。这为精神科护理人员走进患者内心，了解其真实的内心感受和体验提供了机会，在此过程中有很多伦理要求需要护理人员了解并严格遵守。

一、护理伦理发展概述

伦理（ethics）一词源自希腊文“ethos（道义、德行）”，具体含义指“行为举止规范”，也就是个人或团体所拥有的价值观或行为准则。医学伦理学的四大基石是：不伤害、行善、自主和公平。

由于传统医学和护理的不分工，护理伦理学长期伴随着医学伦理学的发展而不断发展。无论是西方还是中国的传统医学都将医学伦理学的内容注入其发展的内涵之中，推动了医学伦理学的进步。进入近现代，护理逐步从医学中分离出来，护理伦理开始具有其自身独特性。我国近代护理学是随西医的传入而起始的。1888 年，在福州开办我国第一所护士学校，护士教材、护理技术操作规程、护士的培训方法等都承袭了西方的观点和习惯，成为中国护理事业的开端。随着社会的不断进步，国家开始以法律、法规等形式对护理人员执业过程中应该遵守的伦理准则提出了明确规定。比如，《精神卫生法》中要求“全社会应当尊重、理解、关爱精神障碍患者”“任何组织或者个人不得歧视、侮辱、虐待精神障碍患者”“维护精神障碍患者的合法权益”等。国外近现代护理始于弗洛伦斯·南丁格尔，她一生撰写了大量报告和论著，包括《护理札记》《医院札记》等多部专著，书中内容渗透着护理工作的人文关怀。随着医学、护理学不断的社会化、国际化，产生了一系列国际性的护理伦理道德要求的法规，包括《护士伦理学国际法》及《国际护士条例》等。

总之，护理伦理的发展历史与医学伦理学的发展历史同样悠久，其在护理人员工作过程中起到规范、指引的作用，同时它在继承发扬传统精髓之时，也随着社会的进步在不断更新发展其内涵，致力于为护理人员的行为规范保驾护航。

二、精神科护理伦理的基本原则

护理伦理学基本原则是调节各种医学道德关系都必须遵循的根本准则和最高要求，其研究的重点对象与核心内容是行为准则。精神科护理工作中需要遵循的基本伦理原则主要体现在以下四个方面。

（一）不伤害原则

不伤害原则（nonmaleficence）是精神科护理伦理应遵循的第一原则。《中华护理学辞典》中对不伤害原则的定义是：“临床诊治过程中不使病人受到不应有的伤害的伦理原则。医疗伤害作为职业性伤害，是医学实践的伴生物，并带有一定的必然性。不伤害原则的真正意义不在于消除任何医疗伤害，而在于强调培养为病人高度负责、保护病人健康和生命的医学伦理理念和作风，正确对待医疗伤害现象，在实践中努力使患者免受不应有的医疗伤害。”一般地说，凡是医疗上必需的，属于医疗的适应证，所实施的诊治手段是符合不伤害原则的。相反，如果诊治手段对患者是无益的、不必要的或者禁忌的，而有意或无意的强迫实施，使患者受到伤害，就违背了不伤害原则。

精神科护理工作中可能对患者造成伤害的情况有：护理人员的知识和技能低下，不能正确应对患者健康服务需求；对患者的呼叫或提问置之不理；歧视、侮辱、谩骂患者或家属；强迫患者接受某项检查或治疗措施；施行不必要的检查或治疗；护理人员的行为疏忽、粗枝大叶；不适当地限制约束患者的自由；威胁或打骂患者；拒绝对某些患者提供医疗照护活动；拖拉或拒绝对急诊患者的抢救等。为防止上述情况的发生，精神科护理人员应该遵循不伤害原则，对自身提出更高的要求。第一，坚持患者的利益至上。实施每一项护理措施都以实现患者的健康需求利益为目的。第二，强调伤害评估。实施每一项护理措施都对患者进行全面细致地评估，选择伤害最小利益最大的护理措施。第三，注重患者的需求。对于患者不合理的需求予以解释疏导，对于患者的合理需求尽量满足。第四，保障护理最优服务。精神障碍患者常否认有病和拒绝治疗，护理人员要以扎实的专业知识和技能、慎独负责的工作态度并重，不断提升解决突发危急事件的能力，避免伤害事件的发生。

（二）行善原则

行善（beneficence）是精神科护理人员工作中需要遵循的另一大原则，它源于护理人员和患者之间的治疗性关系的建立，护理人员基于患者的信任，需要尊重患者的个人利益，善待生命，同情、关心、体贴患者，树立“以患者为中心”的服务理念。另外，行善原则还要求精神科护理人员善待社会，以社会公益为基础，把满足个体康复利益与满足人人享有卫生保健的利益统一起来，维护公众（不受患者病态行为伤害）的权益。由于精神障碍的疾病特殊性，患者大多对自身情况缺乏准确认知，甚至否认有病、拒绝接受治疗，而行善原则的突出表现是按照“对患者来说最佳”的判断标准行事，即便患者本人并不愿意。精神科相关的规范或指南均容许专科医护人员在特定情形下将行善原则置于患者自主权之上，当患者面临实质性的伤害或有受伤害的风险时，就应当采取“对患者来说最佳”的行动，确保以必要且最小程度剥夺患者自主权为代价，最大限度地减少伤害、降低风险。

（三）自主原则

自主原则（autonomy）是指医护人员和患者双方要尊重对方的人格尊严，强调医护人员在诊疗、护理实践中，尊重患者的人格尊严及其自主性，主要表现为医护人员尊重患者的自主性，保证患者自主、理性地选择诊疗方案。具体而言，患者的自主性是患者对与自己有关的医护问题，经过深思熟虑后，所做出的合乎理性的决定并据此采取行动，如知情同意、知情选择、隐私权等。然而，尊重自主性的前提条件是患者具备为自己做出审慎、合理决定的能力，而精神障碍患者的大脑机能活动发生紊乱，常出现认知、情感、行为和意志等精神活动不同程度的障碍，个人的行为能力和自主性会受到不同程度的影响，这提示护理人员尊重患者的自主性并不是放弃自己的责任，尊重患者的自主性包括帮助、劝导、甚至限制患者进行选择。

（四）公平原则

公平原则（justice）是指在医学服务中公平、正直地对待每一位患者的原则，包括形式公平和内容公平。社会上的每一个人都具有平等合理享受卫生资源或享有公平分配的权利，享有参与卫生资源的分配和使用的权利。在医疗实践中，公正不仅指形式上的公正，更强调内容上的公正。如在稀有卫生资源分配上，必须以每个人的实际需要、能力和对社会的贡献为依据。公平原则在护理工作中主要体现在两个方面：一是平等公正、无差别地对待每一位患者；二是公平分配医疗资源。精神障碍患者长期受疾病影响可出现一系列危险行为，包括冲动、暴力、自杀、肇事等，同时患者家庭所承担的心理痛苦、经济压力也不容忽视。这就要求精神科护理人员平等公正地关心、关爱每一位患者，给患者及其家庭充分的心理支持。此外，我国的精神卫生事业起步较晚，相应的精神卫生资源较为短缺，尤其是偏远地区，资源分配存在不均的问题，护理人员在积极参与医疗资源分配过程中要坚持形式公平和内容公平的有机统一，尤其在涉及稀有资源分配时要全方位考虑医学标准、社会价值标准、家庭标准等，尽可能地促进公平分配。

三、精神科护理工作中常见的伦理问题

（一）非自愿住院治疗

精神障碍患者非自愿住院涉及的伦理问题由来已久且复杂多样，这主要是由于精神障碍患者需要治疗和照顾，且精神障碍患者对家庭、他人、公共安全或是自己存在造成伤害或是具有伤害的风险。《精神卫生法》中第三十条规定：“精神障碍的住院治疗实行自愿原则。”这表明精神障碍患者的住院治疗与其他疾病的住院治疗一样，原则上都要尊重患者的住院意愿。从这个角度出发，非自愿住院明显违背了尊重患者自主性和为患者谋利益的伦理原则。然而，精神障碍患者常有妄想、幻觉、错觉、情感障

碍、行为怪异、意志减退等异常表现，绝大多数患者缺乏自知力，不承认自己有病，不主动寻求医学帮助，存在严重的自杀、自伤、伤人等行为或潜在风险。当精神障碍患者存在上述风险，为了防止危害他人安全以及出于控制病情方面的考虑，国家有权利也有义务对其采取非自愿住院。对于已经发生伤害自身行为的精神障碍患者，我国的《精神卫生法》将是否进行住院治疗的决定交给其监护人。监护人不同意的，医疗机构不得对患者实施住院治疗。监护人应当对在家居住的患者做好看护管理。如果监护人同意严重精神障碍患者住院治疗，但是精神障碍患者反对，监护人和精神科医护人员基于患者的最佳利益考虑对其实施非自愿住院是可以得到伦理学辩护的。因此，精神科医护人员在使用非自愿住院原则时必须协调与平衡患者的权益、公共安全以及患者的治疗需要三者之间的关系。

（二）封闭式管理模式

精神障碍患者常存在异常行为，出于对患者自身安全及社会安全的考虑，目前的精神专科医疗模式大多采用封闭式管理以规避安全风险。同时，鉴于精神障碍患者常缺乏对自身疾病的认知能力及治疗依从性，而实行封闭式管理可使患者得到及时、有效的系统治疗，改善疾病预后。精神障碍患者具有普通公民的人身自由权，因此医疗模式与患者个人权利间构成了一定的伦理学冲突。患者在接受强制性医疗措施后不能自由出入病区大门，其活动范围基本限定在病房内，相对限制了患者的人身自由。随着生物－心理－社会医学模式的出现，对精神科传统的封闭式管理的合理性、合法性的质疑不断，同时对封闭式管理的有效性也存有争议。由于患者的活动范围被限制在较小的空间内，容易产生孤独感、无助感、被抛弃感，继而出现焦虑、烦躁、压抑、自卑等不良心理，有的患者感觉住院如同坐牢，度日如年。此外，精神科治疗周期相对较长，长期与外界接触交往较少，容易产生社会隔绝感，并对社会功能的康复产生不利影响。当患者重返社会时往往有巨大的心理压力，感到自己是社会的异类，易于出现社会适应不良，进而又加剧社会歧视的产生。因此，如何平衡社会安全利益与个人利益原则是封闭式管理模式无法回避的伦理学难题。在精神专科护理中经常采用暂时性隔离或约束措施，对隔离或约束指征的掌握、实施同样不仅仅是医学问题，而必须融入伦理学的考量。

（三）基本人权与护理工作的价值取向

精神障碍患者受病情影响，其民事行为能力受到一定的削弱，但其基本的人权如名誉权、隐私权、知情权仍应得到尊重与有效保障。护理工作作为医疗工作的一个组成部分，其出发点不仅仅在于“治病”，更在于“救人”。

1. 名誉权 《民法典》中规定“民事主体享有名誉权。任何组织或者个人不得以侮辱、诽谤等方式侵害他人的名誉权。”然而，在目前全社会对精神卫生知识相对匮乏的背景下，精神障碍患者错误的认知结论、异常的情感表达、奇特的行为方式使其常成为别人取笑、侮辱的对象，有损于患者的名誉权。这一现象在精神专科日常护理工作中也远未杜绝。

2. 隐私权 与社会对公民个人隐私权的尊重与保护的趋势不一，精神障碍患者的隐私权尚未得到足够的重视。一方面，患者受病态支配，往往不懂得维护个人的隐私权，将生活中的一些隐秘内容和盘托出；另一方面，护理人员在被动获悉这些隐私后，缺乏主动为患者维护隐私的意识，甚至在有意或无意中传播涉及患者隐私的内容。这些内容似乎是从属于某种精神症状的表达形式，但就伦理角度而言，却是患者不可被剥夺的隐私权的组成部分。由于护理人员缺乏相应的伦理学知识，精神障碍患者的一些症状表现常被当作聊天的话题，甚至在医疗机构以外的场所也滥加传播，无意中侵犯了患者的隐私权。精神障碍患者对个人信息非常敏感，一旦泄露可能对患者产生严重的影响，继而影响信任型护患关系的建立和维持。

3. 知情同意与选择权 知情同意权是临床工作中尤为重要的行为准则，特别是精神科护理工作。《精神卫生法》第三十九条中规定："医疗机构及其医务人员应当遵循精神障碍诊断标准和治疗规范，制定治疗方案，并向精神障碍患者或者其监护人告知治疗方案和治疗方法、目的以及可能产生的后果。"《精神卫生法》第四十六条中规定："医疗机构及其医务人员应当尊重住院精神障碍患者的通讯和会见探访者等权利。除在急性发病期或者为了避免妨碍治疗可以暂时性限制外，不得限制患者的通讯和会见探访者等权利。"因此，患者有权知道、护理人员也有义务告知有关患者的病情、所接受的护理内容、护理方案的作用及后果。同样，患者也有权知悉医疗费用的使用情况、自我护理及康复的有关知识。然而，精神障碍患者受疾病因素影响，可能在疾病的某些阶段做出正确决定的能力受限。此时，精神科临床工作中要注意对该类没有决定能力的患者应由其法定监护人完成知情同意。

（四）护理人员职业伦理

护理人员的职业伦理与操守是调整患者—监护人—医疗机构关系、减少医疗过程中各种矛盾与冲突的重要一环。通常情况下，护理人员与患者间存在双向交流与监督制约机制，而由于精神科的特殊性，这种机制通常表现为护理人员对患者的单向交流与监督制约。因此，对护理人员的职业伦理要求更高。如果护理人员责任心不强，缺乏慎独精神，工作时不能严格按照操作规程完成各项护理工作，不能自觉履行对患者应尽的各种义务，由于缺乏来自患者方面的有效监督与制约，更易出现差错事故。另一个重要问题是滥用强制性医疗措施，以方便、简单的强制性措施来替代同样有效甚至效果更佳的说服解释工作，其实质是对患者权利和人格尊严的侵犯。因此，现代医院护理管理者要将医德教育视为一项系统教育工程，把护理道德教育纳入护士继续教育计划中，做好长期规划，制定切实有效措施，加强检查指导。对护理人员进行系统伦理教育的过程中，既要重视护理道德理论教育，更要指导护理人员重视"慎独"的修养，从护理人员自身已具备的优良医德传统出发，加以引导、深化，帮助护理人员进一步树立正确的人生观、职业观和伦理观。

知识链接

精神障碍患者伦理审查

部分精神障碍患者可能会缺乏理解知情告知的能力，从而影响其做出是否自愿参加临床研究的理性决定能力。而伦理审查的原则是：在精神正常的人身上能同样顺利地进行研究，精神障碍患者就决不应成为受试者；但对于探索某些严重精神障碍的病因和治疗的大部分研究，精神障碍患者显然是唯一合适的受试者。因此在涉及因精神障碍患者参与临床研究而不能给予充分的知情同意时，伦理委员会就需要对一些特殊的问题进行审查，包括研究的合理性、预期的受益和风险、科学利益和患者利益的关系等。

第二节 精神科护理与法律

微课

PPT

《精神卫生法》的实施强化了人们的法制观念和权利意识，且随着优质护理服务的全面开展，人们对护理工作的要求更加严格、对护士期望更大，特别是精神科护士。由于精神障碍患者行为责任能力有不同程度地丧失，精神科医疗纠纷又具有特殊性和复杂性，精神科护理行为涉及一般法律的广泛内容，同时又有它自身的特殊性，护理工作中稍有疏忽，就容易陷入医疗纠纷。这就要求精神科护理人员严格遵守法律要求，提高其法律意识，尊重患者的权利，为患者提供优质的护理服务。

一、概述

（一）权利与义务

权利（right）是指法律赋予人实现其利益的一种力量。患者权利可理解为法律允许的患者特有的为了满足自己利益而采取的，由其他的法律义务所保证的一种可能的法律手段。患者权利是公民健康权利的一种，具有人权的特征，又是患者特有的。

义务（duty）是指法律上或道德上应尽的责任，与权利相对应。违反法律义务就要承担法律责任，其权利也会受到一定的影响。精神科护理人员在临床工作中具有为患者提供与疾病护理相关的各种服务的义务，需要严格遵守。

（二）行为能力与责任能力

行为能力即民事行为能力，是民事主体以其行为参与民事法律关系，取得民事权利，履行民事义务和承担民事责任的资格，可分为完全行为能力、限制行为能力和无行为能力。《民法典》规定“十六周岁以上的未成年人，以自己的劳动收入为主要生活来源的，视为完全民事行为能力人；八周岁以上的未成年人为限制民事行为能力人；不满八周岁的未成年人为无民事行为能力人，由其法定代理人代理实施民事法律行为。”精神障碍患者受疾病影响，不能完全辨认自己的行为，缺乏正确的判断力和保护个人权利的能力，一般属于限制民事行为能力人或无民事行为能力人，其民事活动由法定代理人代理实施。

责任能力是指权利主体以自己的行为履行法律义务和接受不履行义务时的惩治性法律后果的资格。精神障碍患者受疾病影响，其辨认力和控制力受损，对于其是否需要承担刑事责任。关键在于其行为时是否具有辨别和控制自己行为的能力。《刑法》第十八条规定：“精神病人在不能辨认或者不能控制自己行为的时候造成危害结果，经法定程序鉴定确认的，不负刑事责任，但是应当责令他的家属或者监护人严加看管和医疗；在必要的时候，由政府强制医疗。间歇性的精神病人在精神正常的时候犯罪，应当负刑事责任。尚未完全丧失或者控制自己行为的精神病人犯罪的，应当负刑事责任，但是可以从轻或者减轻处罚。”

二、精神障碍患者的权利与义务

（一）精神障碍患者的权利

1. 生命权　生命权是公民依法享有的生命不受非法侵害的权利，是公民享有的最基本的权力。《民法典》规定：“自然人享有生命权。”生命权具有平等性，任何人都享有生命权。精神障碍患者同样享有生命权，但由于精神障碍患者常因大脑的思维和神经系统的功能发生紊乱，导致完全或不完全丧失辨认或者控制自己的行为能力。在这种情况下患者无法意识到自己的病情，不能表达治疗的意愿，更不会自己主动寻医问药。而部分监护人由于担心患者今后的婚姻、就业问题或经济等原因，不愿将患者送到正规的医院治疗，往往耽误了患者的治疗时机，使病情不断恶化，对患者的健康带来了不可挽回的损害。从人道主义角度出发，应该给予精神障碍患者更多的关怀，帮助患者早日摆脱疾病的困扰。相应地，患者的医疗保障权，包括就医和得到医疗照顾的权利应当得到尊重，即患者有权在医疗机构进行健康检查，患病时有权接受诊断、医疗服务。

2. 人身自由权　人身自由权是公民在法律规定的范围内，根据自己的意志和权益进行思维和行动，不受外力拘束、控制或妨碍的人格权，包括精神自由权和身体自由权。相对于正常人群，精神障碍患者的人身自由更容易遭受限制：一方面，作为普通公民，法律所规定的限制人身自由的措施都可以适用于精神障碍患者，包括限制人身自由的刑事强制措施、刑罚等；另一方面，基于精神障碍患者的疾病所带来的“精神病”及“危险性”标签而对其人身自由的限制和剥夺，包括家庭拘禁、社会隔离、强制医疗等。精神障碍患者作为弱势、边缘群体，他们往往缺乏正常人的行为能力，不仅无法行使和实现其基本权利，在其权利受到侵害时也缺乏自我保护能力。因此，精神障碍患者所享有的人身自由权无疑更加脆弱，更应受到法律的特别保护。然而，精神障碍患者受疾病影响，可能会出现一系列威胁自身或社会危险行为。《精神卫生法》第三十一条规定：“精神障碍患者有本法第三十条第二款第一项情形的（已经发生伤害自身的行为，或者有伤害自身的危险的），经其监护人同意，医疗机构应当对患者实施住院治疗，监护人不同意的，医疗机构不得对患者实施住院治疗。监护人应当对在家居住的患者做好看护管理。”

3. 隐私权 隐私权是指公民享有的私人生活安宁与私人信息依法受到保护，不被他人非法侵扰、知悉、搜集、利用和公开等的一种人格权。在医疗活动中，隐私是指个人不愿向他人公开或为他人知悉的有关自己健康状况、心理活动和医疗信息等秘密，包括家庭相关信息、个人病史、私生活事宜、身体上的特殊情况等。精神疾病发病诱因大都是精神心理因素，在诊疗过程中更需要患者或家属最大可能地将病情、家族史、心理感受、想法等如实告知医护人员。因此，医护人员基于患者高度信任，对诊治需要而获悉的患者所有隐私，都有保密的责任和义务。《精神卫生法》中也特别强调：“有关单位和个人应当对精神障碍患者的姓名、肖像、住址、工作单位、病历资料以及其他可能推断出其身份的信息予以保密；但是，依法履行职责需要公开的除外。”

4. 知情同意权 知情同意权由知情权和同意权两个密切相联的权利组成，主要目的在于通过赋予医疗机构及其医务人员相应的告知义务，使患者在了解自己将面临的风险、付出的代价和可能取得的收益的基础上自由作出选择，从而维护患者的利益，改变患者相对弱势地位。同样的，精神障碍患者有权利知道自己所患的疾病、严重程度以及预后。《精神卫生法》第四十三条规定：“医疗机构对精神障碍患者实施下列治疗措施，应当向患者或者其监护人告知医疗风险、替代医疗方案等情况，并取得患者的书面同意；无法取得患者意见的，应当取得其监护人的书面同意，并经本医疗机构伦理委员会批准。”（具体措施见法律原文）因此，医护人员不能因为是精神障碍患者而忽视他们这一权利。对于尚未完全丧失辨认和行为能力的患者，医师应将患者的病情性质、严重程度、治疗方案、治疗过程中可能出现的副作用等告知患者，让患者有机会作出选择；而对于完全丧失辨认和行为能力的患者，则必须征求患者的监护人的知情同意，才能对患者实施强制治疗。对于临床护理人员而言，不断地评估精神障碍患者的知情同意能力十分重要，只有这样才能更好地保障患者的权利，确定接受患者的决定还是寻求其监护人的知情同意。

5. 自主权 自主权指患者对与自己身体、生命相关的事项自己决定的权利。美国法官卡多佐最早提出了患者自主权的概念，认为“所有具有健全精神状态的成年人，都有决定对自己身体作何处置的权利。医师如不经患者同意而对其进行手术，则构成伤害，应承担损害赔偿的责任。”患者自主权的内涵较为宽泛，包括在整个诊疗过程中的一切事项的决定权，如有权选择医疗单位、医务人员；有权选择是否接受某项医疗服务；有权拒绝非医疗性活动；有权选择出院时间；有权选择转院；有权结束治疗等。精神障碍患者的行为能力和自主性会受到疾病不同程度的影响，进而导致患者在行使自主权时表现出不同于一般患者的特殊性。需要注意的是，精神障碍患者的行为能力下降并非长期持续状态，有时患者也具有做出行为决策的能力，因而不可将患者单纯地判断为完全具有行为能力或完全没有行为能力。此外，患者受疾病影响而不具备行为能力时，患者的法定监护人代行自主权时可能违背患者意愿。医疗干涉权在某些特殊时刻可维护患者利益，但滥用干涉权利可能会影响患者的自主权。因此，应秉承公平、规范的原则对患者进行全面、长期的评估，尊重患者的自主权，履行告知义务，对医护人员的干涉权加以监督。

（二）精神障碍患者的义务

1. 积极配合诊疗的义务　积极配合诊疗的义务包括如实陈述病情、病史和遵守医嘱的义务。精神障碍患者本人及家属应该如实地提供患者疾病的相关信息，不得因其他理由隐瞒、谎报真实病情，从而影响患者疾病的诊断、治疗和护理。此外，患者有配合医护人员进行治疗、检查、护理和指导的义务。精神障碍患者可因自知力受损、疾病症状影响等因素而出现拒绝治疗、检查等行为，对此医护人员应了解原因，确保患者配合诊疗。

2. 保持和恢复健康的义务　作为患者，有责任为自己的健康负责，应该主动改变自己不良的生活习惯，发挥自身在预防疾病和增进健康中的能动作用，掌握自身健康的主动权。很多精神障碍患者存在懒散、意志活动减退等表现，无法履行保持和恢复健康的义务，其监护人或住院期间医护人员应该加强关注，协助患者做好自我保健。

3. 尊重医务人员及其劳动的义务　患者和医务人员之间的尊重是双向的，这是建立良好治疗关系的前提。特殊的是，精神障碍患者由于疾病影响，常对医务人员表现出敌意甚至是攻击行为，这要求医务人员理解精神障碍患者的特殊性，从疾病角度出发观察、对待患者。同时，精神障碍患者的家属也需要履行此义务，尊重医务人员及其劳动，不得以患病为借口对医务人员进行人身攻击。

4. 遵守医疗机构规章制度的义务　患者由于疾病因素或恢复、维持健康状况而就医，医疗机构则是通过正常的医疗管理制度运行来保证就医者的就医权利得到实现。因此，医疗机构合法的规章制度对患者具有约束力，患者及家属必须自觉遵守这些规章制度，如门诊挂号制度、进出院登记制度、医院探视制度、急诊制度以及维持医疗机构的清洁、安静、秩序的有关规定等。

5. 支付医疗费用及其他服务费用的义务　我国目前的医疗付费模式需要患者在治疗过程中履行支付医疗费用及其他服务费用的义务。精神障碍患者相比一般患者，具有疾病周期长、迁延性、易复发和花费高等特点，以至于很多精神障碍患者及其家庭承受较大的经济压力，医疗机构在面对此类患者时应尽可能地从患者经济能力角度考虑，但患者及其家属要及时履行缴费的义务。

三、精神科护理人员的权利与义务

（一）精神科护理人员的权利

1. 诊疗护理权　《护士条例》第十七条中规定：“在紧急情况下为抢救垂危患者生命，应当先行实施必要的紧急救护。护士发现医嘱违反法律、法规、规章或者诊疗技术规范规定的，应当及时向开具医嘱的医师提出；必要时，应当向该医师所在科室的负责人或者医疗卫生机构负责医疗服务管理的人员报告。”精神科护理工作中，护理人员为全面评估患者的病情需要收集患者与疾病相关的信息，其中某些信息可能涉及患者的隐私，这就对护理人员提出更高的要求，即在行使诊疗护理权时把握好界限，不过多深究与疾病无关的信息。

2. 医疗干涉权　医疗干涉权是指医疗活动中，医方对患者疾病治疗有干预的权利。一般情况下，医疗干涉权不能对抗患者的拒绝权。但是在某些特殊情况下，倘若患者拒绝治疗会给患者带来显而易见的严重后果或不可挽回的损失，医方可动用特殊干涉权来对抗患者拒绝权，否决患者的自主决定。行使医疗干涉权的前提条件包括以下 4 个方面：①患者拒绝接受治疗，该决定由无行为能力或限制行为能力人作出或患者在精神情绪处于极不稳定状态下作出，或在药物对思维、认识能力产生影响作用下作出，就应行使特殊干涉权；②善意隐瞒病情，后果严重的诊断或预后被患者知道后可能会影响治疗甚至造成严重后果，医师可行使干涉权，不告诉患者或暂时隐瞒，但应对其家属讲明真相；③必要的行为控制，对发作期的精神障碍患者，法律规定的某些具有较强传染性的传染病患者，医师可依法通过采取合理的、有效的、暂时的和适度的强制措施，强迫患者住院并接受治疗；④人体试验性治疗，一些高度危险或可能致死致残的实验，即使患者出于某种目的同意，但患者的健康状况不适宜进行的，可以适时干预。

3. 平等尊重权 《护士条例》中第三条规定："护士依法履行职责，受法律保护。全社会应当尊重护士。"医护和患者之间的尊重是相互的，只有彼此互相尊重对方，才能为良好治疗性关系和治疗护理效果奠定基础。医护人员无论是作为自然人还是特殊行业工作人员，其都应得到患者及其家属的尊重。

4. 医学研究权 《护士条例》中规定："护士具有从事学术研究和交流的权利。"目前，医学领域尚有未研究或未深入研究的事物，有待解决的问题还很多，需要医护人员在专业理论的指导下，围绕人类身心健康开展学术研究，揭示事物的内部联系与客观规律，获得人体疾病知识和防病治病技术，提高医学科学水平，促进人类健康。

（二）精神科护理人员的义务

1. 诊疗护理的义务 《民法典》第一千二百二十一条规定："医务人员在诊疗活动中未尽到与当时的医疗水平相应的诊疗义务，造成患者损害的，医疗机构应当承担赔偿责任。"医护人员必须承担诊疗护理的义务，以其所掌握的全部医学知识和治疗护理手段，尽最大努力为患者治疗、护理，这是医疗职业特点所决定的。只要选择这一职业，医护人员就不能以任何政治的、社会的等非医疗理由来推脱为患者治病的义务。但医疗行为具有未知性、特异性和专业性的特点，即使遵循专业规范，也有可能出现错误的结果，因而不可完全凭结果判定医护人员是否尽到治疗护理义务。

2. 注意的义务 医疗注意义务属于一种法定义务，它包含一般注意义务和特殊注意义务两种。一般注意义务是指医务人员在医疗服务过程中对患者的生命和健康利益的高度责任心，对医疗服务工作的敬业、忠诚和技能追求上的精益求精；而特殊注意义务则是指在具体的医疗服务过程中，医务人员对每一环节的医疗法律行为所具有的危险性加以注意的具体要求，也就是对患者发生的疾病和治疗所引起生命健康上的危险性，具有预见和防止的义务，即高度危险的注意义务。部分精神障碍患者由于缺乏疾病自知力和自我控制力，常趁医护人员不注意之时采取危险行为，此时就要求医护人员时刻对此类患者提高警惕性，充分履行注意义务。

3. 告知的义务 临床护理告知义务贯穿在患者诊疗的全过程，护理人员有义务向患者及家属介绍疾病的诊疗和护理操作的目的及注意事项，可能发生的不良后果等相关知识。《医疗事故处理条例》第十一条规定："在医疗活动中，医疗机构及其医务人员应当将患者的病情、医疗措施、医疗风险等如实告知患者，及时解答其咨询；但是，应当避免对患者产生不利后果。"这是从行政法规及部门规章的高度规定了护士的告知义务，换而言之，护士不履行告知义务或履行不当给患者造成不良后果应负法律责任。

4. 隐私保护的义务 《民法典》第一千二百二十六条规定："医疗机构及其医务人员应当对患者的隐私和个人信息保密。泄露患者的隐私和个人信息，或者未经患者同意公开其病历资料的，应当承担侵权责任。"《护士条例》第十八条规定："护士应当尊重、关心、爱护患者，保护患者的隐私。"由此可知，医务人员在诊疗活动中应该注意保护患者的隐私，但危急患者安全的情况除外，包括患者的自杀想法、藏药行为等。

5. 制作、保存和提供病历资料的义务 病历资料是一系列医学文书资料的总和。从分类上讲，包括门（急）诊病历和住院病历；从内容上讲，包括体温单、医嘱单、化验单（检验报告）、医学影像检查资料、手术及麻醉记录单、病理报告、护理记录等一系列医学文书资料。《民法典》第一千二百二十五条规定："医疗机构及其医务人员应当按照规定填写并妥善保管住院志、医嘱单、检验报告、手术及麻醉记录、病理资料、护理记录等病历资料。患者要求查阅、复制前款规定的病历资料的，医疗机构应当提供。"

6. 转诊的义务　当医疗机构现有技术水平和医疗条件无法满足患者抢救、治疗需求时，医护人员有及时为患者提供转诊的义务，以免给患者造成严重后果。《医疗机构管理条例》第三十一条规定：“医疗机构对危重病人应当立即抢救。对限于设备或技术条件不能诊治的病人，应当及时转诊。”转诊可由患者或医疗机构提出。患者有提出转诊的请求权，但是否转诊由医疗机构根据患者的病情决定；医疗机构提出的转诊，要把握患者病情，审查医疗机构自身是否具有诊疗能力，病情危重的患者无法进行转诊的，要做好应对紧急情况的方案。

四、精神科护理中的常见法律问题

（一）护理文书书写

护理文书是由执业护士完成的护理工作记录，反映护士的实际工作情况，是患者获得救治的最真实的记录，是患者病情演变的反应，是评价治疗效果的科学说明。一旦发生医疗事故，完整的护理文书便是医疗纠纷处理中的重要法律依据，可将一系列护理文书作为原始资料加以判断。然而，我国目前护理文书的书写项目尚无统一的模式和标准，其完整性受到影响。部分记录不够详细，不能准确记录患者的病情变化和治疗护理，可能成为医疗纠纷时的不利证据。为此，护理人员不仅需要按规定实施各种护理措施，而且需要严格遵循医院的护理记录标准进行护理文书的书写，保障自身的合法权益。

（二）侵权行为

1. 侵犯隐私权　对精神障碍患者而言，其属于无法完全自主保护自己隐私的弱势群体。此外，患者住院期间，由于病房环境设施缺乏私密性，如缺乏床帘、单独问诊房间等，这使得精神障碍患者常存在隐私被暴露的风险。精神障碍患者作为特殊人群，他们的个人隐私保护尤为重要。一旦披露了记载有患者隐私内容的医学文书及相关资料，不但会对患者的精神心理产生严重的后果，还将影响患者今后的学习、工作和生活。这提示医护人员在临床工作中注意保护患者的个人隐私，避免不慎将患者隐私对外暴露。医疗机构也可考虑设置保护隐私的设备及环境，充分保护患者的隐私权。

2. 限制通信会客权　精神障碍患者的通信会客权受法律保护。然而，有些患者受疾病症状影响，常外出广泛交友；有的受被害妄想影响，常大量书写上诉材料，反复上访；有的甚至拨打报警电话，给家庭、社会造成巨大困扰。既往精神病医院为了维护社会治安及患者疾病康复，多限制患者的通信会客权，这无疑影响了患者的权益。因此，住院治疗的精神障碍患者享有通信会客权，若因病情或者治疗等原因需要限制住院精神障碍患者上述权益时，医师或者护士应当将理由告知该精神障碍患者或者其监护人、近亲属，并由医疗机构在病历中记录。

3. 侵犯知情同意权　精神障碍患者作为弱势群体，其知情同意权的保护尚不充分。考虑精神障碍患者的特殊性，在精神科具体实施知情同意要根据精神障碍患者的知情同意能力如何而决定如何实施，这就涉及知情同意能力评定的问题。在对精神障碍患者知情同意能力进行评定时，应该综合评定以下4个方面：①表达决定的能力，特别指对优先选择的表达能力；②理解能力，对即将要做出的特定决定所需信息的理解或解读能力；③评判的能力，即评判治疗或参加临床研究的决定对其自身影响的能力；④正确判断和推理的能力，指患者能否根据医师所提供的治疗信息对治疗做出逻辑性判断。若为轻型精神障碍、能清晰表达诉求，且诉求为有益的则可由患者自行行使知情同意权；反之则由其法定监护人、近亲属代为行使知情同意权。

4. 侵犯肖像权　《精神卫生法》第四条规定：“有关单位和个人应当对精神障碍患者的姓名、肖像、住址、工作单位、病历资料以及其他可能推断出其身份的信息予以保密；但是，依法履行职责需要公开的除外。”为保护精神障碍患者的肖像权，应禁止对患者进行拍照和录像。即使获得了患者的同意，在对外公布时也要注意对患者面部进行技术处理，避免暴露患者的真实信息。临床带教工作中，也需注意提醒学生不对患者进行拍照、录像，供学习使用的病历资料也要隐去可识别患者的真实信息。

目标检测

一、最佳选择题

1. 不伤害原则指的是
   A. 不使患者身体受到伤害
   B. 不使患者心理受到伤害
   C. 不使患者家人受到伤害
   D. 不使患者财产受到伤害
   E. 不使患者权益受到伤害
2. 下列不符合非自愿住院精神障碍患者入院条件的是
   A. 严重精神障碍患者
   B. 严重精神障碍患者且已发生伤害他人安全的行为
   C. 严重精神障碍患者且已发生伤害自身、伤害他人安全的行为
   D. 严重精神障碍患者且已发生伤害自身的行为，患者不同意但其监护人同意治疗的
   E. 查找不到近亲属的流浪乞讨疑似精神障碍患者，由当地民政等有关部门按照职责分工送住院的患者
3. 精神障碍患者于发作期出现伤人、毁物行为，造成财产和人身损害时，符合要求的做法是
   A. 患者应当负完全刑事责任
   B. 如果后果严重，应将患者监禁
   C. 医方不得对患者进行强制监护或治疗
   D. 其监护人和家庭应承担全部或部分赔偿责任
   E. 患者本人及其监护人和家庭不需承担赔偿责任
4. 下列属于医方关于精神障碍患者告知义务范围的是
   A. 使用保护性医疗措施的告知
   B. 治疗可能产生的后果的告知
   C. 对患者实施特定治疗的告知
   D. 治疗方法的告知
   E. 以上均属于
5. 患者，女，19岁，大学生。因失眠，怀疑同学议论2个月，恐惧、紧张、疑人监视一周住院。住院3天后，患者同学和老师来医院想探视，但患者不同意见面。此时医务人员应
   A. 告知他们关于患者疾病的性质
   B. 告知他们探视应该注意安全
   C. 只允许在病房内探视
   D. 告知他们患者不愿意，故暂不宜探视
   E. 说服患者与老师同学见面
6. 患者，男，35岁，因“躁狂发作”入院，住院期间患者坚持睡前要在病房内大声播放流行音乐，严重影响其他患者休息，护士要求其将声音调小，避免对其他人产生影响。患者这一做法违背了精神障碍患者的哪一项义务
   A. 积极配合诊疗的义务
   B. 尊重医务人员及其劳动的义务
   C. 遵守医疗机构规章制度的义务
   D. 支付医疗费用及其他服务费用的义务
   E. 保持和恢复健康的义务

二、问答题

1. 如何理解不伤害原则？精神科护理工作中如何避免对患者的伤害？

2. 精神障碍患者是否具有责任能力？如何判断其具有上述能力？

三、案例分析

情景案例：患者，女，51 岁，已婚，本科文化，大学教授。因“心情低落、做事无兴趣 3 周”被家属送到医院。门诊诊断为“抑郁发作”。患者认为自己状态不佳，情绪很低落，医生与患者沟通后发现患者意识清晰，自知力完整，认为自己确实情绪方面存在一定问题，遂决定将其收治于开放病房，但家属以担心患者采取自杀行为强烈要求将患者收治于封闭病房。住院期间，患者主动要求作为示教对象参与本科生临床带教，其中一学生为课后复习将教学查房过程进行了录像，并发送至班级群。

问题：

（1）患者此时具备行为能力吗？其家属是否可以代替其做决定？

（2）学生的做法符合要求吗？精神科护理人员在临床带教中应注意什么？

（王　路）

书网融合……

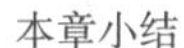

本章小结

微课

题库

参考文献

[1] 雷慧，李小麟．精神科护理学（双语）［M］.2 版．北京：人民卫生出版社，2021.

[2] 虞建英，章新琼．精神科护理学［M］．3 版．北京：人民卫生出版社，2020.

[3] 唐宏宇，方贻儒．精神病学［M］.2 版．北京：人民卫生出版社，2020.

[4] 陆林，沈渔邨．精神病学［M］．6 版．北京：人民卫生出版社，2019.

[5] 刘哲宁，杨芳宇．精神科护理学［M］.4 版．北京：人民卫生出版社，2019.

[6] 郝伟，陆林．精神病学［M］.8 版．北京：人民卫生出版社，2018.

[7] 刘哲宁，杨芳宇．精神科护理学［M］．4 版．北京：人民卫生出版社，2017.

[8] 孙宁，杨春霞．双相情感障碍规范化诊疗及临床路径［M］．北京：科学出版社，2017.

[9] 郭兰婷，郑毅．儿童少年精神病学［M］．2 版．北京：人民卫生出版社，2016.

[10] 美国精神医学会．精神障碍诊断与统计手册［M］．5 版．北京：北京大学医学出版社，2015.

[11] 王明丽，傅伟韬．护理伦理与法律法规［M］．北京：科学出版社，2015.

[12] 雷惠婷，赵敏．物质使用障碍的病耻感研究进展［J］．中国临床心理学杂志，2022，30（1）：95 –98.

[13] Lu J, Xu X, Huang Y, et al. Prevalence of depressive disorders and treatment in China：a cross – sectional epidemiological study［J］. Lancet Psychiatry, 2021, 8（11）：981 –990.

[14] McLean CP, Levy HC, Miller ML, et al. Exposure therapy for PTSD：A meta – analysis［J］. Clinical Psychology Review, 2021, 91：102115.

[15] Håkansson Eklund J, Summer Meranius M. Toward a consensus on the nature of empathy：A review of reviews［J］. Patient Education and Counseling, 2021, 104（2）：300 –307.

[16] 徐书，吕义晟．抗精神病药所致代谢异常的机制研究进展［J］．中华精神科杂志，2021，54（02）：155 –159.

[17] 胡晓月，潘伟刚，马辛，等．重复经颅磁刺激联合抗抑郁药治疗首次发病老年抑郁症的初步研究［J］．中华精神科杂志，2021，54（04）：265 –270.

[18] Fox R, Hyland P, McHugh Power J, et al. Patterns of comorbidity associated with ICD – 11 PTSD among older adults in the United States［J］. Psychiatry Research, 2020, 290：113171.

[19] 中华医学会儿科学分会发育行为学组．注意缺陷多动障碍早期识别、规范诊断和治疗的儿科专家共识［J］．中华儿科杂志，2020，58（3）：188 –193.

[20] Huang YQ , Wang Y , Wang H , et al. Prevalence of mental disorders in China：a cross – sectional epidemiological study［J］. Lancet Psychiatry, 2019, 6（3）：211 –224.

[21] Dunlop BW, Wong A. The hypothalamic – pituitary – adrenal axis in PTSD：Pathophysiology and treatment interventions［J］. Progress in Neuropsychopharmacology & Biological Psychiatry, 2019, 89：361 –379.

[22] Reed GM, First MB, Kogan CS, et al. Innovations and changes in the ICD – 11 classification of mental, behavioural and neurodevelopmental disorders［J］. World Psychiatry, 2019, 18（1）：3 – 19.

[23] 唐久来，方玲玲，朱静，等．儿童神经发育障碍的诊断——ICD – 11 和 DSM – 5 解读［J］．中华

实用儿科临床杂志，2019，34（17）：1281－1286.

[24] Vallières F, Ceannt R, Daccache F, et al. ICD－11 PTSD and complex PTSD amongst Syrian refugees in Lebanon: the factor structure and the clinical utility of the International Trauma Questionnaire [J]. Acta Psychiatrica Scandinavica, 2018, 138 (6): 547－557.

[25] Szeszko PR, Lehrner A, Yehuda R. Hydrocortisone and hippocampal structure and function in PTSD [J]. Harvard Review of Psychiatry, 2018, 6 (3): 142－157.

[26] Bromis K, Calem M, Reinders AATS, et al. Meta－analysis of 89 tructural MRI studies in posttraumatic stress disorder and comparison with major depressive disorder [J]. The American Journal of Psychiatry, 2018, 175 (10): 989－998.

[27] 中国痴呆与认知障碍诊治指南写作组中国医师协会神经内科医师分会认知障碍疾病专业委员会. 2018中国痴呆与认知障碍诊治指南（五）：轻度认知障碍的诊断与治疗［J］. 中华医学杂志，2018，98（17）：1294－1301.

[28] 柳琴，刘娜，张银玲. 美国《护士伦理守则》介绍及对我国护理伦理实践的启示［J］. 护理研究，2017，31（6）：655－657.

[29] World Health Organization. International classification of diseases 11th revision (ICD－11) [EB/OL]. http: //appswhoint/classifications/icd11/browse/f/en#/.